走り続けた看護師たち

新型コロナウイルス感染症パンデミックで起きたこと

あさひゆり
看護師・漫画家

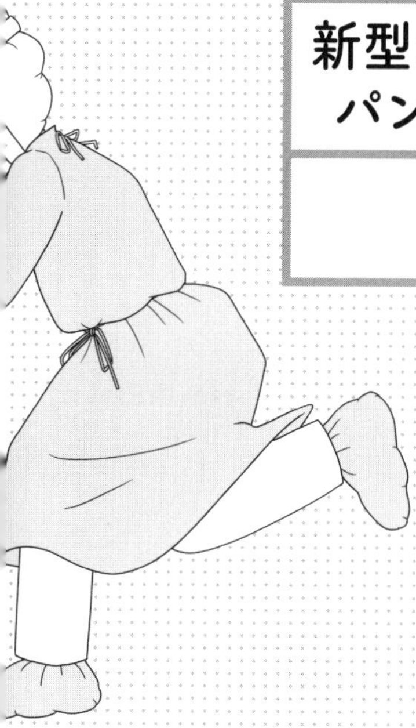

医学書院

Contents

ブックデザイン　遠藤陽一（デザインワークショップジン）

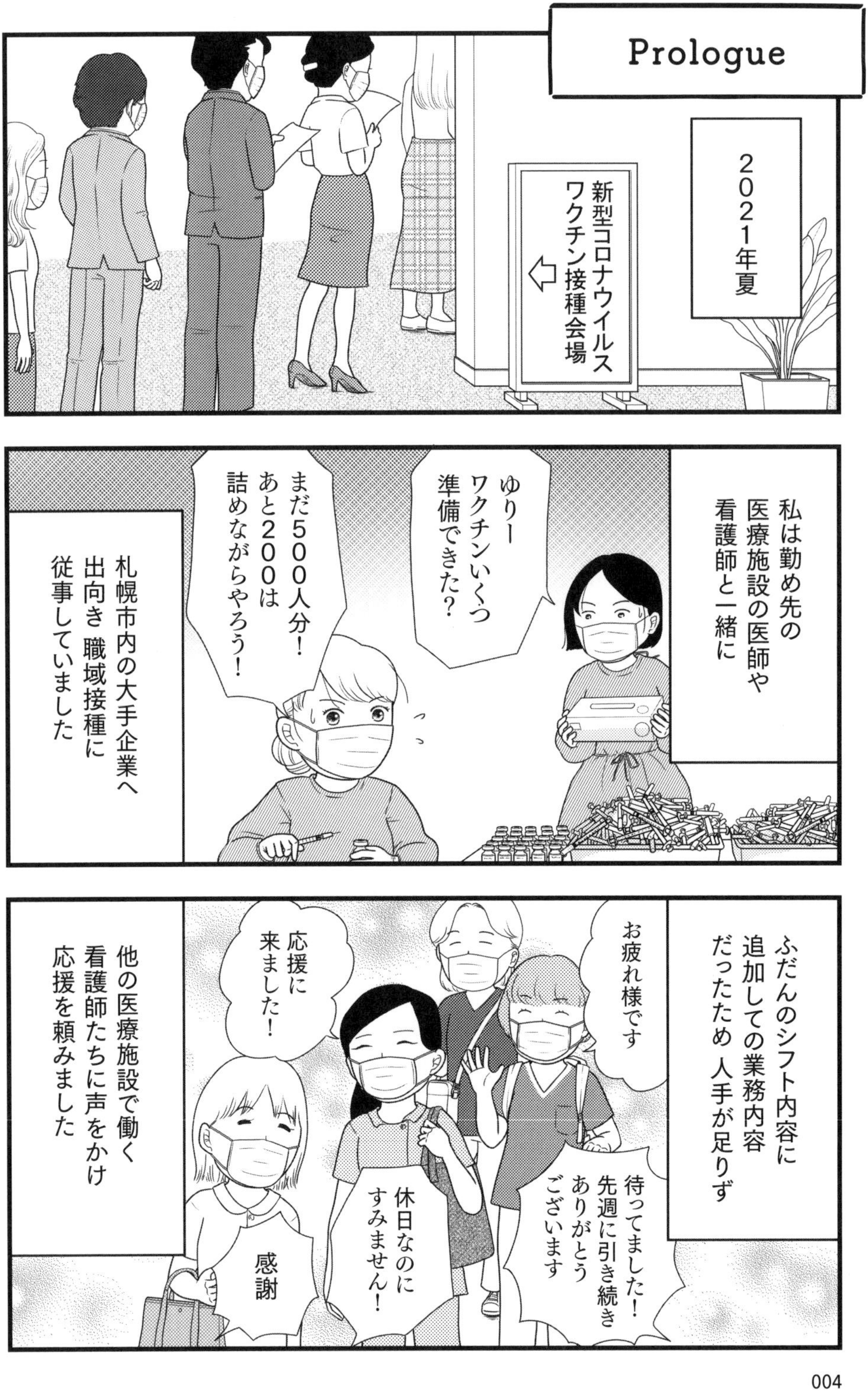
Prologue
2021年夏
新型コロナウイルス
ワクチン接種会場
私は勤め先の医療施設の医師や看護師と一緒に
ゆりー ワクチンいくつ準備できた?
まだ5000人分! あと2000は詰めながらやろう!
札幌市内の大手企業へ出向き 職域接種に従事していました
ふだんのシフト内容に追加しての業務内容だったため 人手が足りず
お疲れ様です
待ってました! 先週に引き続きありがとうございます
応援に来ました!
休日なのにすみません!
感謝
他の医療施設で働く看護師たちに声をかけ応援を頼みました

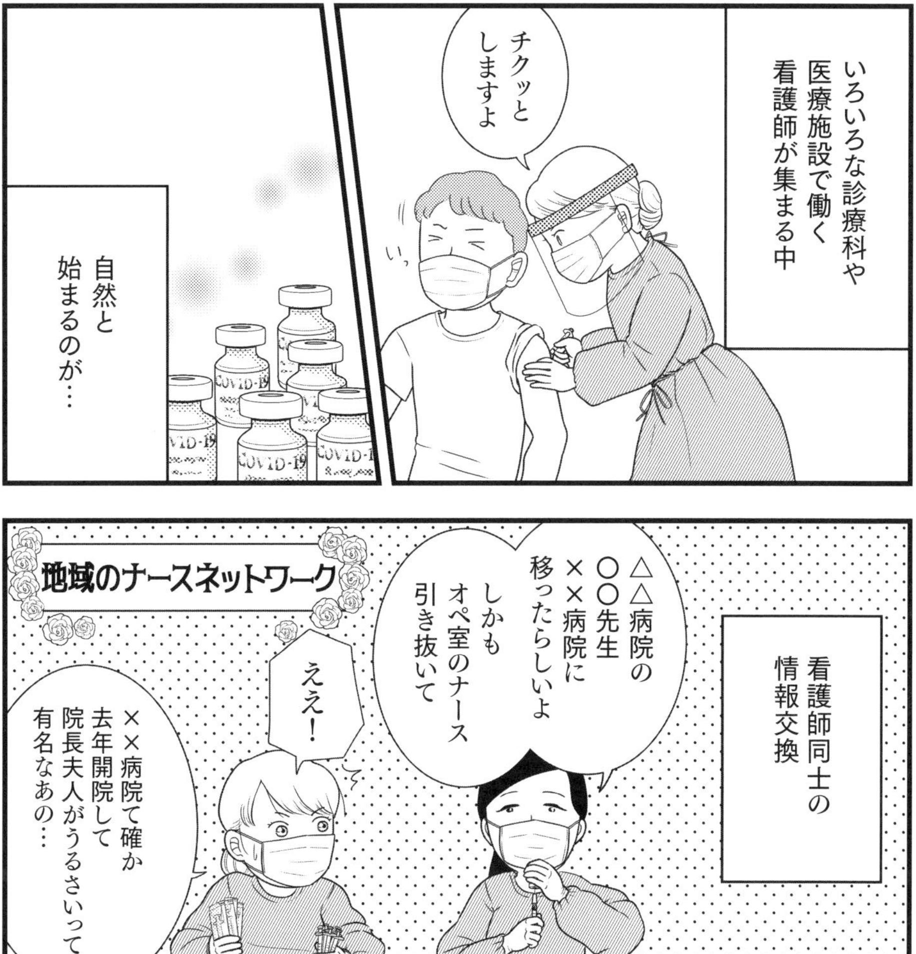
いろいろな診療科や医療施設で働く看護師が集まる中
チクッとしますよ
いっ
COVID-19
自然と始まるのが…
看護師同士の情報交換
地域のナースネットワーク
△△病院の○○先生××病院に移ったらしいよ
しかもオペ室のナース引き抜いて
ええ!
××病院て確か去年開院して院長夫人がうるさいって有名なあの…
ズキッ
う
大丈夫!? 針刺した!?
いや大丈夫ちょっと手を使いすぎたみたい…
少し休憩するわ
ズキズキ

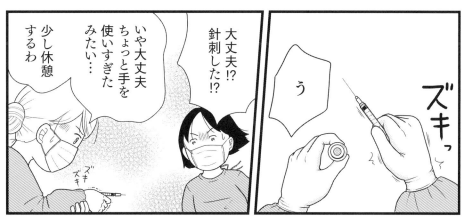

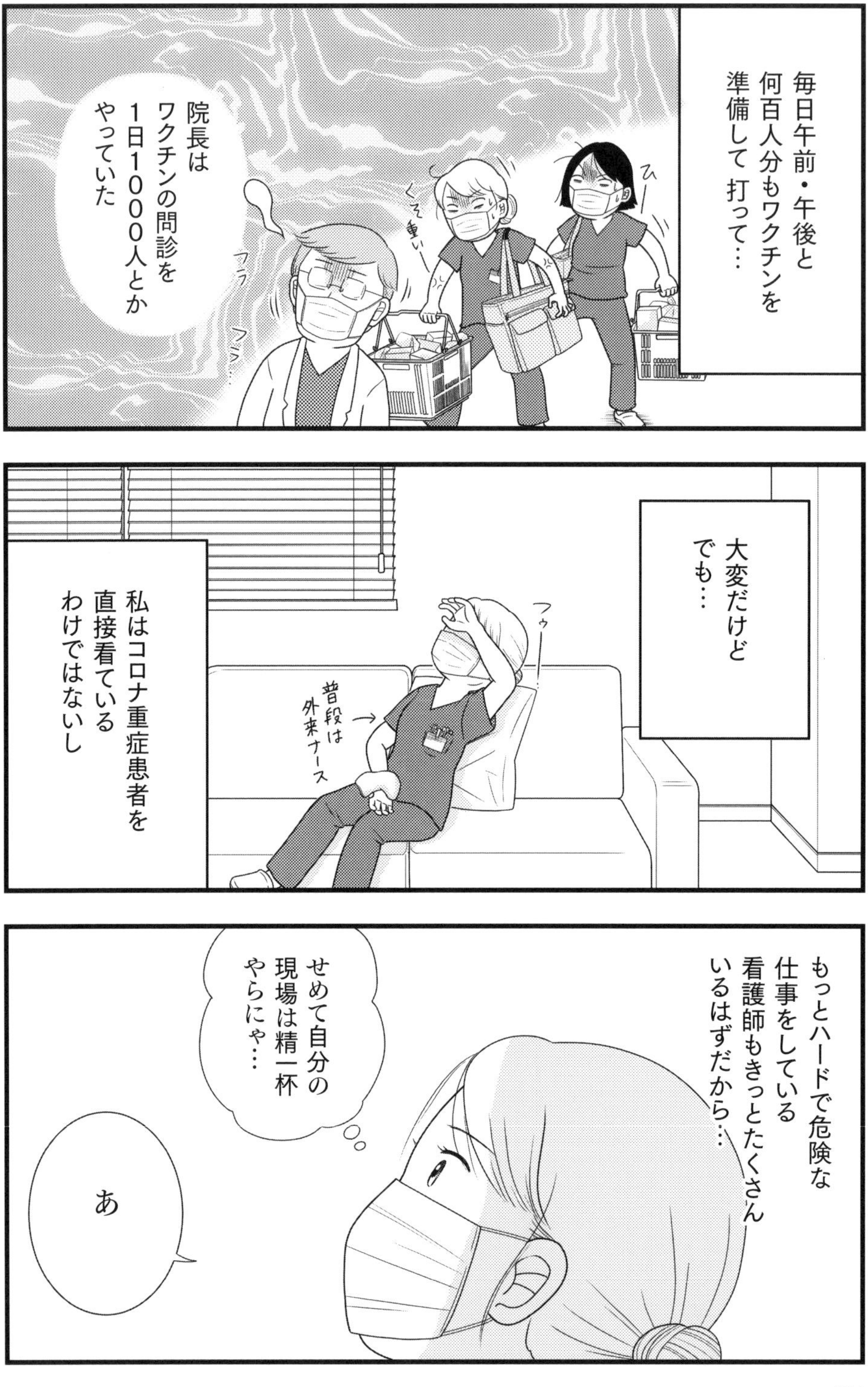
毎日午前・午後と
何百人分もワクチンを
準備して 打って…
ひー
くそ重いー
院長は
ワクチンの問診を
1日1000人とか
やっていた
フラ フラ…
大変だけど
でも…
フゥー
普段は外来ナース
私はコロナ重症患者を
直接看ている
わけではないし
もっとハードで危険な
仕事をしている
看護師もきっとたくさん
いるはずだから…
せめて自分の
現場は精一杯
やらにゃ…
あ

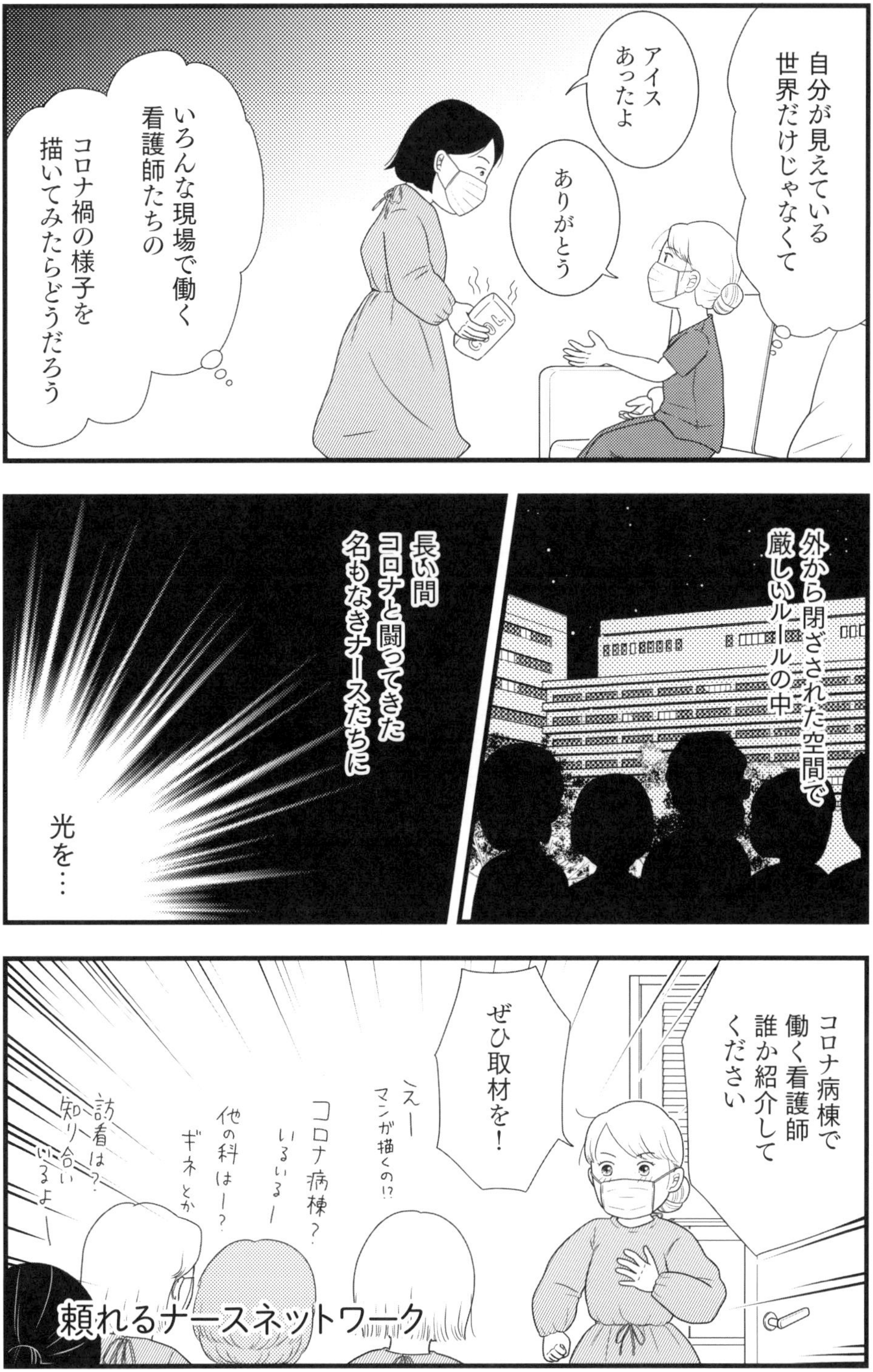
自分が見えている世界だけじゃなくて
アイスあったよ
ありがとう
いろんな現場で働く看護師たちのコロナ禍の様子を描いてみたらどうだろう
外から閉ざされた空間で厳しいルールの中
長い間コロナと闘ってきた名もなきナースたちに
光を…
コロナ病棟で働く看護師誰か紹介してください
ぜひ取材を!
へえーマンガ描くの!?
コロナ病棟?いるいるー
他の科はー?ギネとか
訪看は?知り合いいるよーー
頼れるナースネットワーク

Episode 1

コロナ専門病棟

当たり前の看護ができない

治療も予防法も確立していない未知の感染症を前に、自分にコロナ重症患者の看護ができるのか。多くの看護師が不安を抱えていました。
患者さんの身体に触れる、ケアをしながら言葉を交わす……今までやってきた当たり前のケアができない。目の前の業務と、目まぐるしく変わる感染対策に追われる日々。
それでもできることを、日々探し続けました。

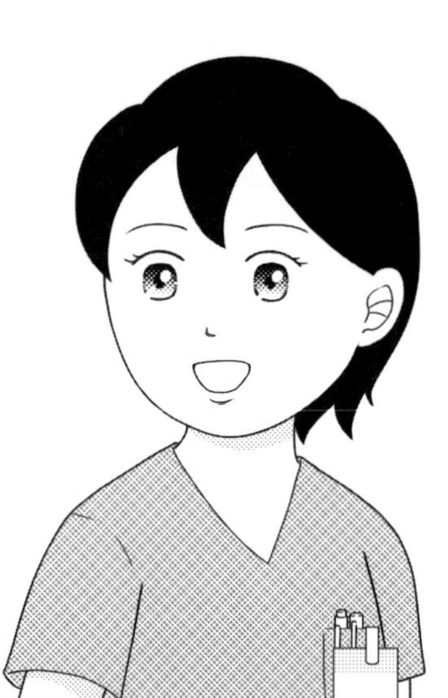

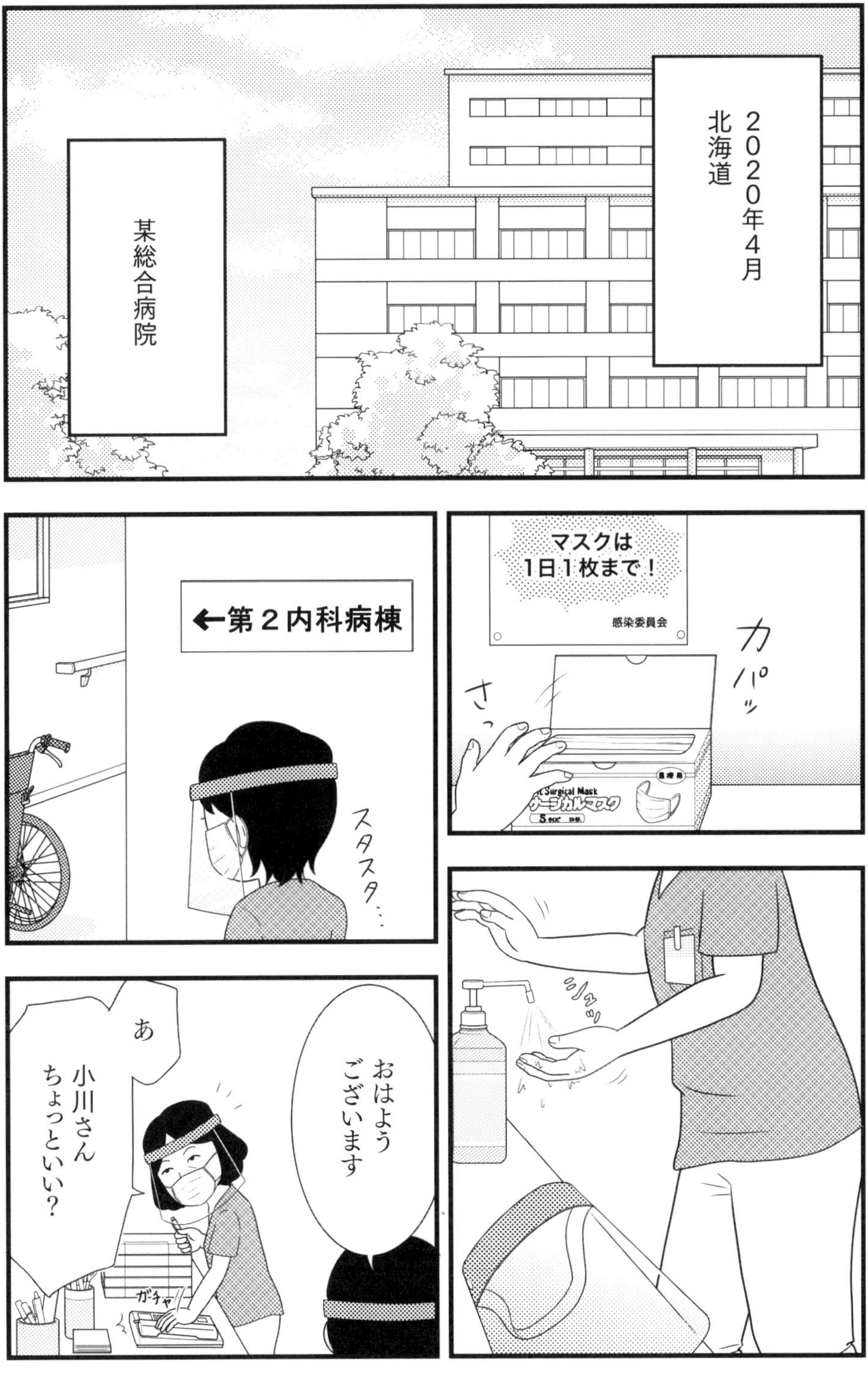
2020年4月
北海道
某総合病院
マスクは
1日1枚まで！
感染委員会
カパッ
さっ
←第２内科病棟
スタスタ…
おはよう
ございます
あ
小川さん
ちょっといい？
ガチャ

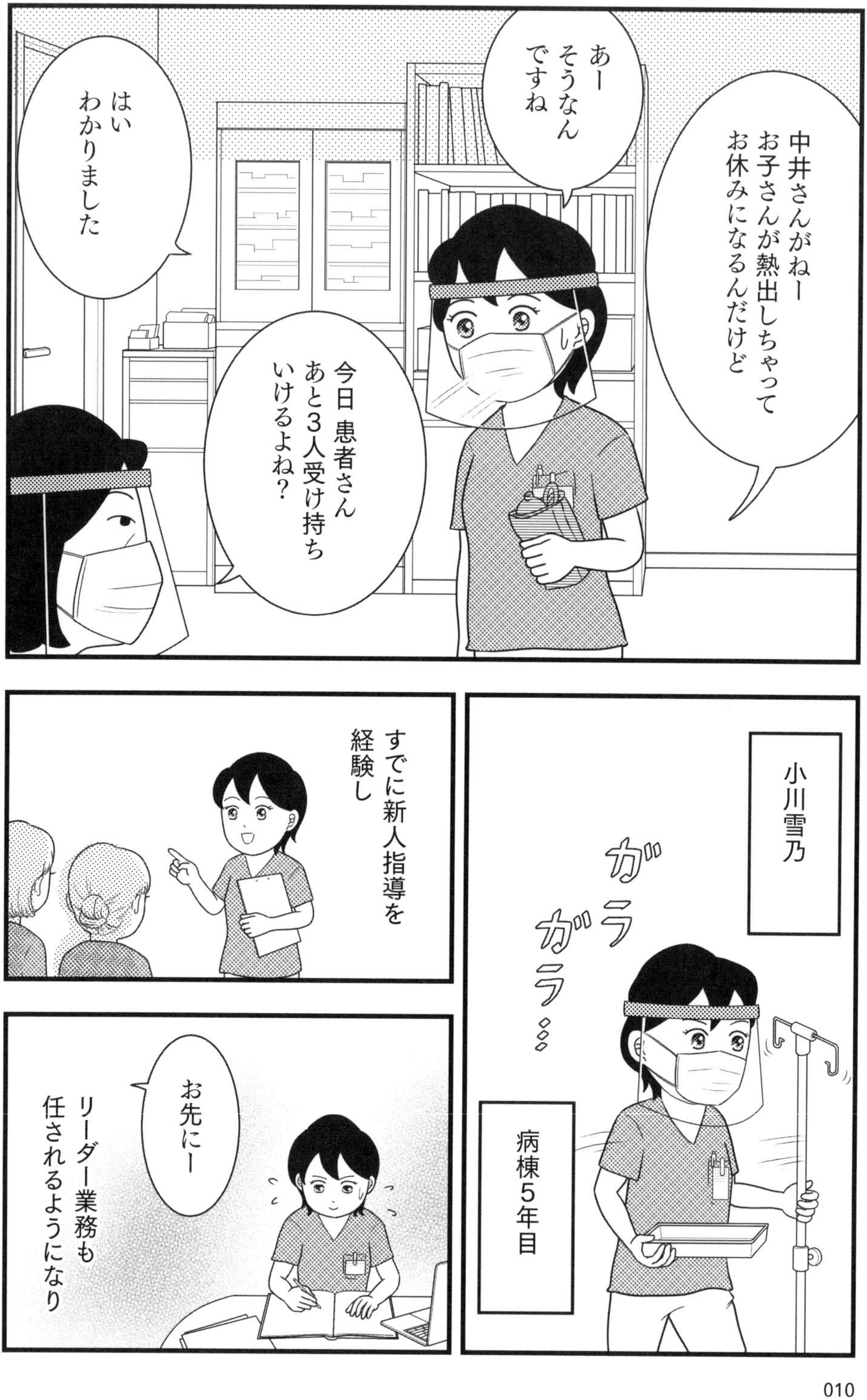
中井さんがねー お子さんが熱出しちゃって お休みになるんだけど
あー そうなん ですね
今日 患者さん あと3人受け持ち いけるよね？
はい わかりました
小川雪乃
ガラ ガラ…
病棟5年目
すでに新人指導を経験し
お先にー
リーダー業務も任されるようになり

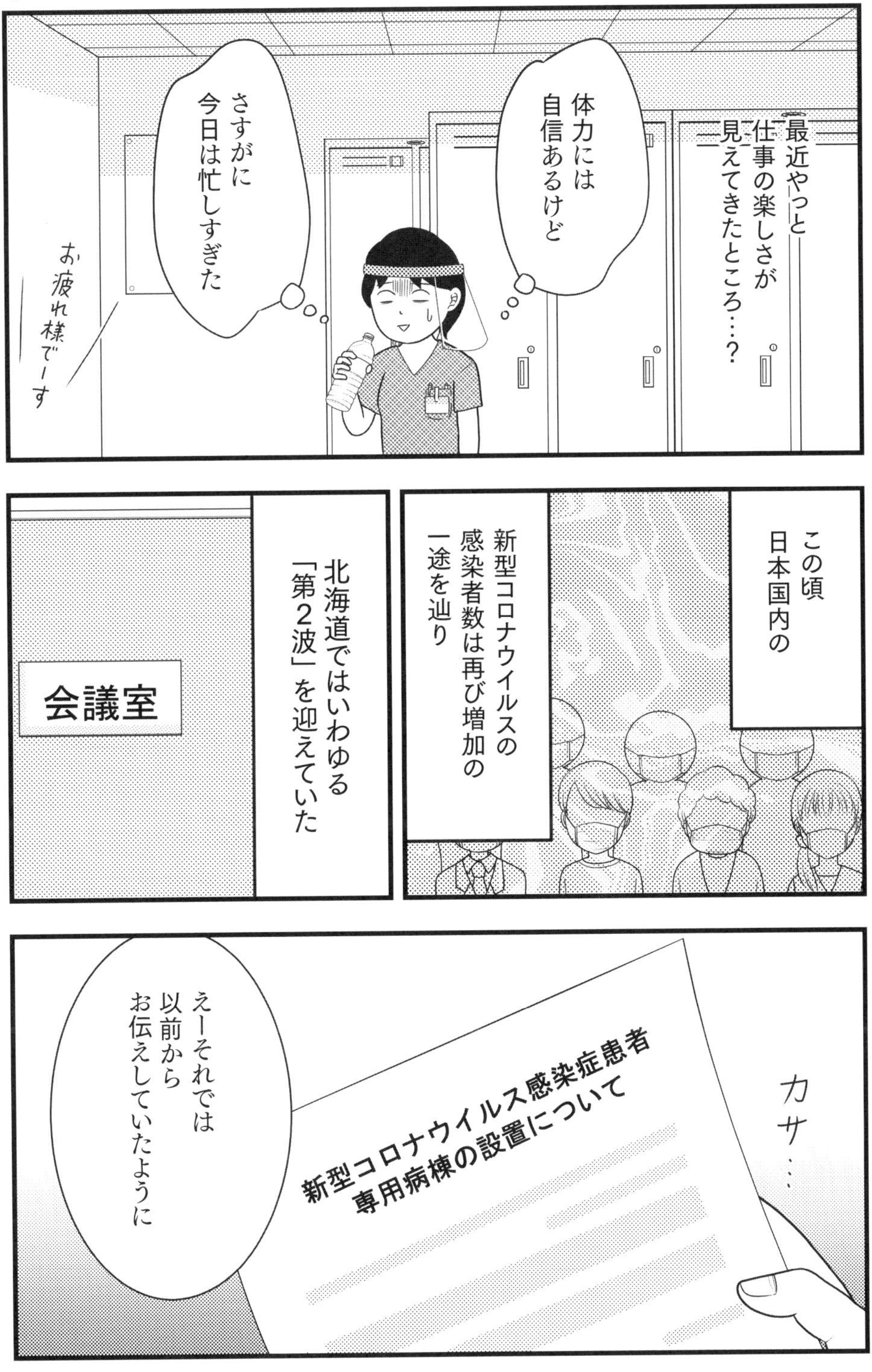
最近やっと仕事の楽しさが見えてきたところ…？
体力には自信あるけど
さすがに今日は忙しすぎた
お疲れ様でーす
この頃日本国内の
新型コロナウイルスの感染者数は再び増加の一途を辿り
北海道ではいわゆる「第２波」を迎えていた
会議室
カサ…
新型コロナウイルス感染症患者専用病棟の設置について
えーそれでは以前からお伝えしていたように

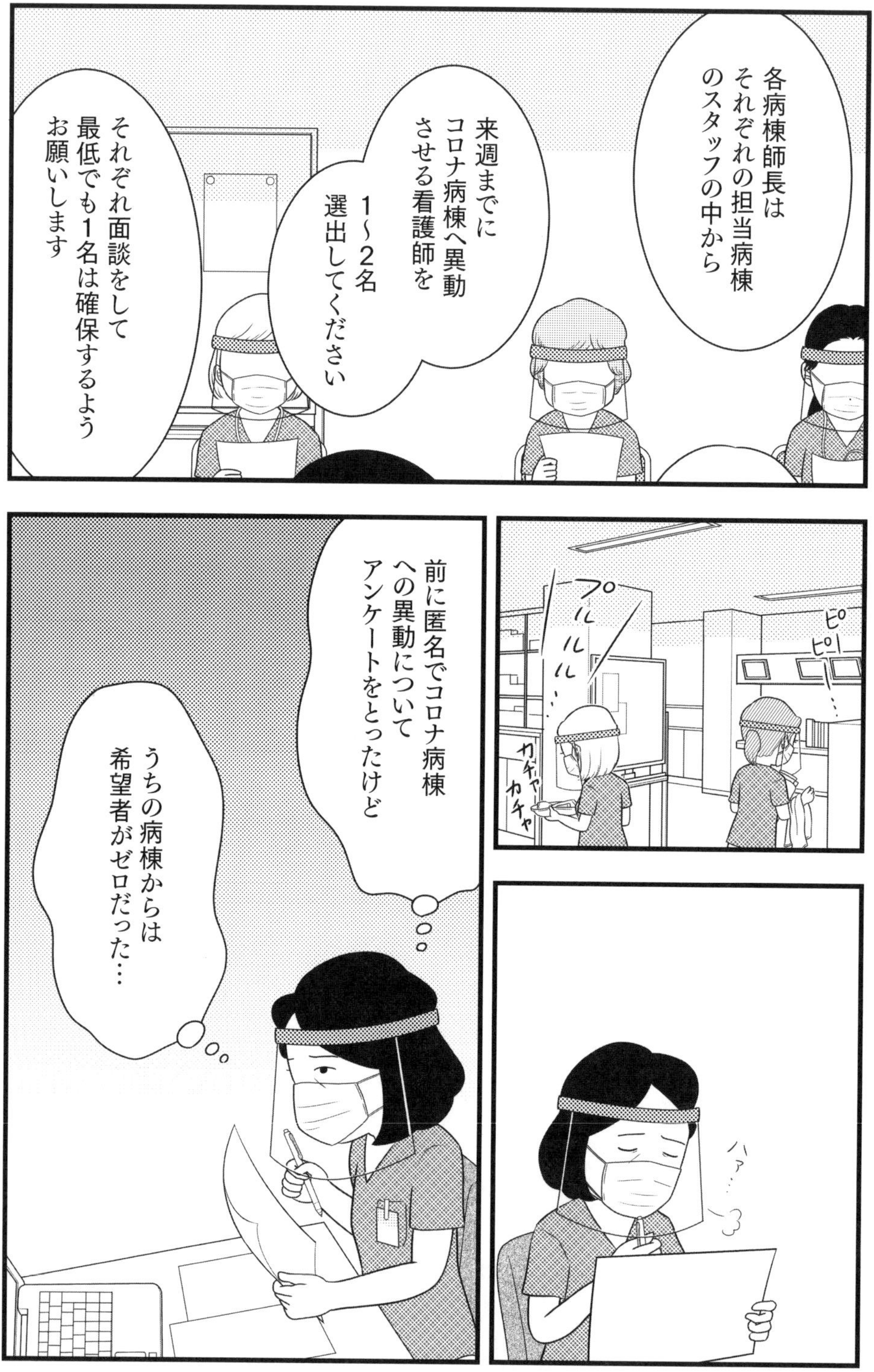
各病棟師長は
それぞれの担当病棟
のスタッフの中から
来週までに
コロナ病棟へ異動
させる看護師を
1〜2名
選出してください
それぞれ面談をして
最低でも1名は確保するよう
お願いします
プルルルル…
ピピ…
カチャカチャ
前に匿名でコロナ病棟
への異動について
アンケートをとったけど
うちの病棟からは
希望者がゼロだった…
ハァ…

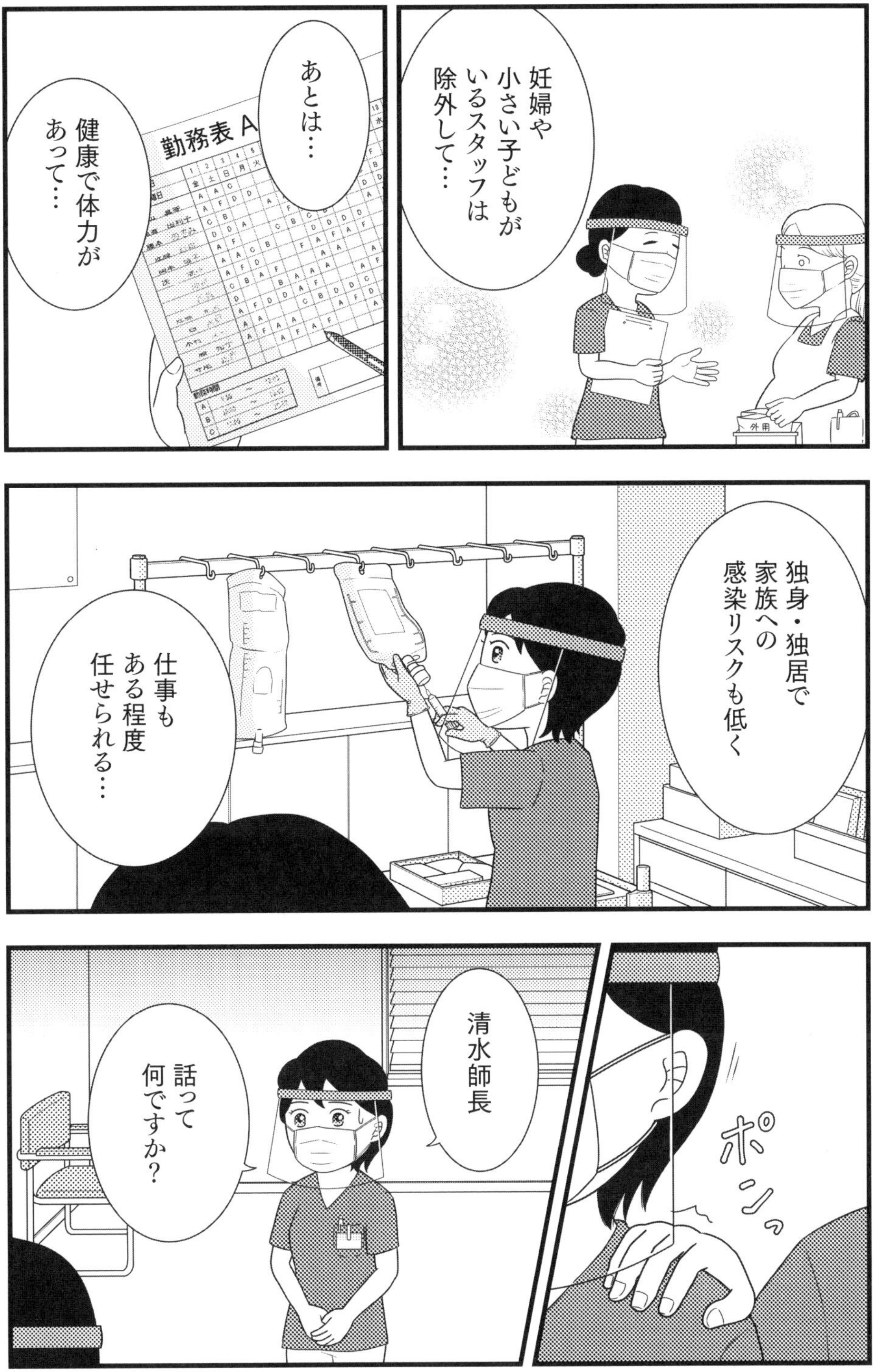
妊婦や
小さい子どもが
いるスタッフは
除外して…
外用
あとは…
勤務表 A
健康で体力が
あって…
独身・独居で
家族への
感染リスクも低く
仕事も
ある程度
任せられる…
ポンッ
清水師長
話って
何ですか？

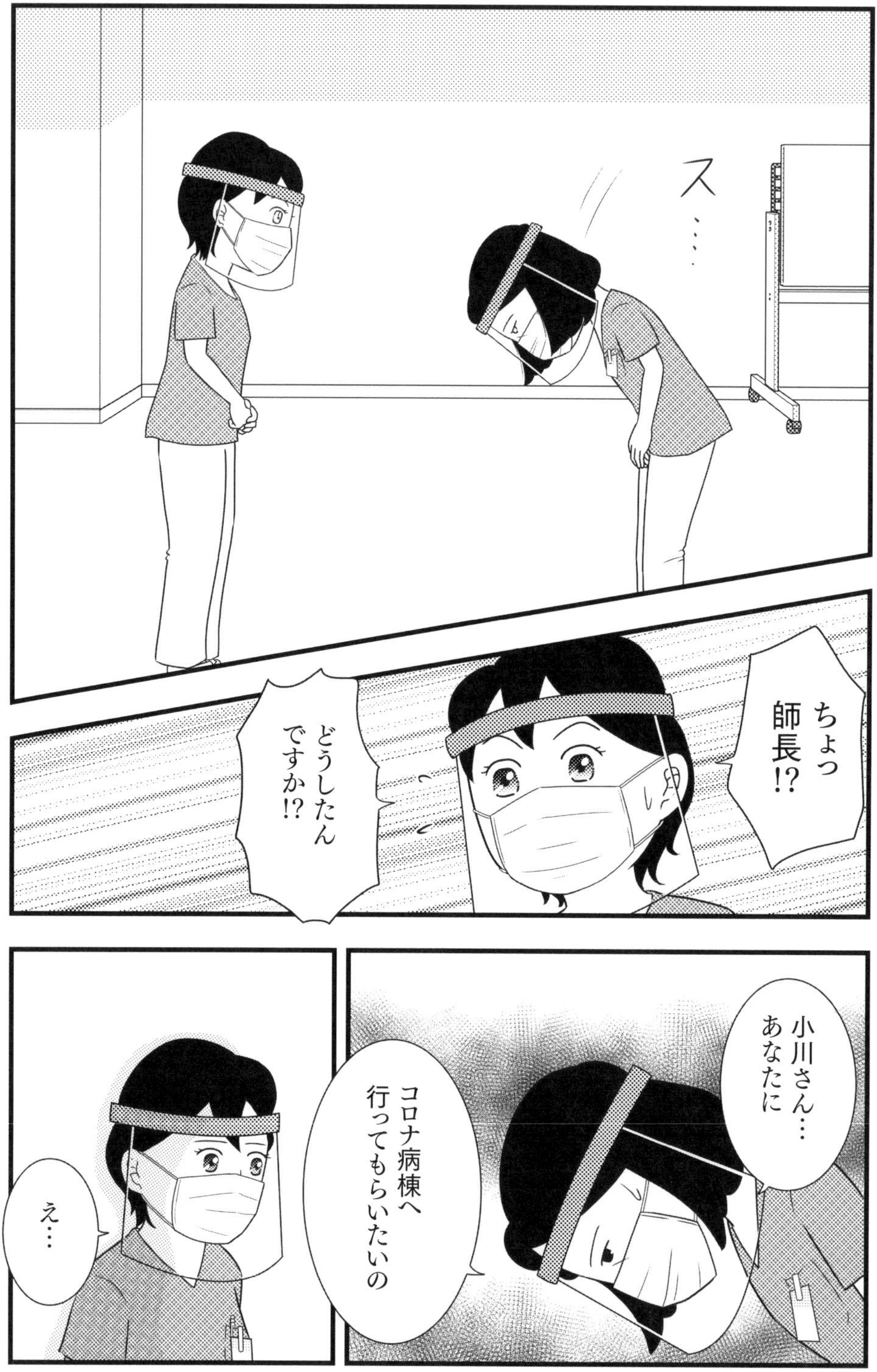
ス…
ちょっ師長!?
どうしたんですか!?
小川さん…あなたに
コロナ病棟へ行ってもらいたいの
え…

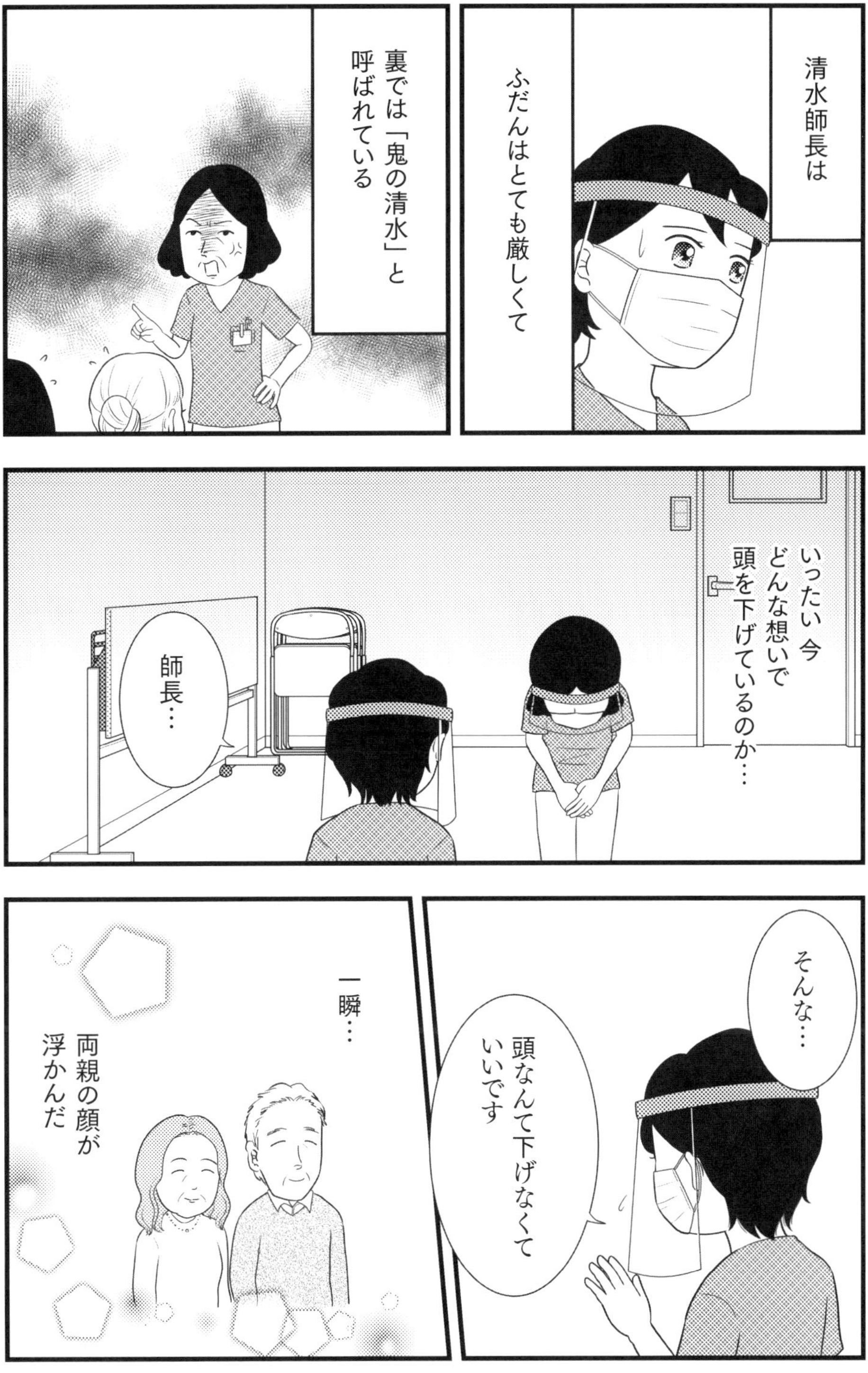
清水師長は
ふだんはとても厳しくて
裏では「鬼の清水」と
呼ばれている
いったい今
どんな想いで
頭を下げているのか…
師長…
そんな…
頭なんて下げなくて
いいです
一瞬…
両親の顔が
浮かんだ

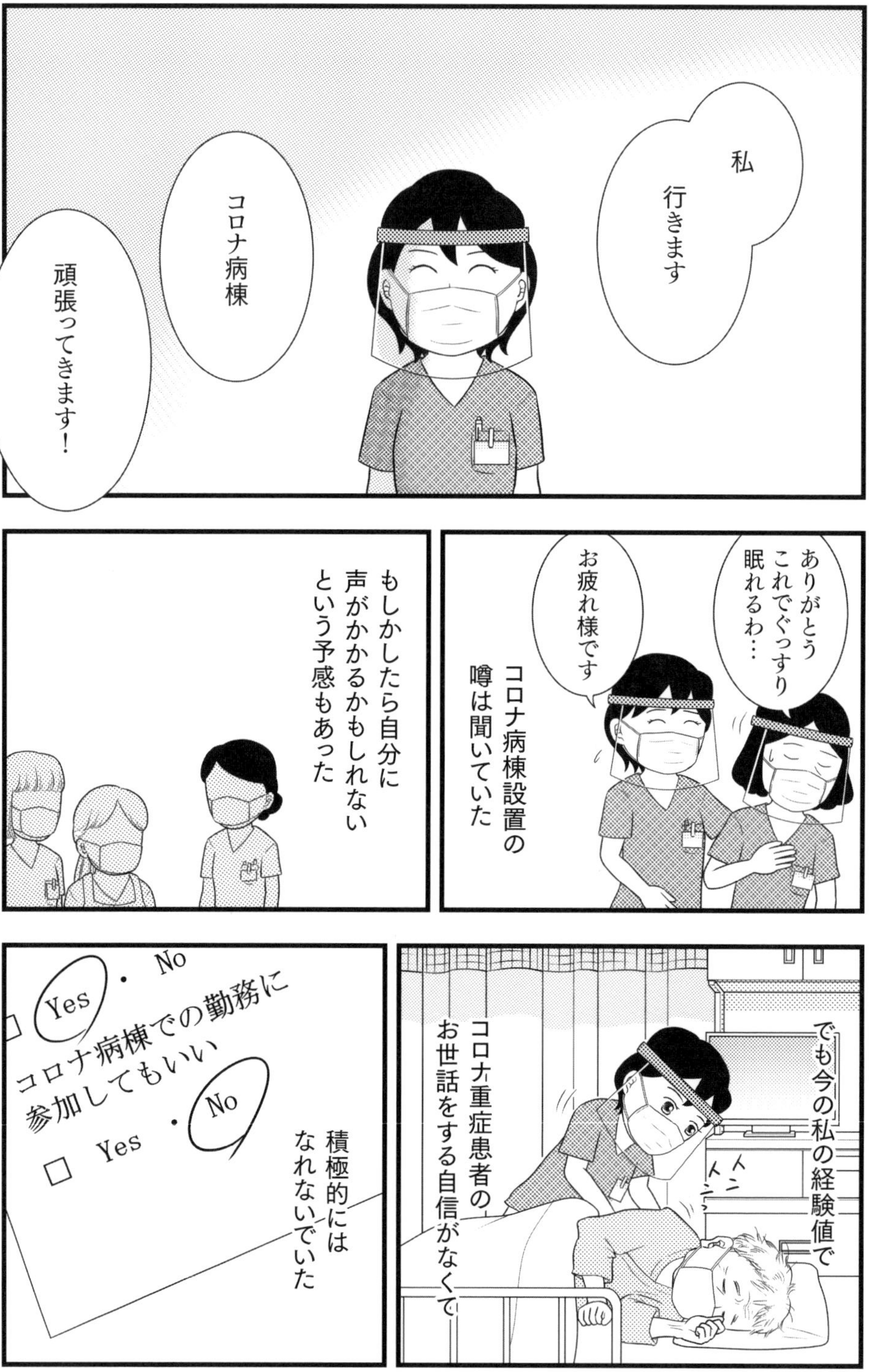
私
行きます
コロナ病棟
頑張ってきます！
ありがとう
これでぐっすり
眠れるわ…
お疲れ様です
コロナ病棟設置の
噂は聞いていた
もしかしたら自分に
声がかかるかもしれない
という予感もあった
でも今の私の経験値で
コロナ重症患者の
お世話をする自信がなくて
□ Yes ・ No
コロナ病棟での勤務に
参加してもいい
□ Yes ・ No
積極的には
なれないでいた

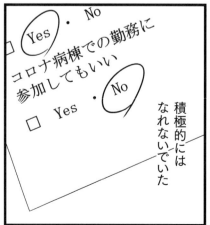

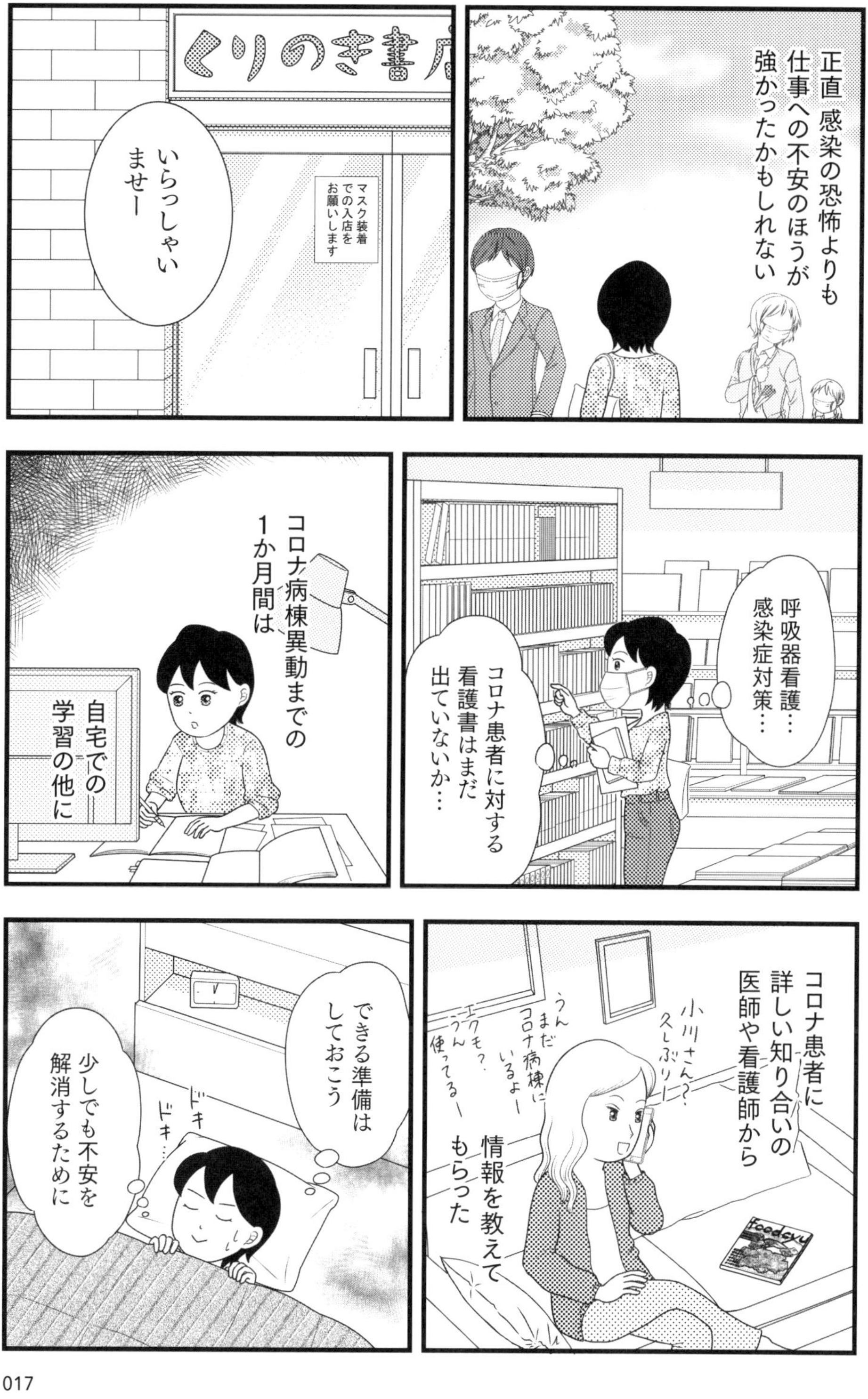

正直 感染の恐怖よりも仕事への不安のほうが強かったかもしれない
くりのき書店
マスク装着での入店をお願いします
いらっしゃいませー
呼吸器看護…感染症対策…
コロナ患者に対する看護書はまだ出ていないか…
コロナ病棟異動までの1か月間は
自宅での学習の他に
コロナ患者に詳しい知り合いの医師や看護師から
小川さん？久しぶりー
うん まだコロナ病棟にいるよー
エクモ？うん使ってるー
情報を教えてもらった
できる準備はしておこう
ドキドキ…
少しでも不安を解消するために

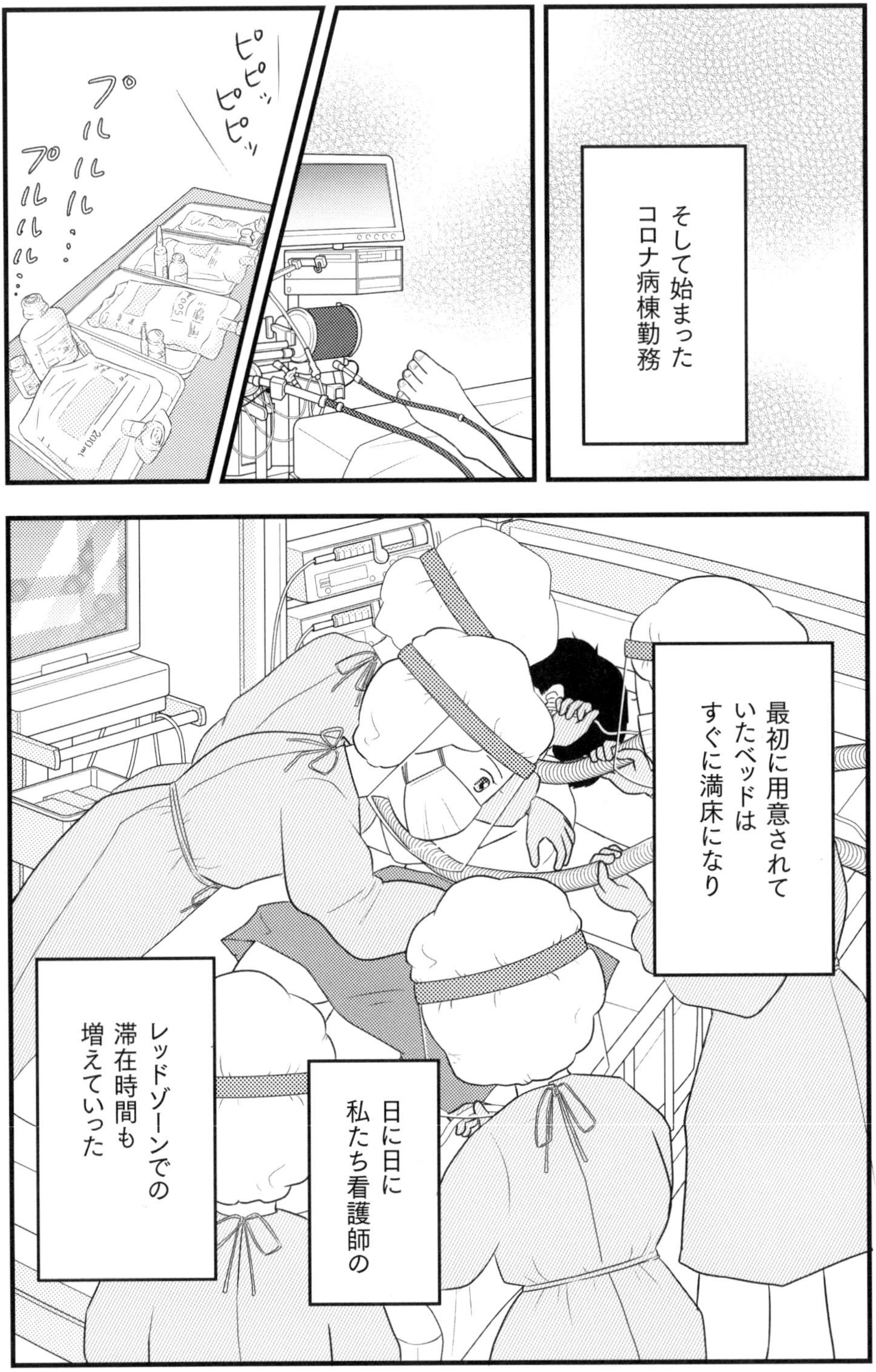
そして始まった
コロナ病棟勤務
ピピッ
ピピッ
プルル
プルル…
プルル…
最初に用意されて
いたベッドは
すぐに満床になり
日に日に
私たち看護師の
レッドゾーンでの
滞在時間も
増えていった

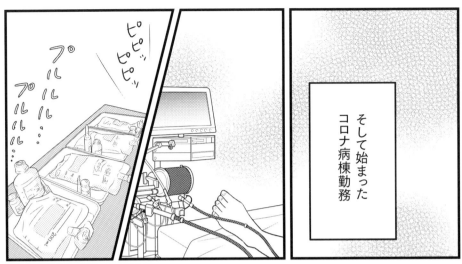

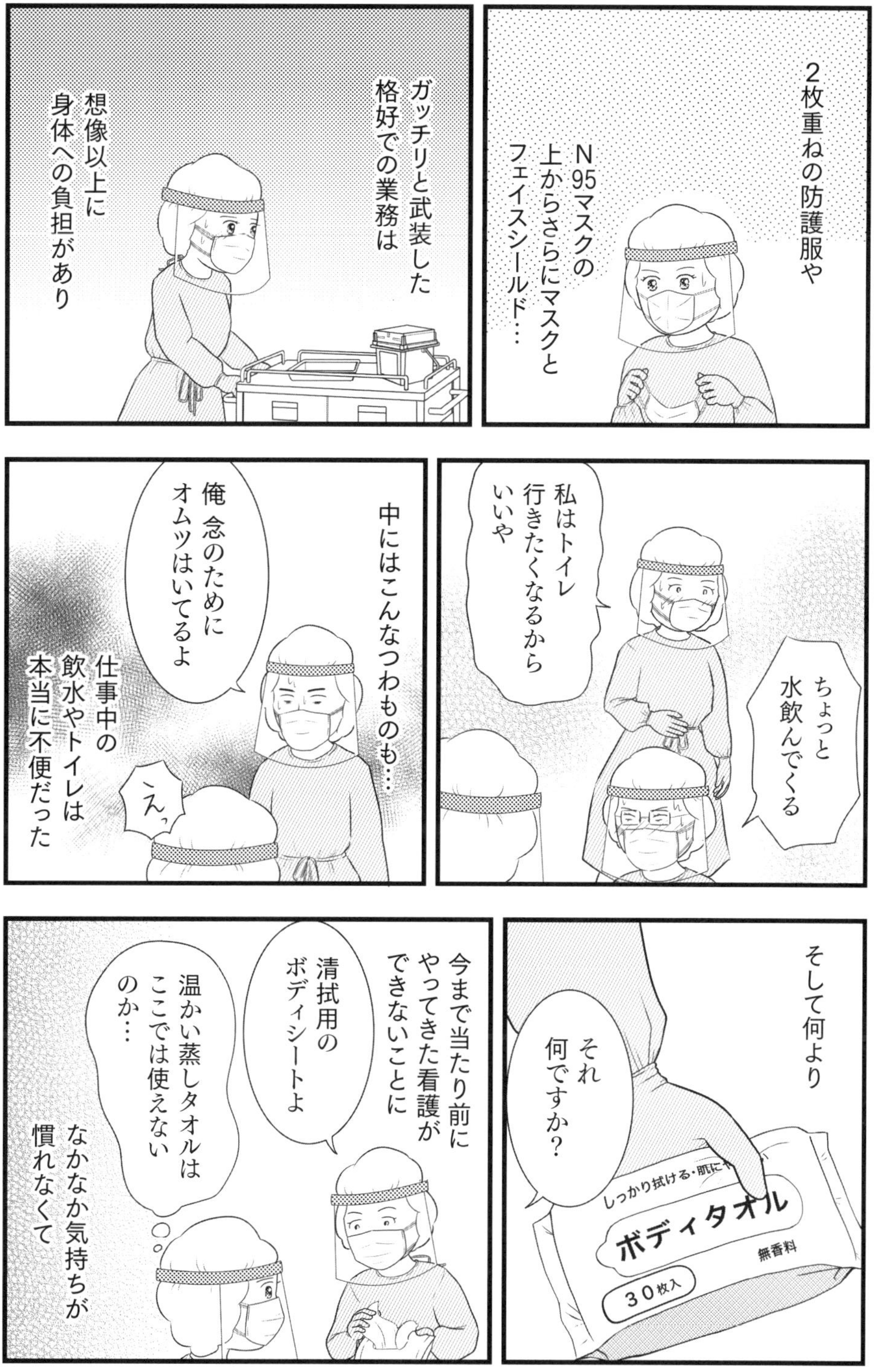
2枚重ねの防護服や
N95マスクの上からさらにマスクとフェイスシールド…
ガッチリと武装した格好での業務は
想像以上に身体への負担があり
ちょっと水飲んでくる
私はトイレ行きたくなるからいいや
中にはこんなつわものも…
俺念のためにオムツはいてるよ
えっ
仕事中の飲水やトイレは本当に不便だった
そして何より
それ何ですか?
しっかり拭ける・肌に
ボディタオル
無香料
30枚入
今まで当たり前にやってきた看護ができないことに
清拭用のボディシートよ
温かい蒸しタオルはここでは使えないのか…
なかなか気持ちが慣れなくて

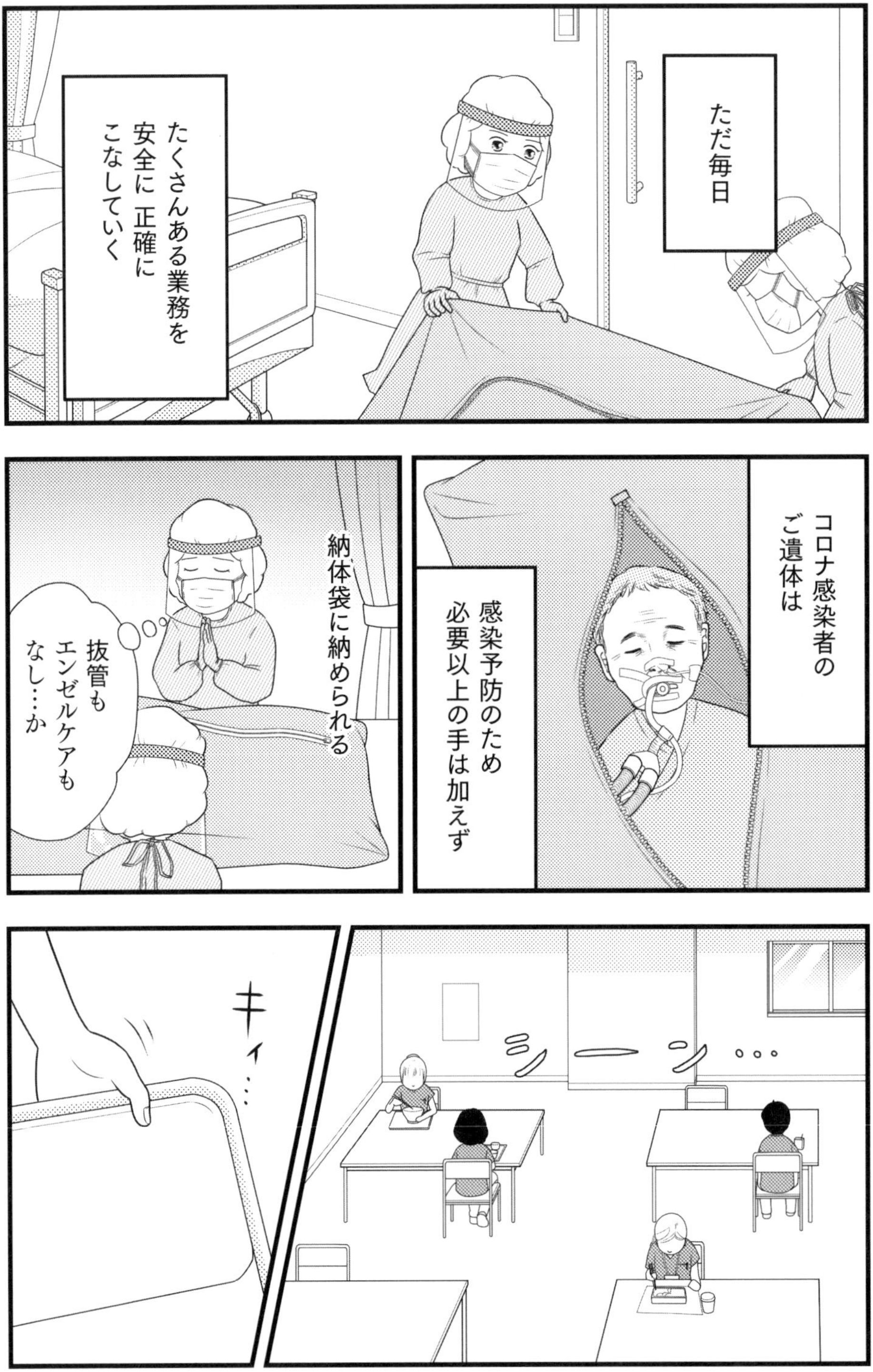
ただ毎日
たくさんある業務を
安全に 正確に
こなしていく
コロナ感染者の
ご遺体は
感染予防のため
必要以上の手は加えず
納体袋に納められる
抜管も
エンゼルケアも
なし…か
シーーン…
キィ…

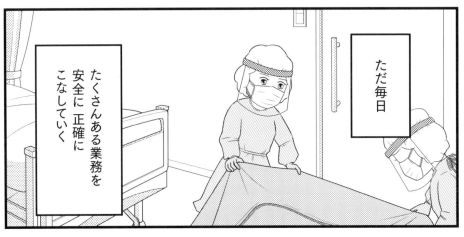

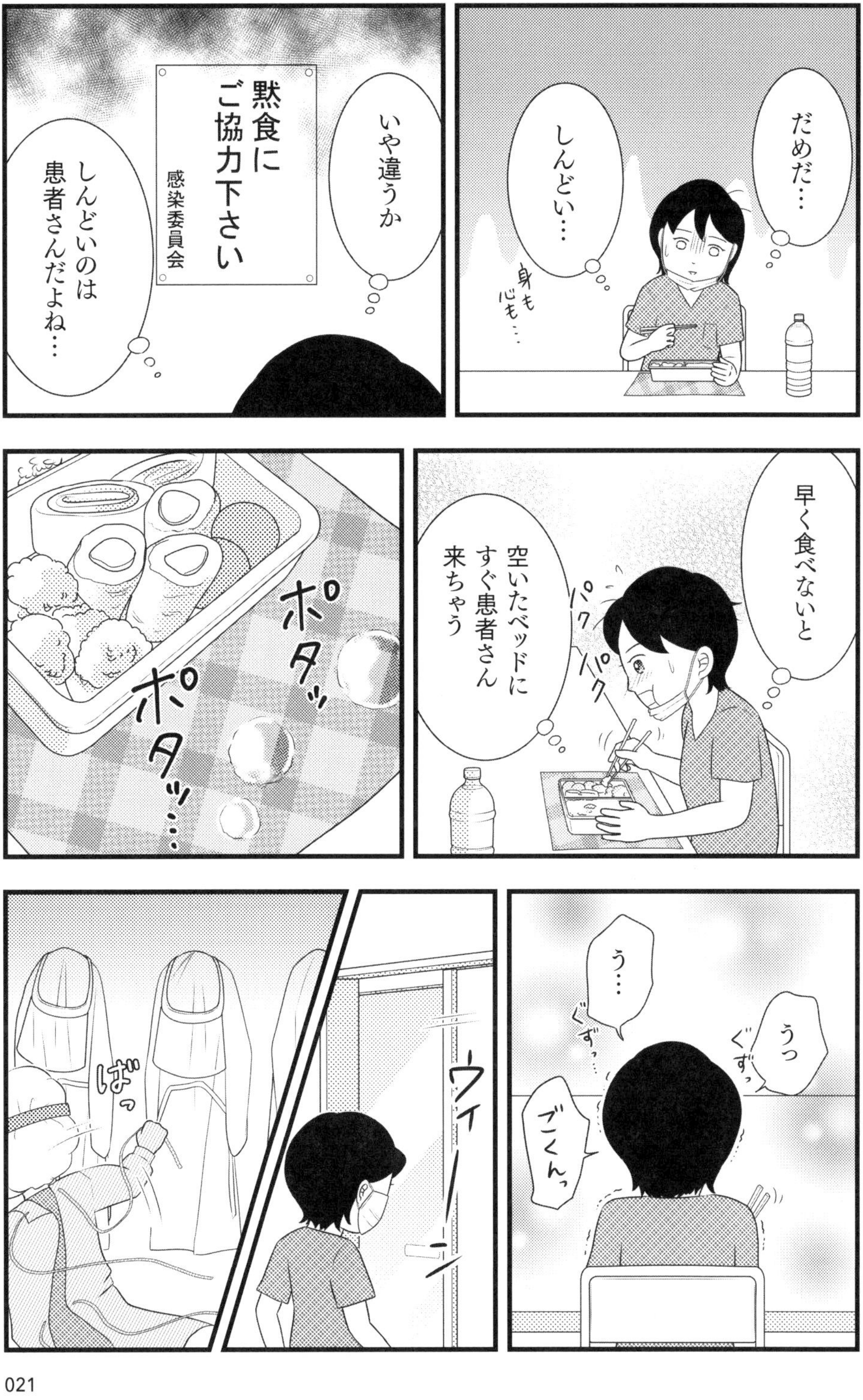
だめだ…
しんどい…
身も心も…
いや違うか
黙食にご協力下さい
感染委員会
しんどいのは患者さんだよね…
早く食べないと
空いたベッドにすぐ患者さん来ちゃう
パクパク
ポタッ
ポタッ…
うっ
ぐずっ
う…
ぐずっ…
ごくんっ
ウィーン
ばっ

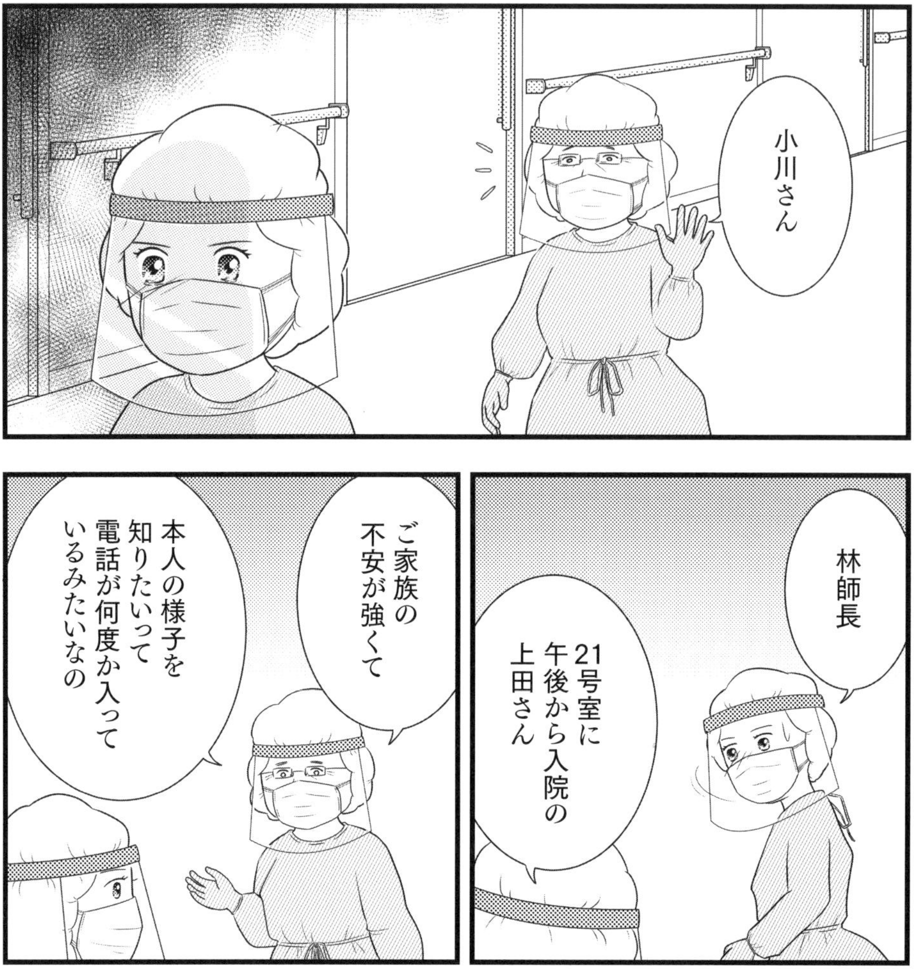
小川さん
林師長
21号室に午後から入院の上田さん
ご家族の不安が強くて
本人の様子を知りたいって電話が何度か入っているみたいなの
わかりましたあとで連絡してみます
ゼェ…
ゼェ…

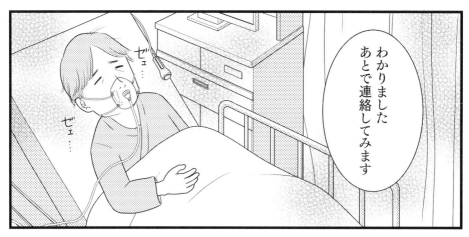

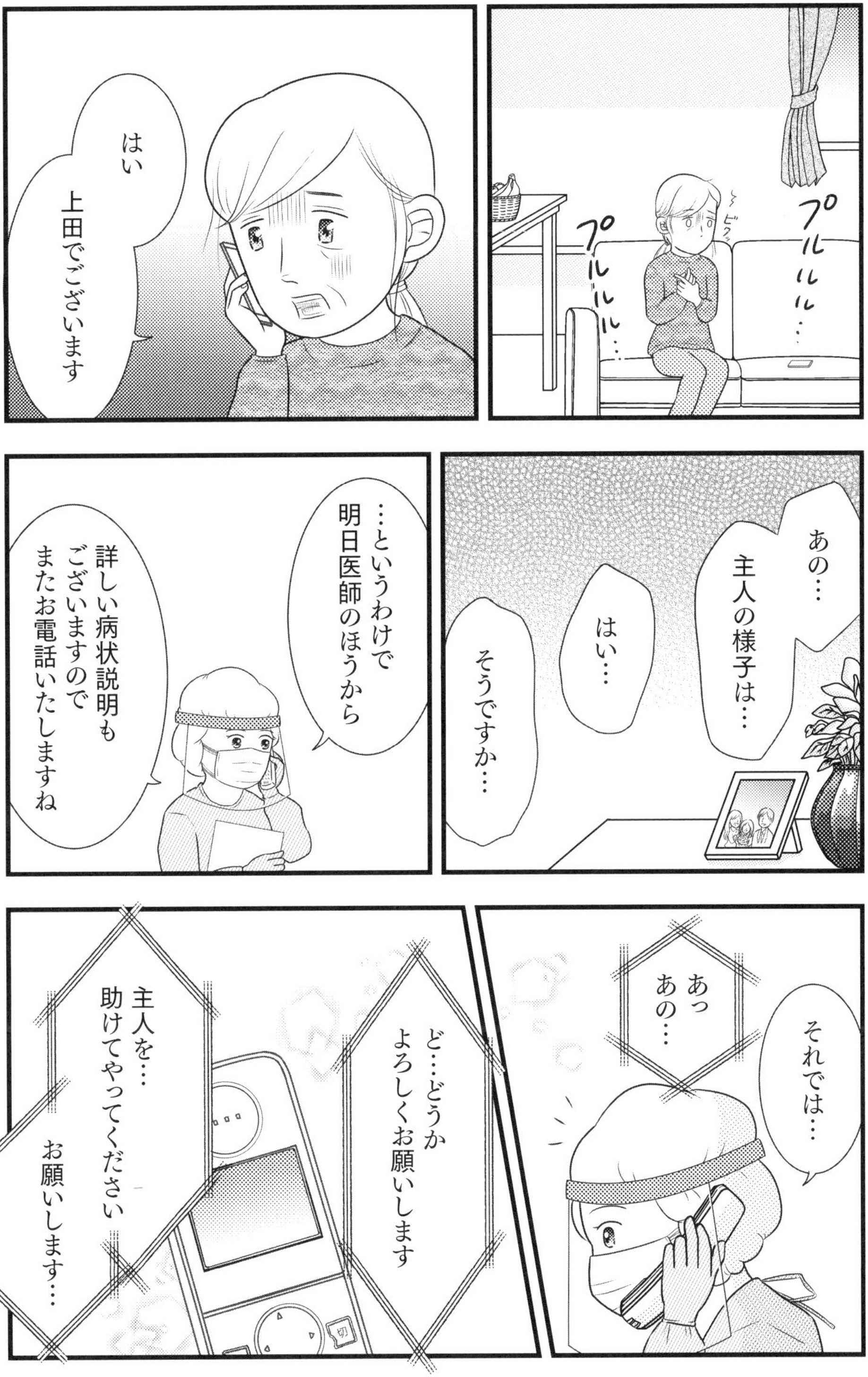
プルルル…
プルルル…
ビクッ
はい
上田でございます
あの…
主人の様子は…
はい…
そうですか…
…というわけで
明日医師のほうから
詳しい病状説明も
ございますので
またお電話いたしますね
それでは…
あっ
あの…
ど…どうか
よろしくお願いします
主人を…
助けてやってください
お願いします…

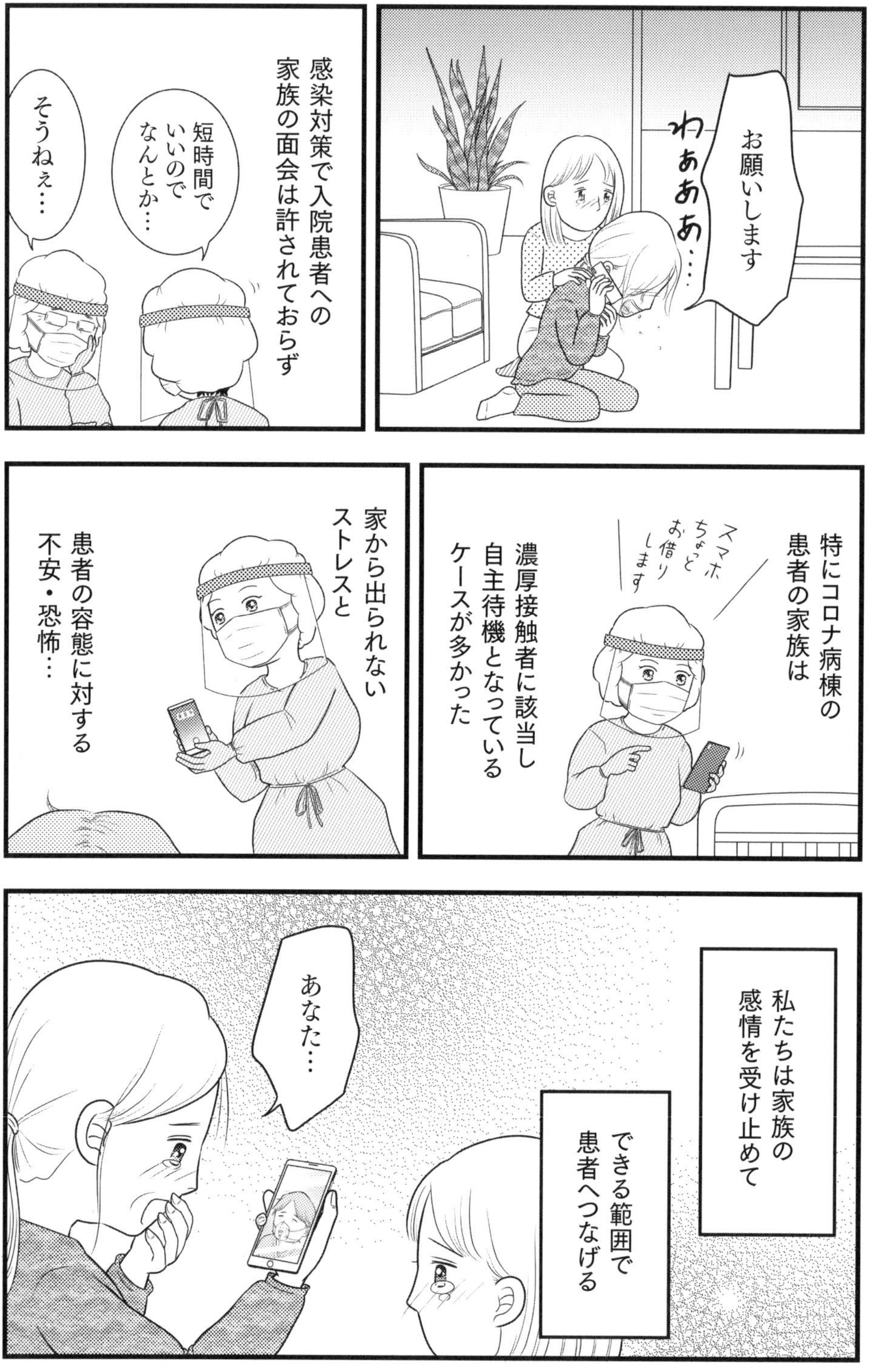

お願いします
わぁああ…
感染対策で入院患者への家族の面会は許されておらず
短時間でいいのでなんとか…
そうねぇ…
特にコロナ病棟の患者の家族は
スマホちょっとお借りします
濃厚接触者に該当し自主待機となっているケースが多かった
家から出られないストレスと
患者の容態に対する不安・恐怖…
私たちは家族の感情を受け止めて
できる範囲で患者へつなげる
あなた…

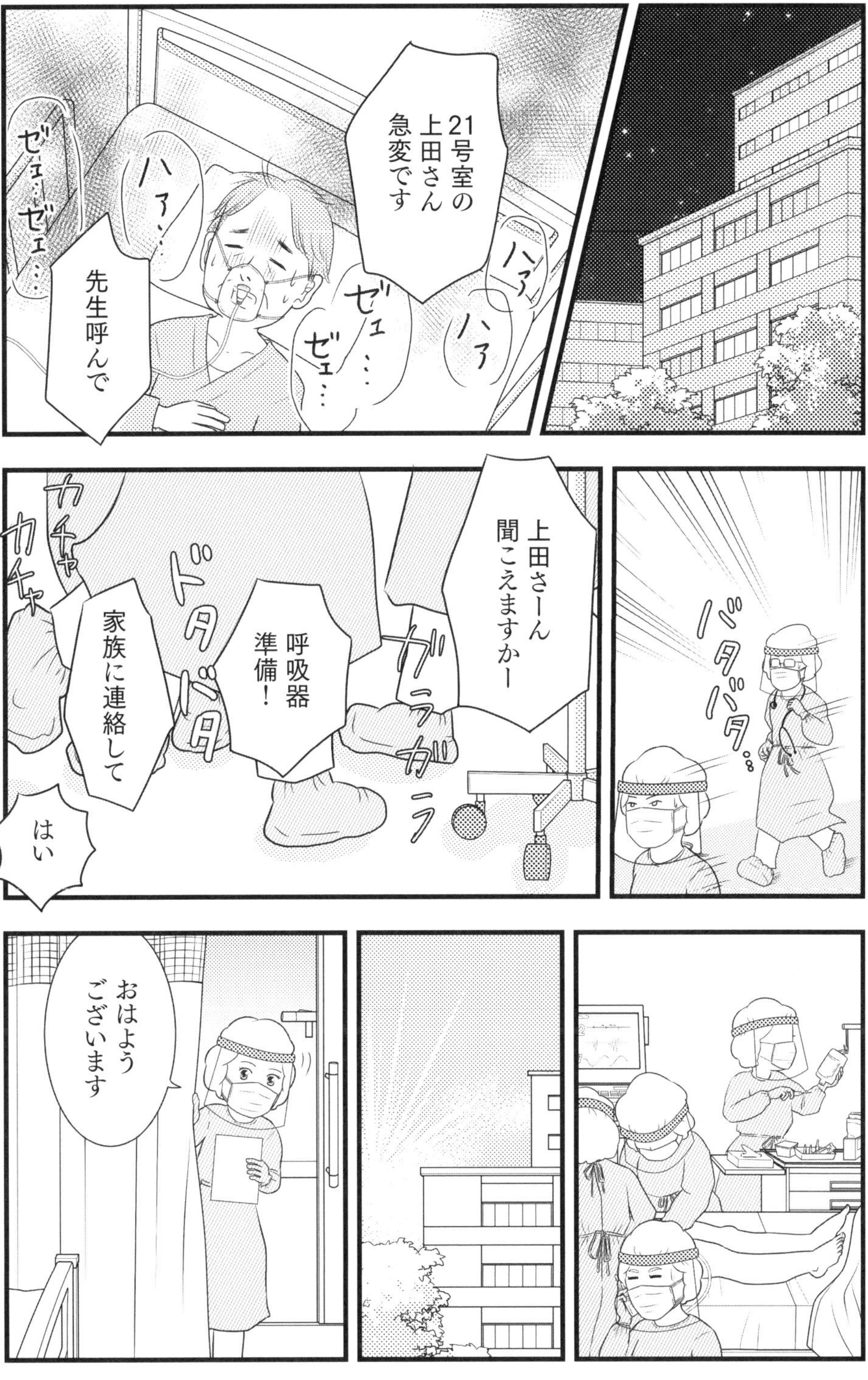
21号室の上田さん急変です
ハァ…
ゼェ…ゼェ…
ハァ ハァ
ゼェ…ゼェ…
先生呼んで
バタバタ…
上田さーん聞こえますかー
ガラガラ
呼吸器準備!
ドタバタ
家族に連絡して
カチャカチャ
はい
おはようございます

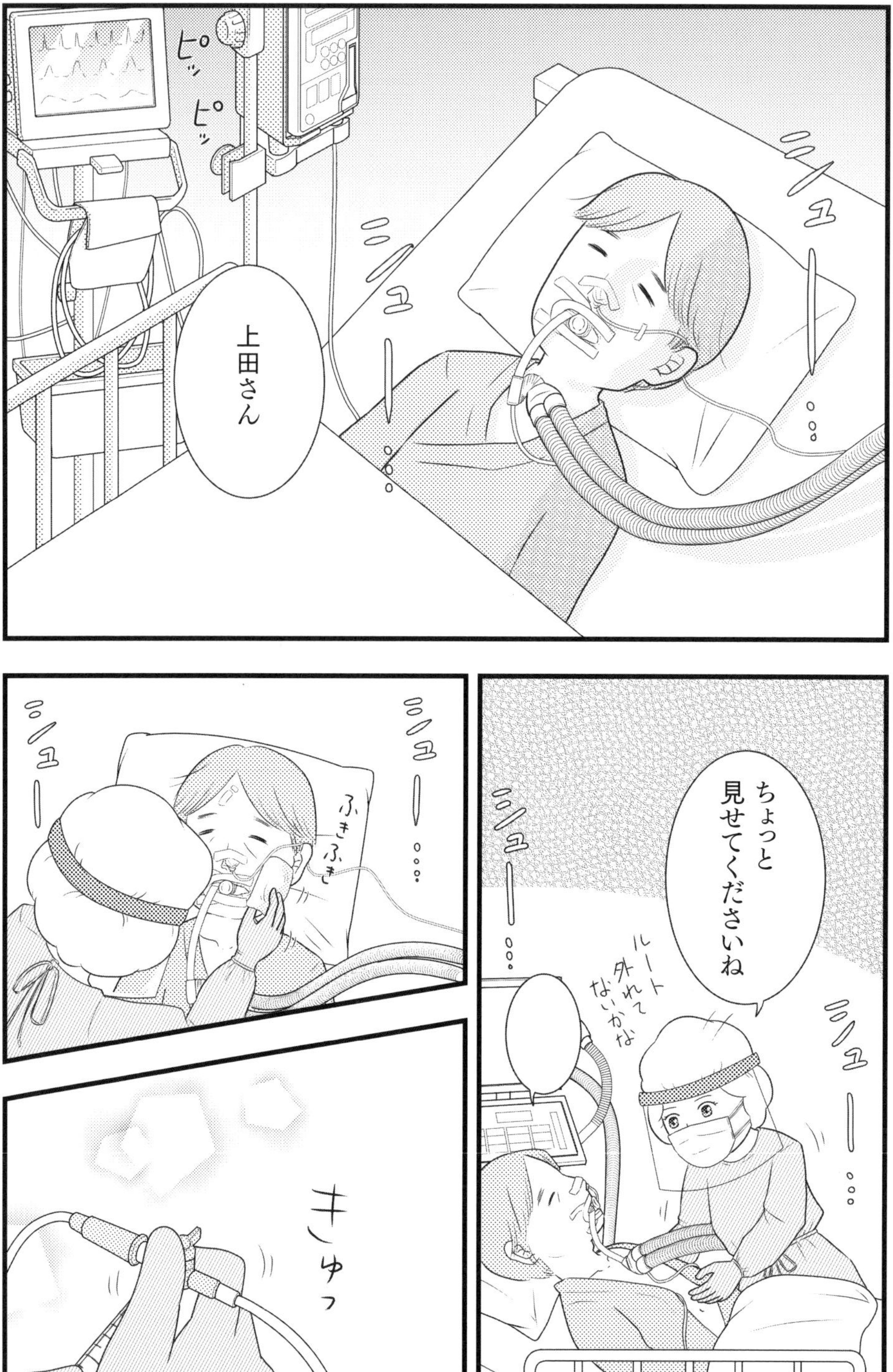
ピッ
ピッ
シュー…
シュー…
上田さん
シュー…
ちょっと見せてくださいね
ルート外れてないかな
シュー…
シュー…
シュー…
ふきふき
きゅっ

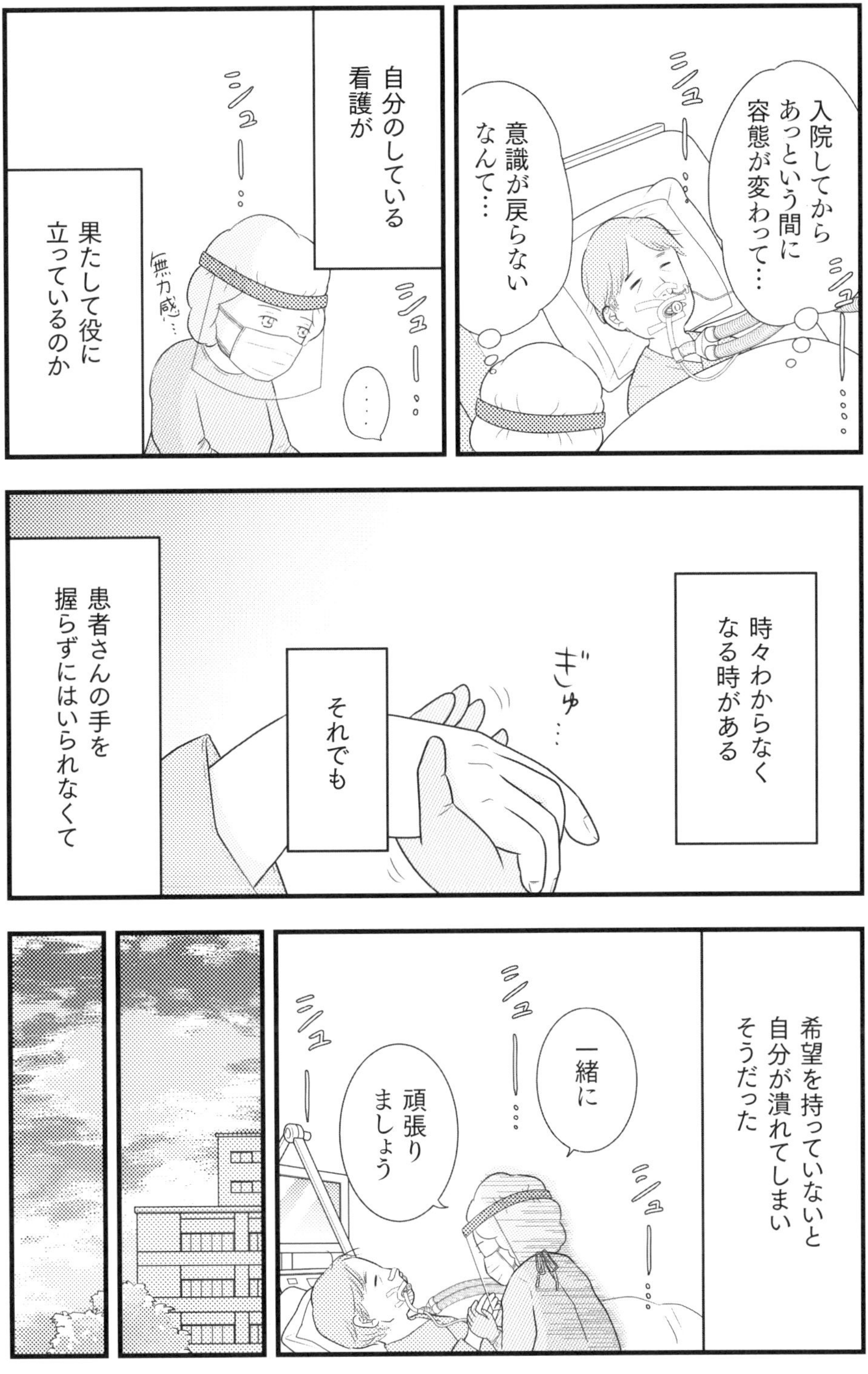
シュー…
入院してから あっという間に 容態が変わって…
意識が戻らない なんて…
シュー…
自分のしている 看護が
シュー…
無力感…
シュー…
…
果たして役に 立っているのか
時々わからなく なる時がある
ぎゅ…
それでも
患者さんの手を 握らずにはいられなくて
希望を持っていないと 自分が潰れてしまい そうだった
シュー…
一緒に
シュー
頑張り ましょう
シュー…

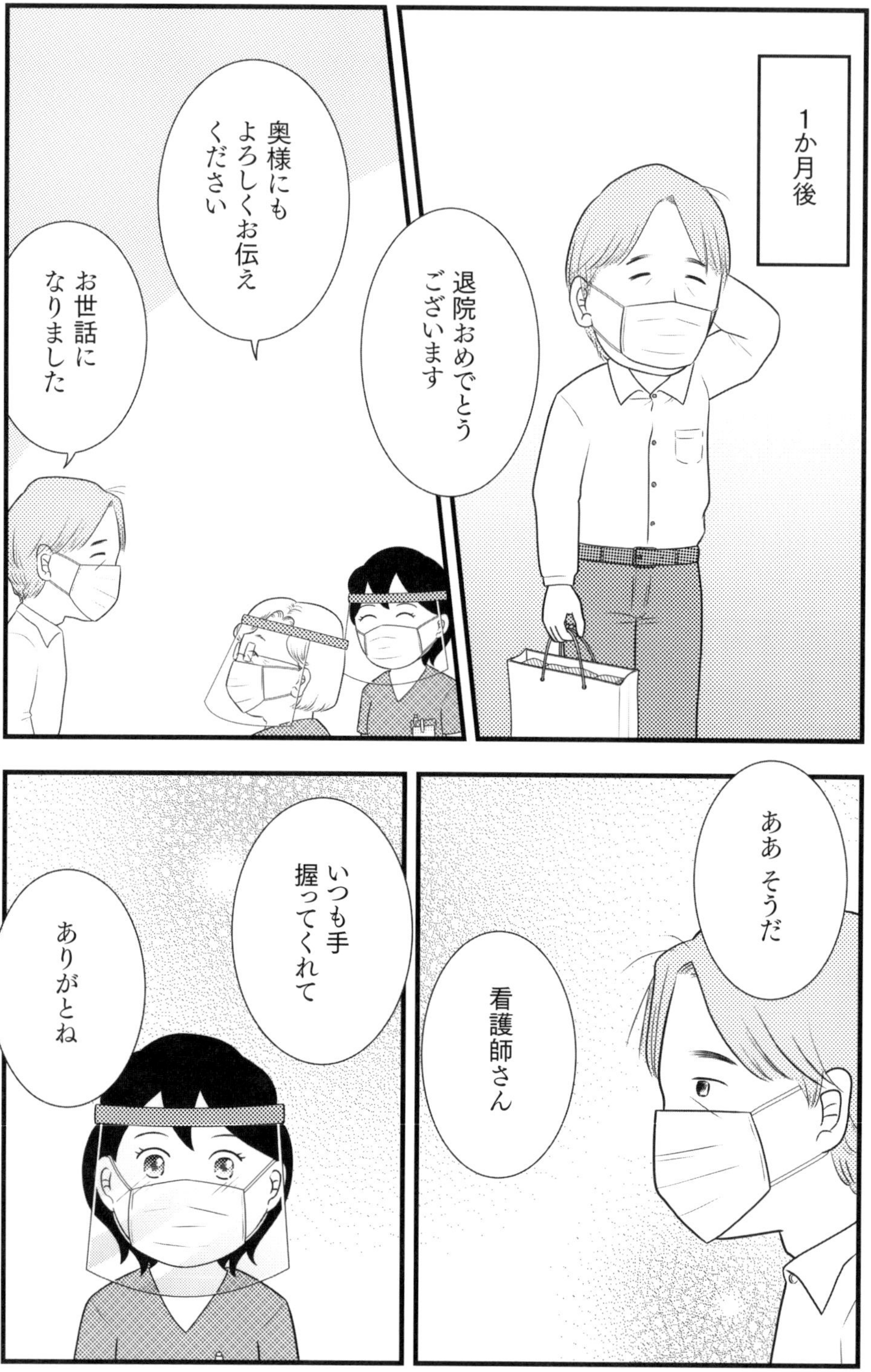
1か月後
退院おめでとうございます
奥様にもよろしくお伝えください
お世話になりました
ああ そうだ
看護師さん
いつも手握ってくれて
ありがとね

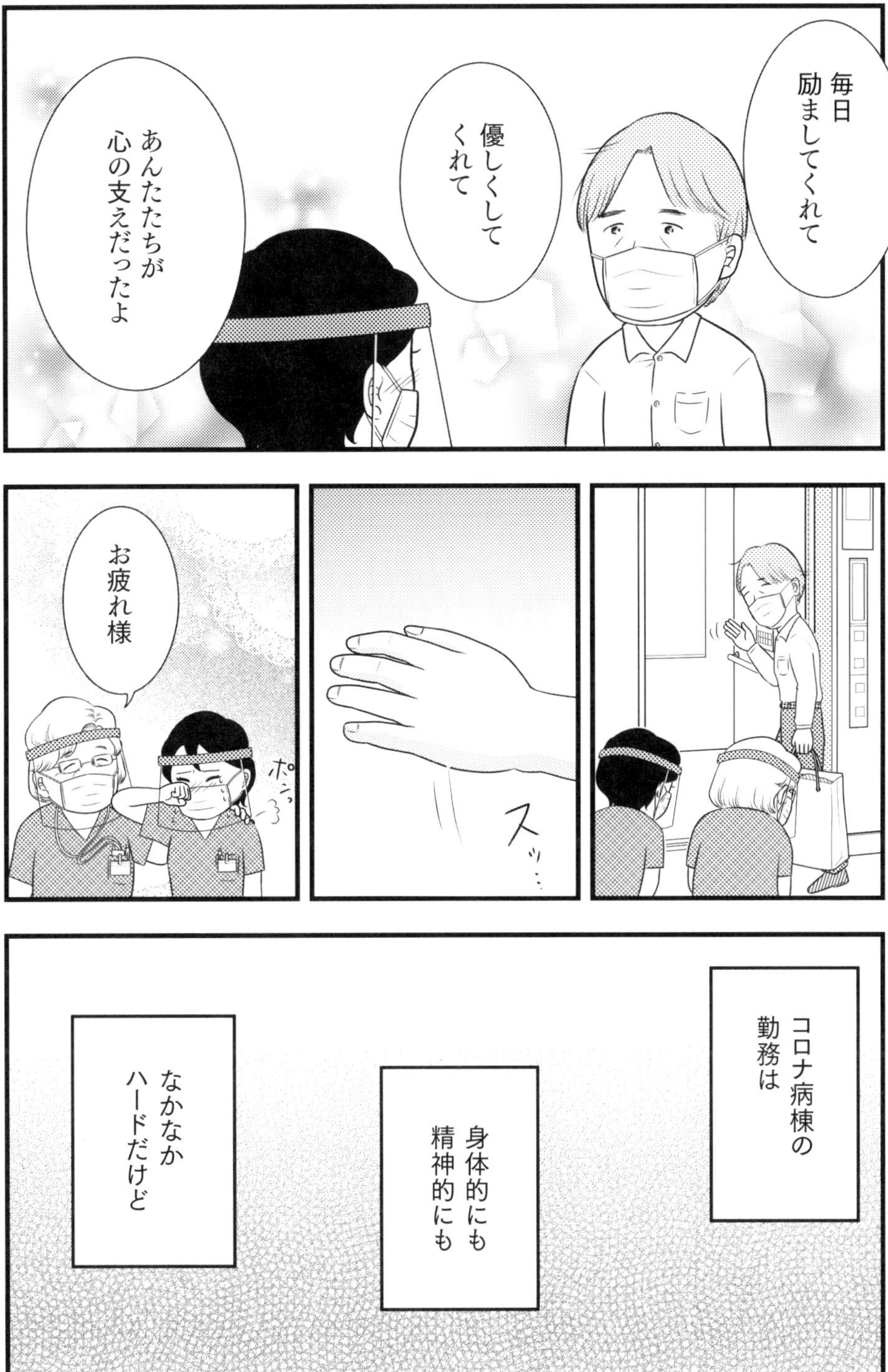
毎日励ましてくれて
優しくしてくれて
あんたたちが心の支えだったよ
スッ…
お疲れ様
コロナ病棟の勤務は
身体的にも精神的にも
なかなかハードだけど

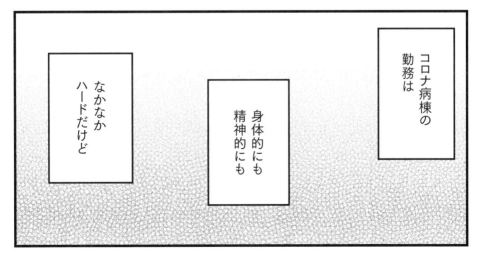

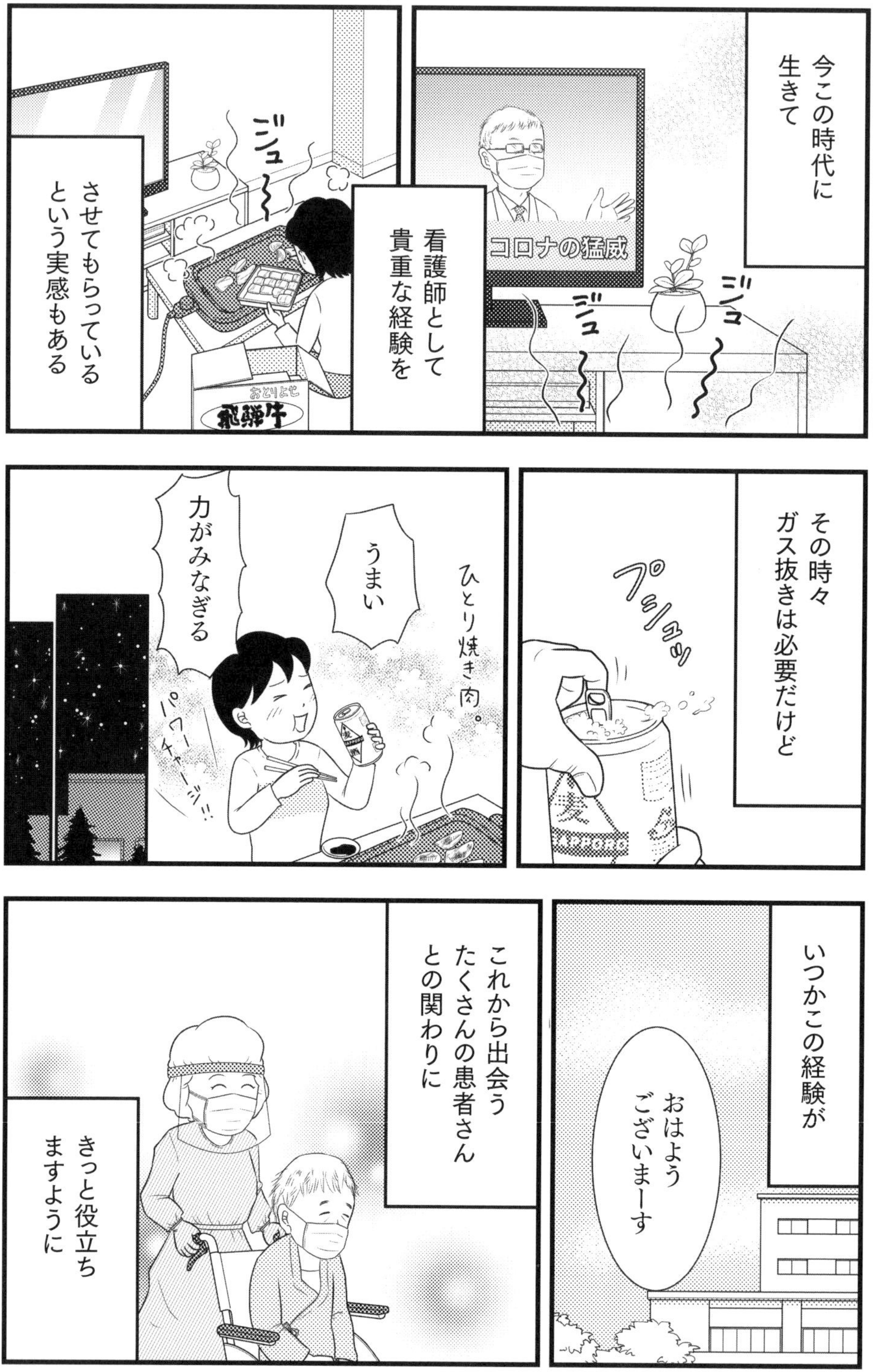
今この時代に生きて
コロナの猛威
ジュ
ジュ〜〜
看護師として貴重な経験を
させてもらっているという実感もある
ジュ〜〜
おとりよせ
飛騨牛
その時々ガス抜きは必要だけど
プシュッ
うまい
力がみなぎる
ひとり焼き肉。
パワーチャージ!!
いつかこの経験が
おはようございまーす
これから出会うたくさんの患者さんとの関わりに
きっと役立ちますように

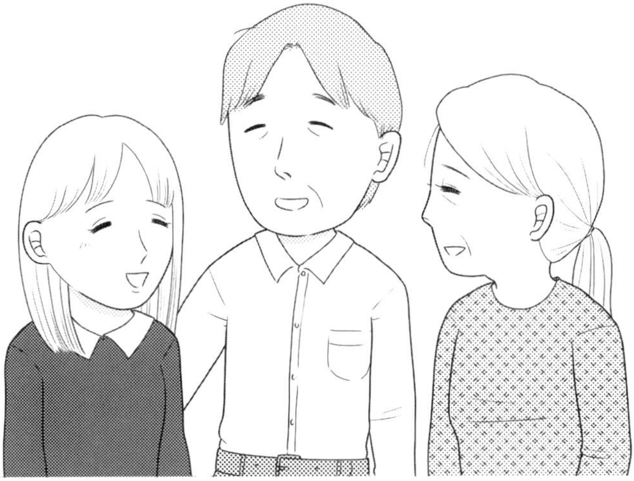

取材後記❶

コロナ禍での取材はメールやＺｏｏｍなどの非対面式で行いました。皆さんお忙しいにもかかわらず、とても親身になって対応してくださいました。

近年ＳＮＳなどでは看護師の仕事に対する愚痴や不満があふれていますが、実際には看護に対する熱い思いを持って働いている方もたくさんいるのだなと実感しました。

コロナ病棟で勤務していたスタッフの方に話を聞くと、私生活では特に「外出制限」がつらかったと教えてくれました。閉鎖された環境で厳しいルールの中で働く看護師たちは、本来なら病院の外の世界でリフレッシュしてストレスが溜まらないようにコントロールしていたのに、それができなくなって苦しかったと。

特にコロナ病棟のスタッフは、緊急事態宣言が解除されたあとも外出自粛がずっと続きました。自宅で過ごす時間が多くなり、なんとか自分なりにリフレッシュできる方法を見つけようと、地方グルメをお取り寄せしたり、動画配信サブスクを楽しんだりして過ごしたそうです。

　動画配信サブスクは私もよく利用していて、３つ契約しています。特にコロナ禍ではコロナ関連のニュースを見るのもしんどかったので、サブスクを通して海外のエンタメに何度も心を癒されました。

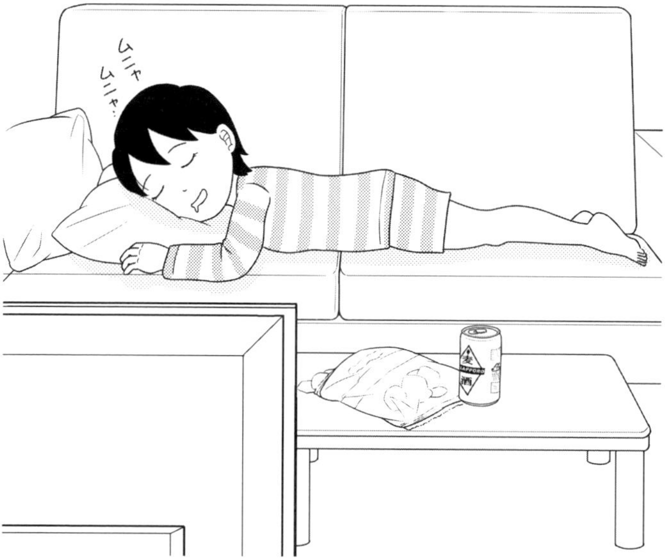

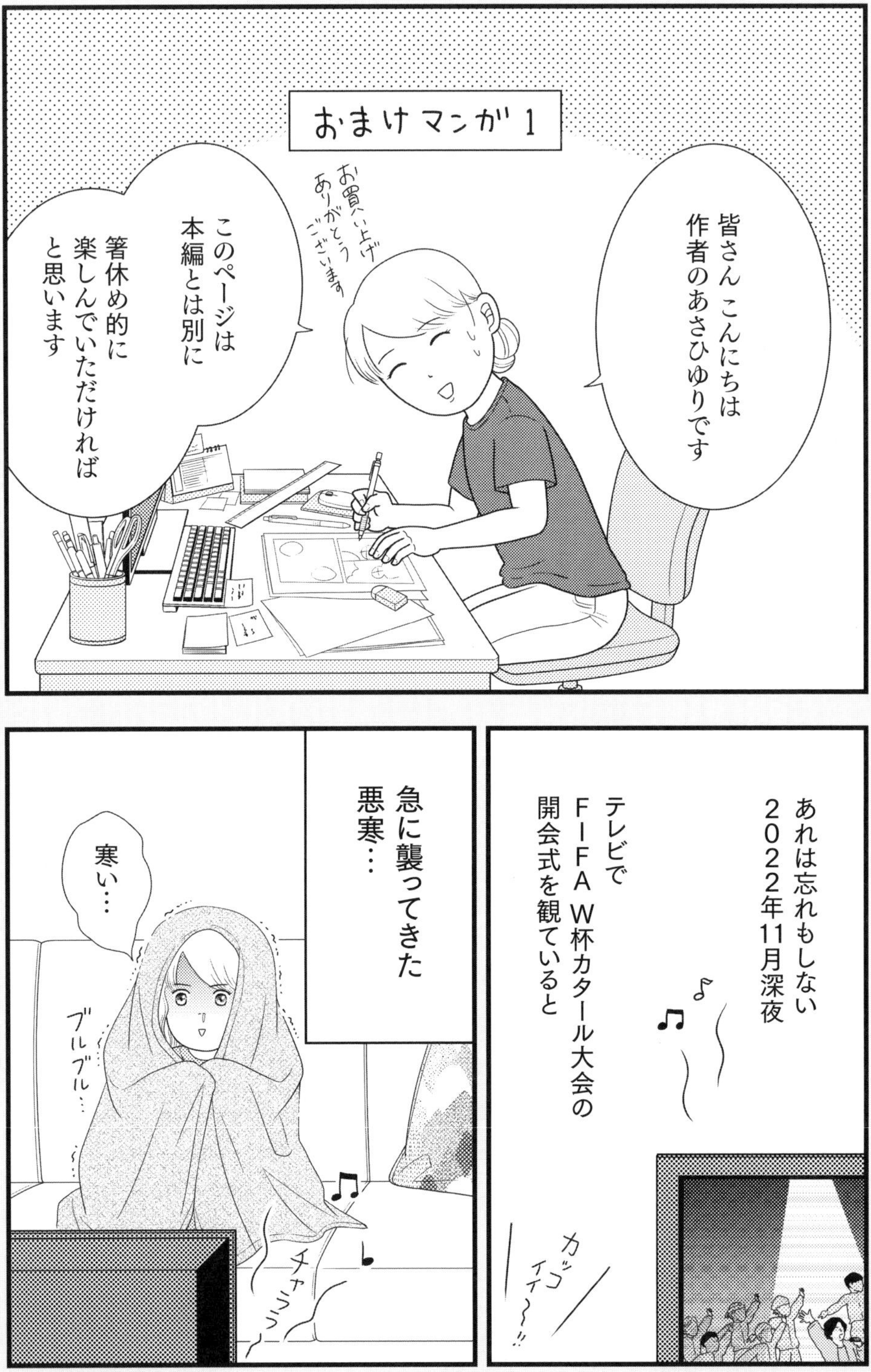
おまけマンガ 1
皆さん こんにちは
作者のあさひゆりです
お買い上げ ありがとう ございます
このページは
本編とは別に
箸休め的に
楽しんでいただければ
と思います
あれは忘れもしない
2022年11月深夜
テレビで
FIFA W杯カタール大会の
開会式を観ていると
カッコイイ〜!!
急に襲ってきた
悪寒…
寒い…
ブルブル…
チャラララ〜

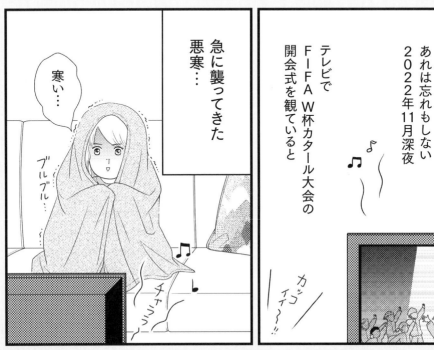

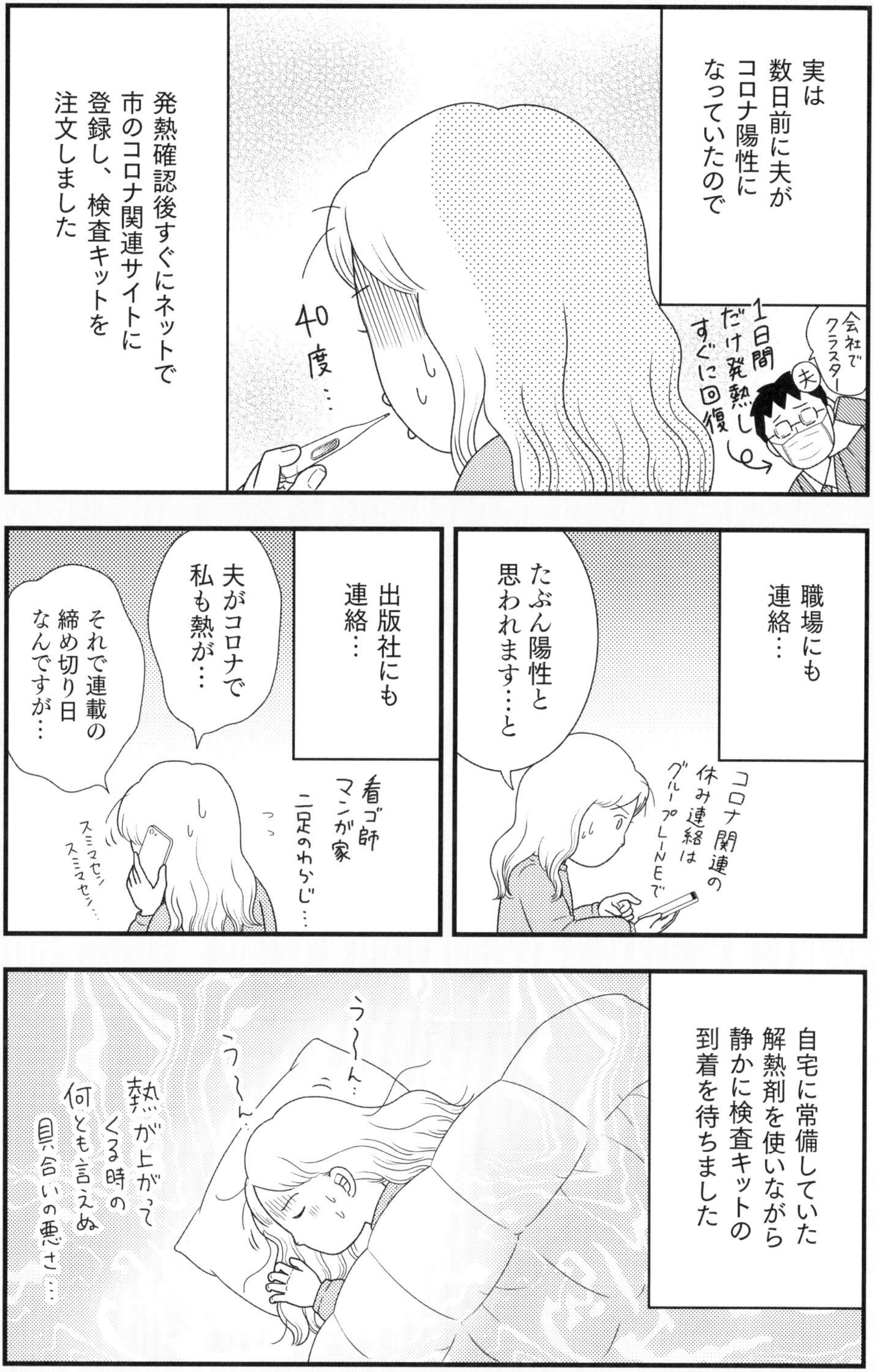
実は
数日前に夫が
コロナ陽性に
なっていたので
会社でクラスター
夫
1日間だけ発熱し
すぐに回復
40度…
発熱確認後すぐにネットで
市のコロナ関連サイトに
登録し、検査キットを
注文しました
職場にも
連絡…
たぶん陽性と
思われます…と
コロナ関連の
休み連絡は
グループLINEで
出版社にも
連絡…
夫がコロナで
私も熱が…
それで連載の
締め切り日
なんですが…
看ゴ師
マンガ家
二足のわらじ…
スミマセン
スミマセン…
自宅に常備していた
解熱剤を使いながら
静かに検査キットの
到着を待ちました
う〜ん…
う〜ん…
熱が上がって
くる時の
何とも言えぬ
具合いの悪さ…

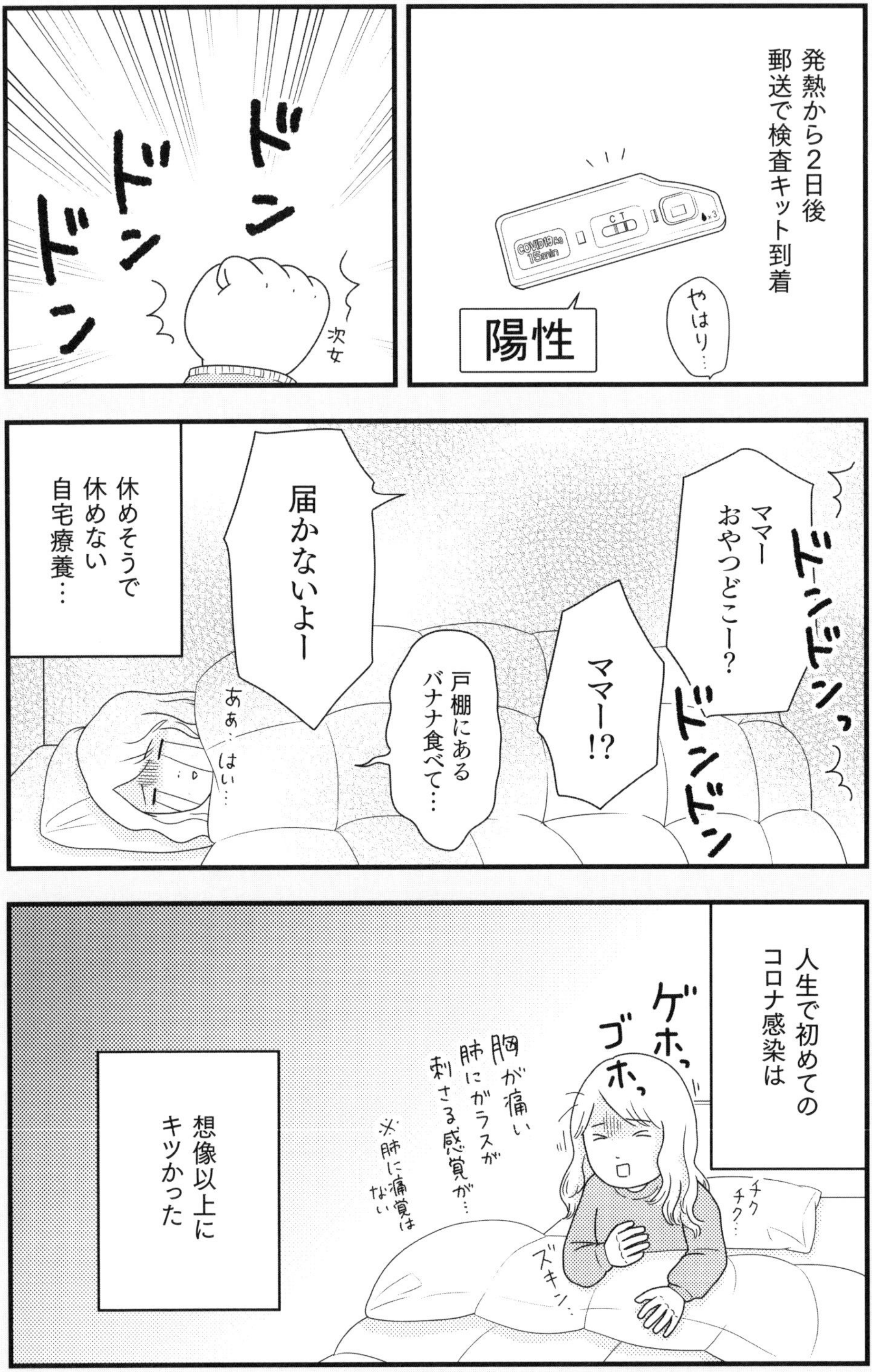
発熱から2日後
郵送で検査キット到着
C T
COVID19 Ag 15min
陽性
やはり…
ドン
ドン
ドン
次女
ドンドンッ
ママー
おやつどこー？
ママー!?
ドンドン
戸棚にある
バナナ食べて…
ああ…はい…
届かないよー
休めそうで
休めない
自宅療養…
人生で初めての
コロナ感染は
ゲホッ
ゴホッ
胸が痛い
肺にガラスが
刺さる感覚が…
※肺に痛覚はない
チクチク…
ズキン…
想像以上に
キツかった

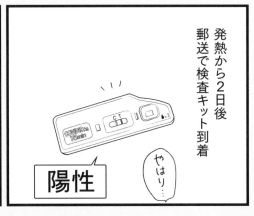

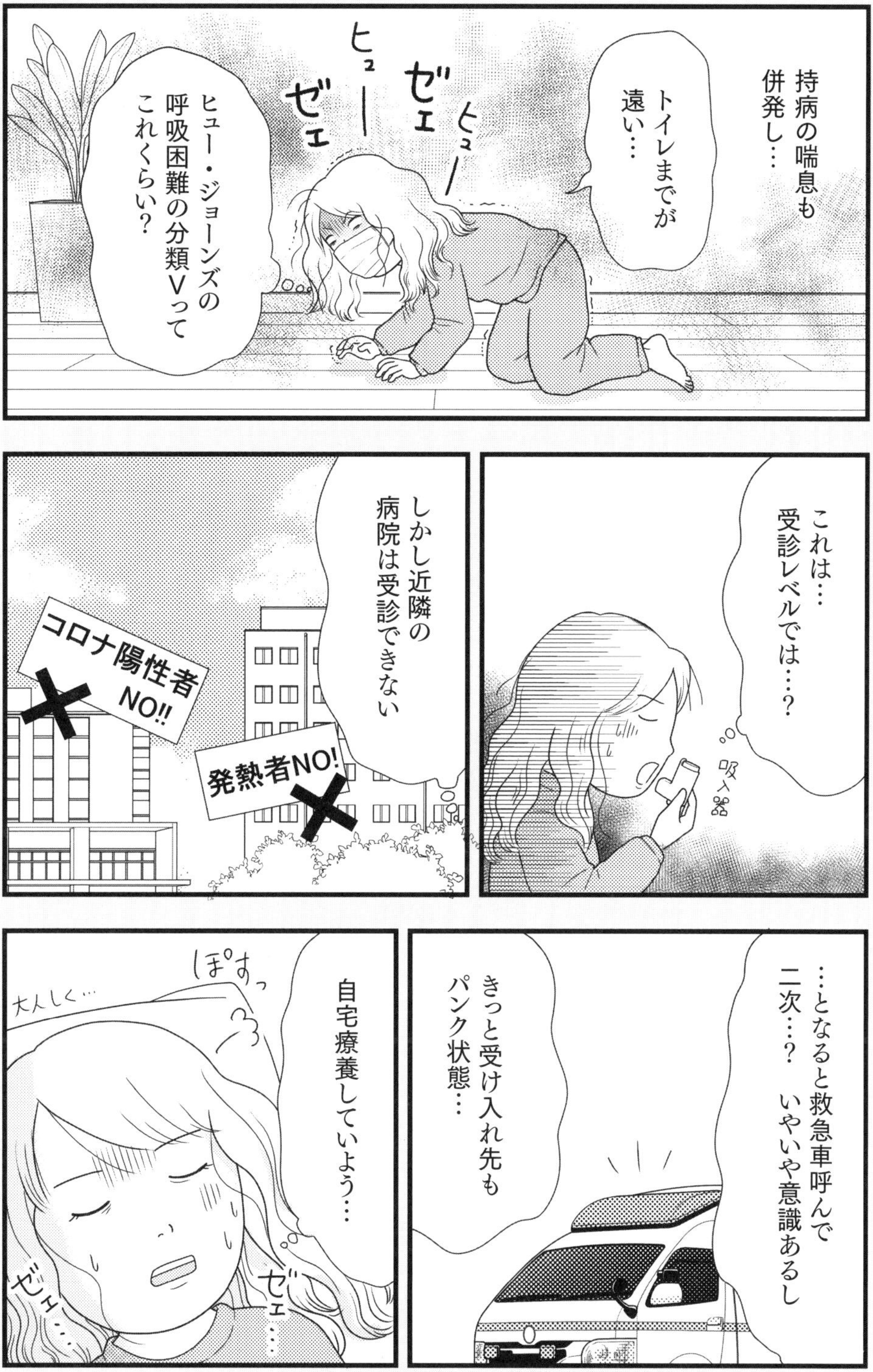
持病の喘息も併発し…
トイレまでが遠い…
ヒューー
ゼェ
ヒューー
ゼェ
ヒュー・ジョーンズの呼吸困難の分類Vってこれくらい？
これは…受診レベルでは…？
吸入器
しかし近隣の病院は受診できない
コロナ陽性者NO!!
発熱者NO!
…となると救急車呼んで二次…？ いやいや意識あるし
きっと受け入れ先もパンク状態…
自宅療養していよう…
ぽすっ
大人しく…
ゼェ…
ゼェ…

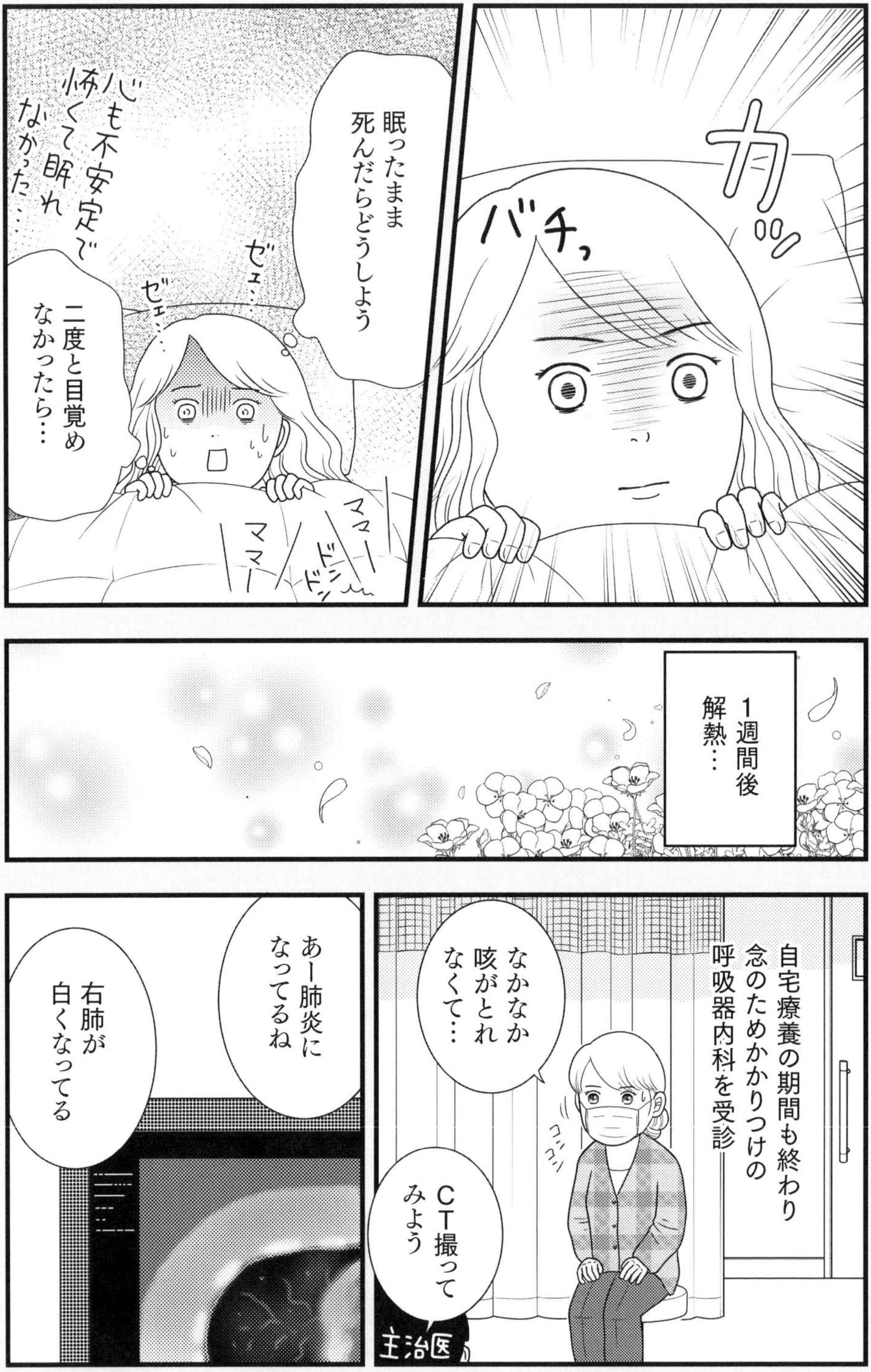
カッ
バチっ
眠ったまま死んだらどうしよう
ゼェ…
ゼェ…
二度と目覚めなかったら…
心も不安定で怖くて眠れなかった…
ママー
ママー
ドシドシ
1週間後
解熱…
自宅療養の期間も終わり念のためかかりつけの呼吸器内科を受診
なかなか咳がとれなくて…
コンコン
CT撮ってみよう
主治医
あー肺炎になってるね
右肺が白くなってる

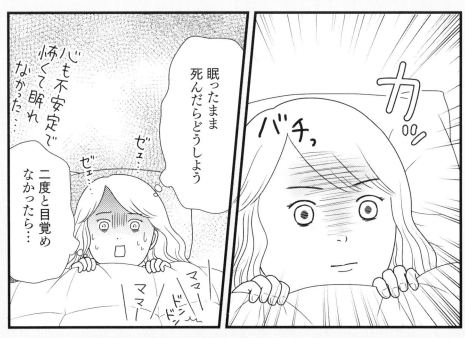

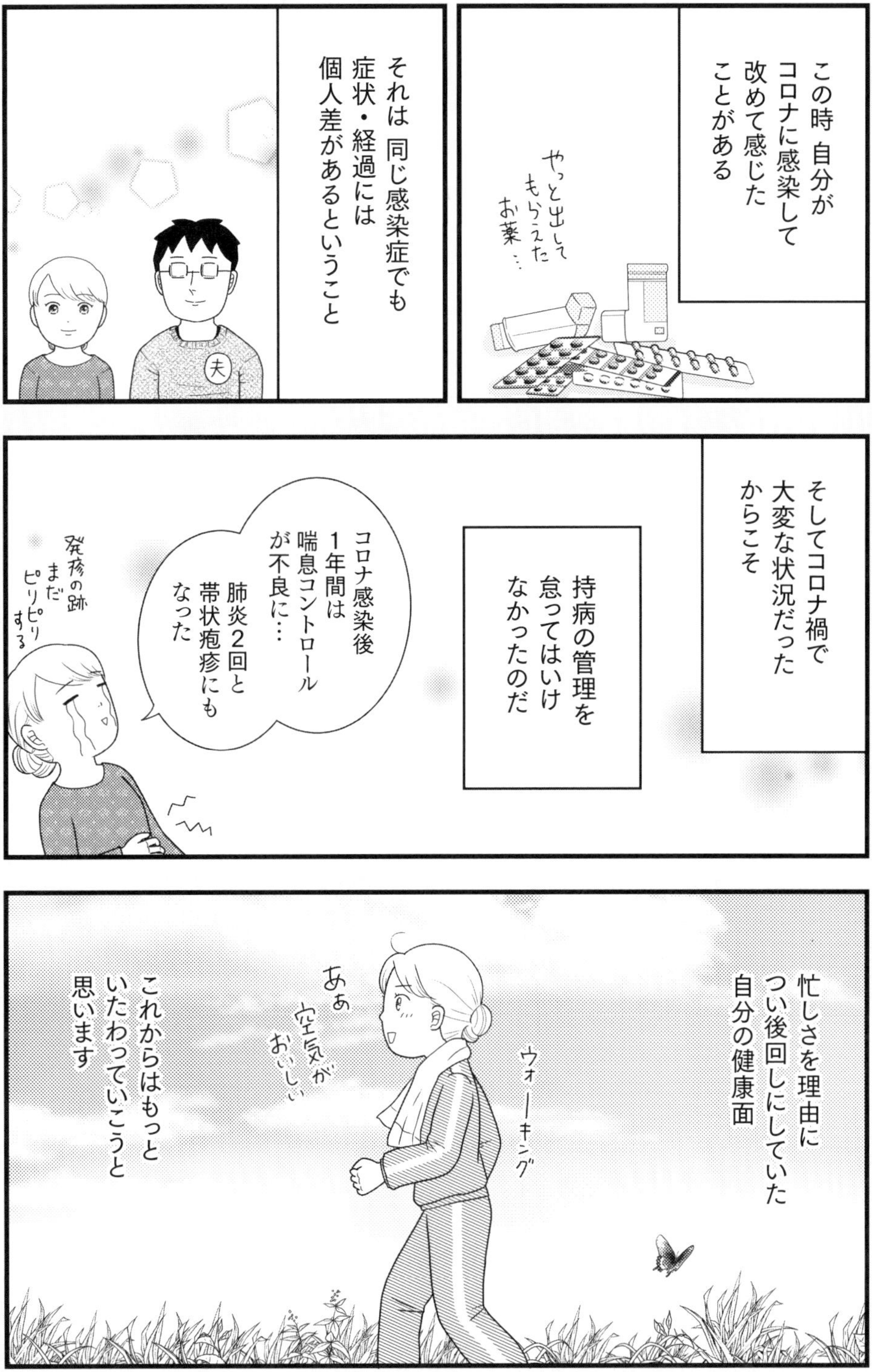
この時 自分がコロナに感染して改めて感じたことがある
やっと出してもらえたお薬…
それは 同じ感染症でも症状・経過には個人差があるということ
夫
そしてコロナ禍で大変な状況だったからこそ
持病の管理を怠ってはいけなかったのだ
コロナ感染後1年間は喘息コントロールが不良に…肺炎2回と帯状疱疹にもなった
発疹の跡まだピリピリする
忙しさを理由についい後回しにしていた自分の健康面
ウォーキング
あぁ 空気がおいしい
これからはもっといたわっていこうと思います

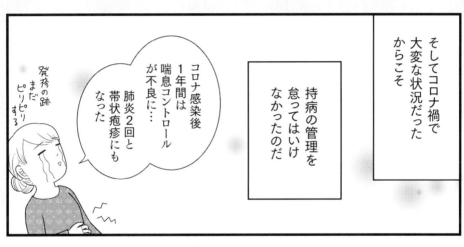

Episode 2

透析病棟

看護師だって、強いわけじゃない

透析患者は、新型コロナウイルス感染症が重症化しやすいとされています。
フル装備の感染対策に加え、ベッドの間隔を空ける、換気をする——限られた人数で綱渡りの業務が続きました。
誰かがひとり休んだら崩れてしまうぎりぎりの状態、そこには妊娠中の看護師もいました。

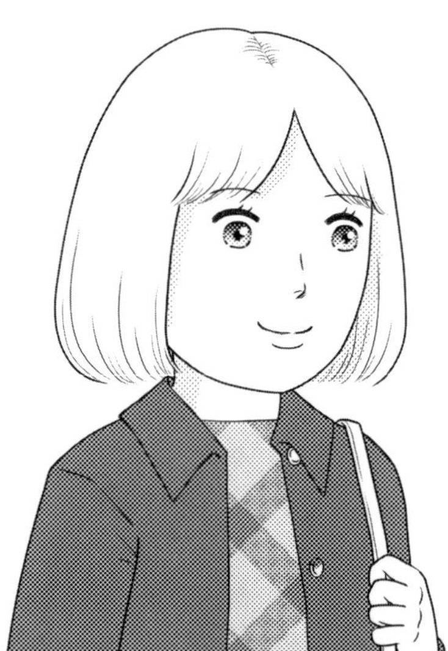

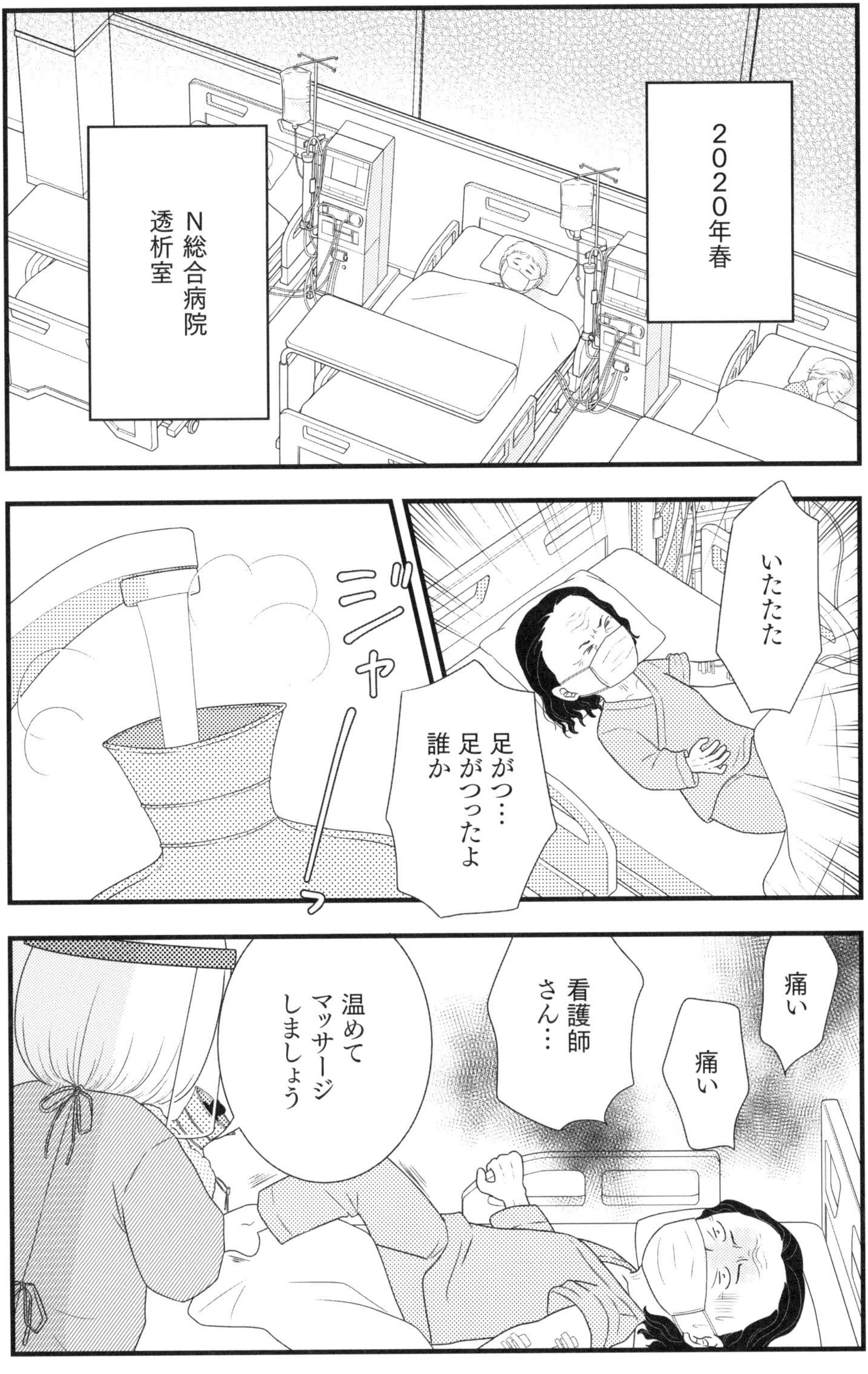
2020年春
N総合病院
透析室
いたたた
足がつ…
足がつったよ
誰か
ジャ
痛い
痛い
看護師
さん…
温めて
マッサージ
しましょう

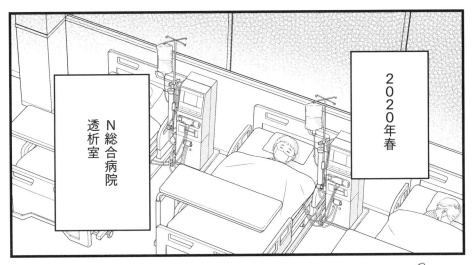

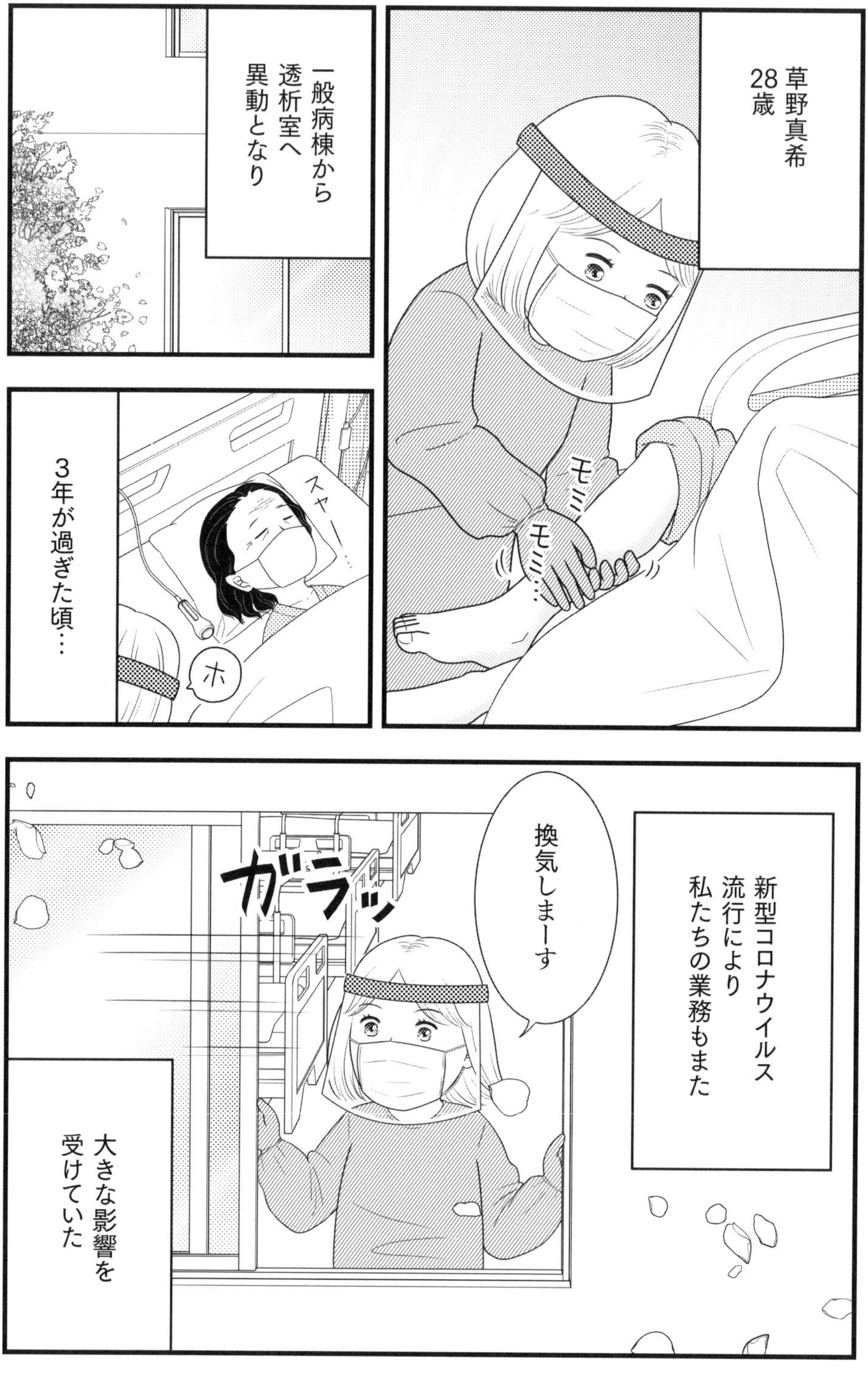

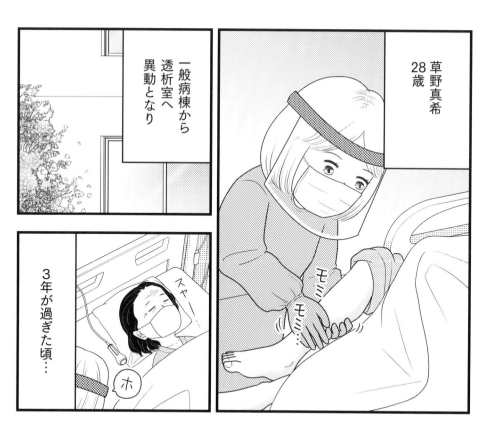

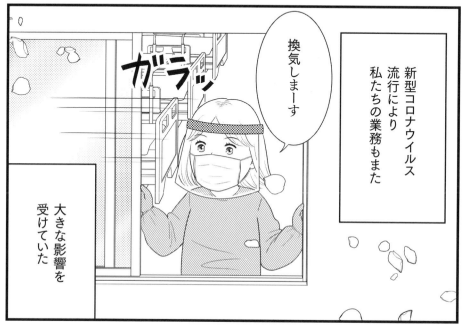

草野真希
28歳
モミ
モミ…
一般病棟から
透析室へ
異動となり
3年が過ぎた頃…
スヤー…
ホ
新型コロナウイルス
流行により
私たちの業務もまた
換気しまーす
ガラッ
大きな影響を
受けていた

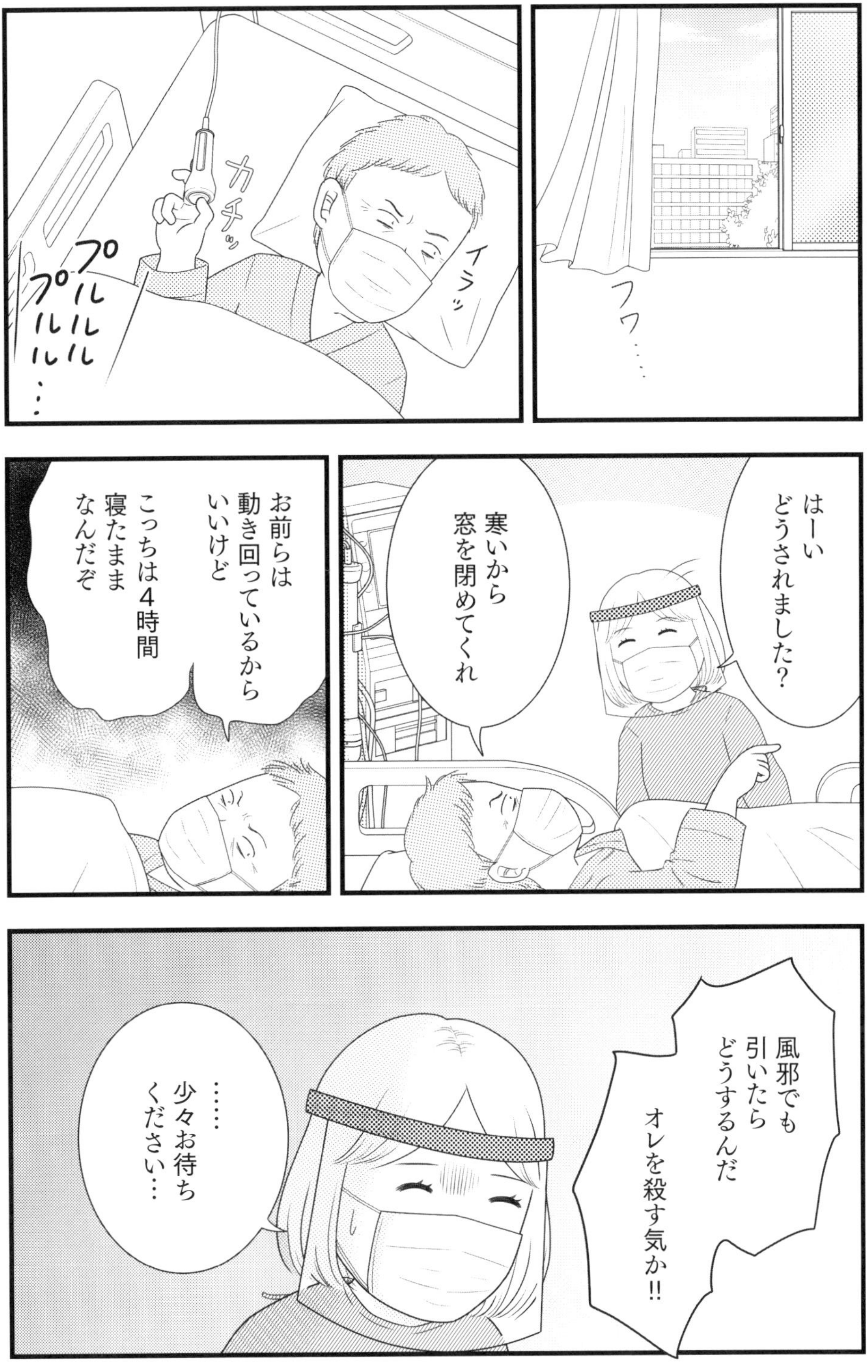
フワ……
カチッ
イラッ
プルルル
プルルル…
はーい
どうされました？
寒いから
窓を閉めてくれ
お前らは
動き回っているから
いいけど
こっちは4時間
寝たまま
なんだぞ
風邪でも
引いたら
どうするんだ
オレを殺す気か!!
……
少々お待ち
ください…

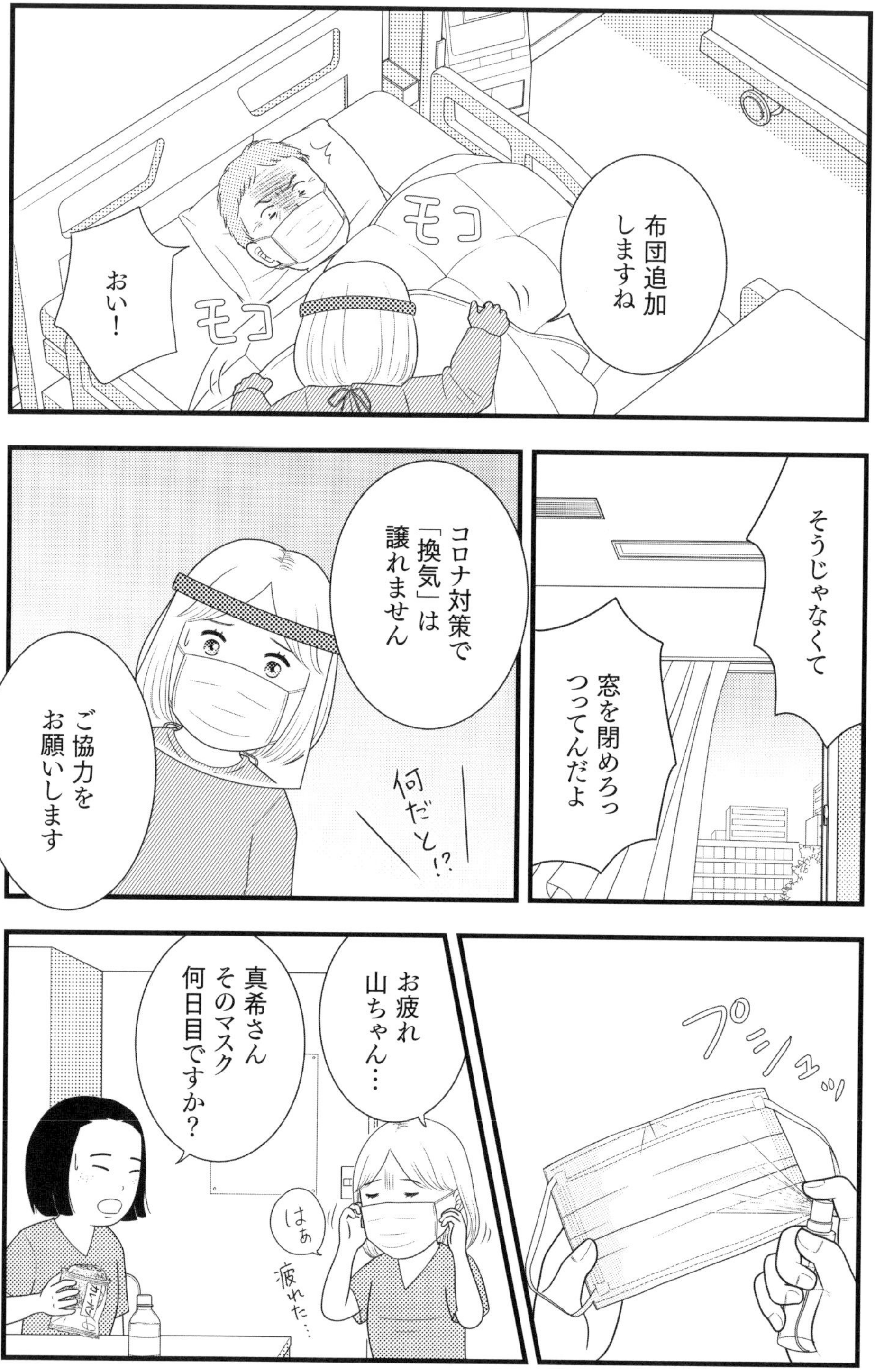
布団追加しますね
モコ
モコ
おい！
そうじゃなくて
窓を閉めろっつってんだよ
コロナ対策で「換気」は譲れません
何だと!?
ご協力をお願いします
プシュッ
お疲れ山ちゃん…
真希さんそのマスク何日目ですか？
はぁ
疲れた…

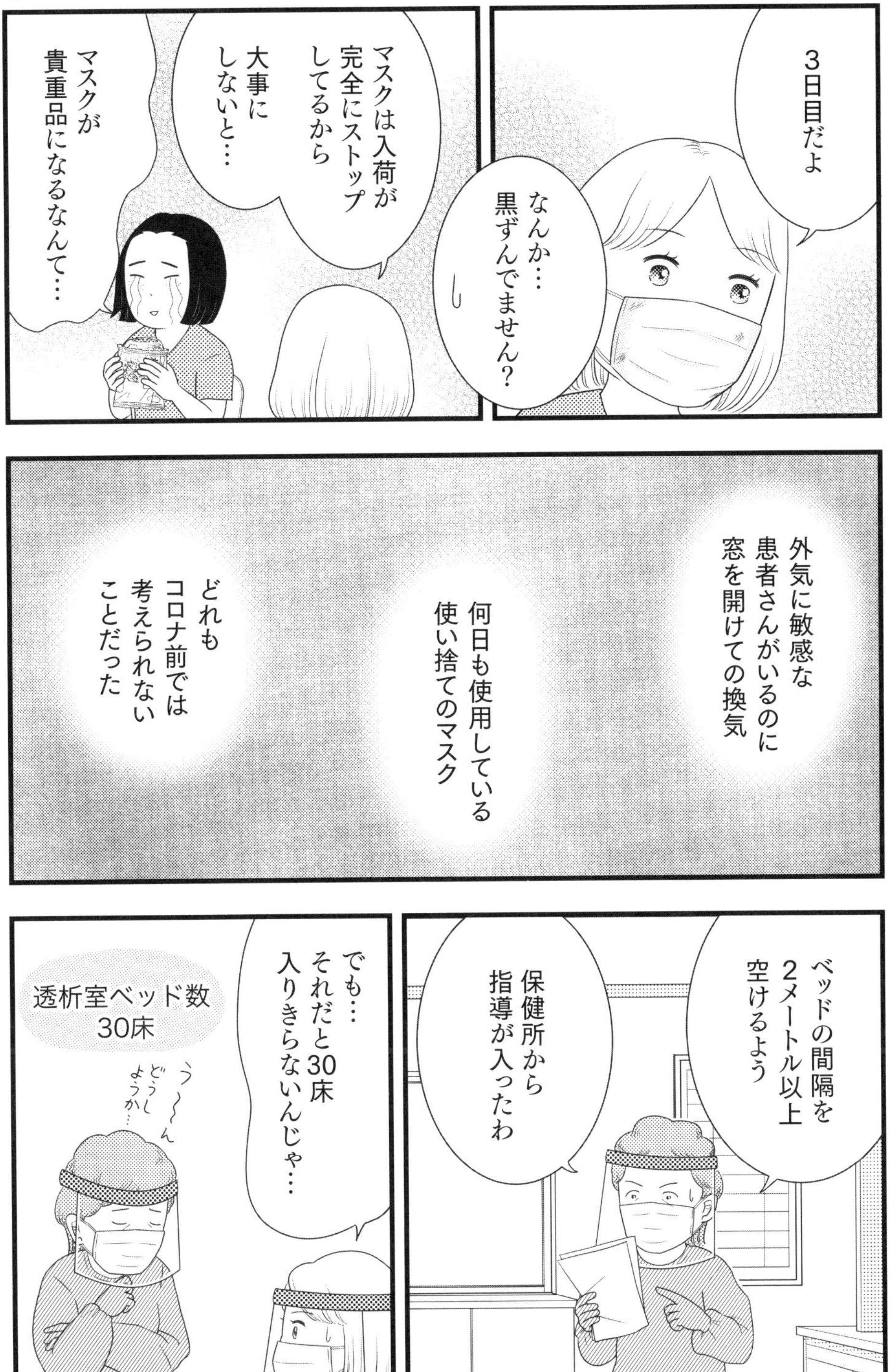
3日目だよ
なんか…黒ずんでません?
マスクは入荷が完全にストップしてるから
大事にしないと…
マスクが貴重品になるなんて…
外気に敏感な患者さんがいるのに窓を開けての換気
何日も使用している使い捨てのマスク
どれもコロナ前では考えられないことだった
ベッドの間隔を2メートル以上空けるよう
保健所から指導が入ったわ
透析室ベッド数30床
でも…それだと30床入りきらないんじゃ…
う～ん
どうしようか…

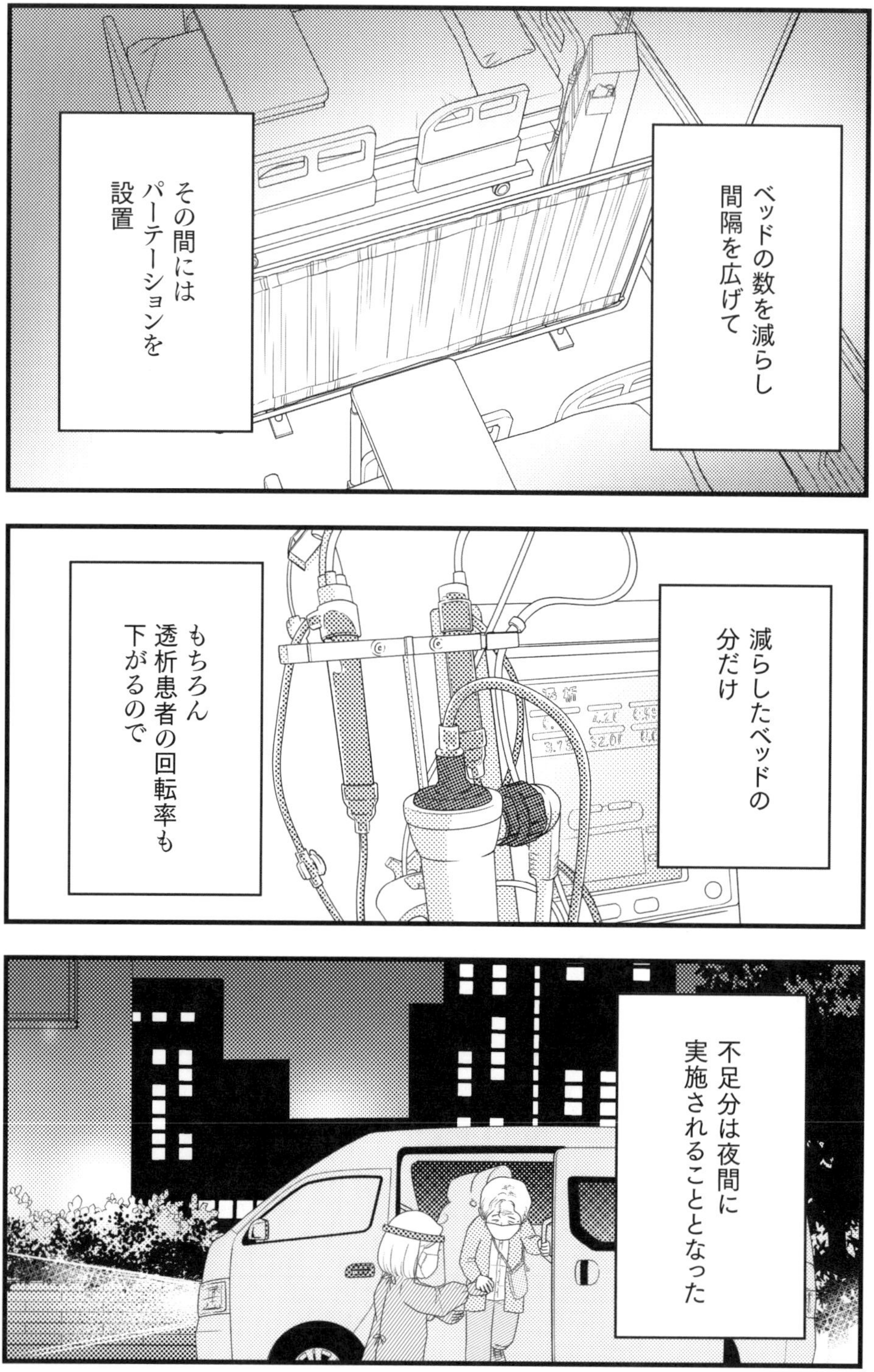
ベッドの数を減らし
間隔を広げて
その間には
パーテーションを
設置
減らしたベッドの
分だけ
もちろん
透析患者の回転率も
下がるので
不足分は夜間に
実施されることとなった

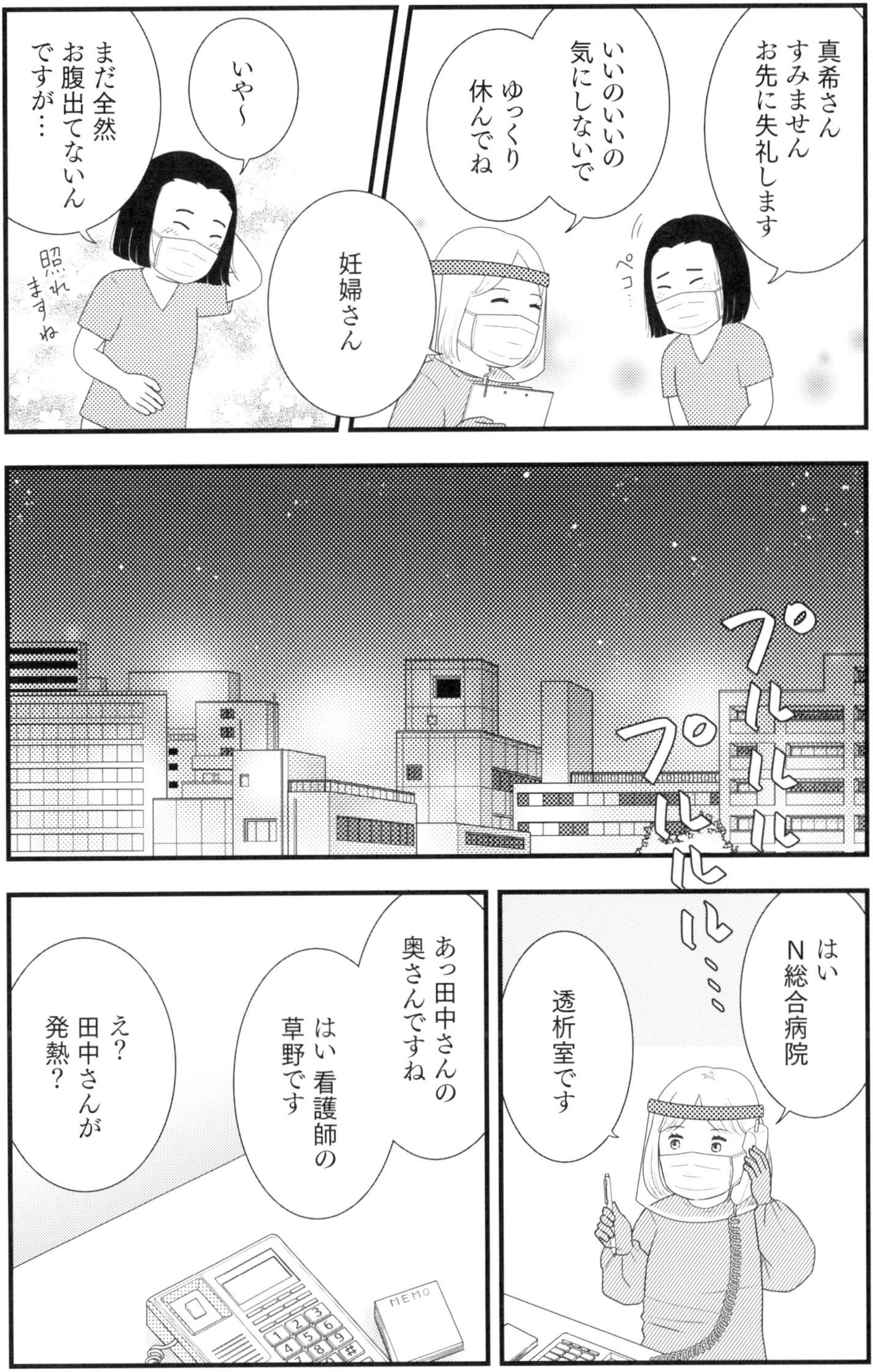
真希さん すみません お先に失礼します
ペコ…
いいのいいの 気にしないで ゆっくり休んでね
妊婦さん
いや〜
まだ全然 お腹出てないんですが…
照れますね
プルルル
プルルル…
はい N総合病院
透析室です
あっ田中さんの 奥さんですね
はい 看護師の 草野です
え？ 田中さんが 発熱？
MEMO

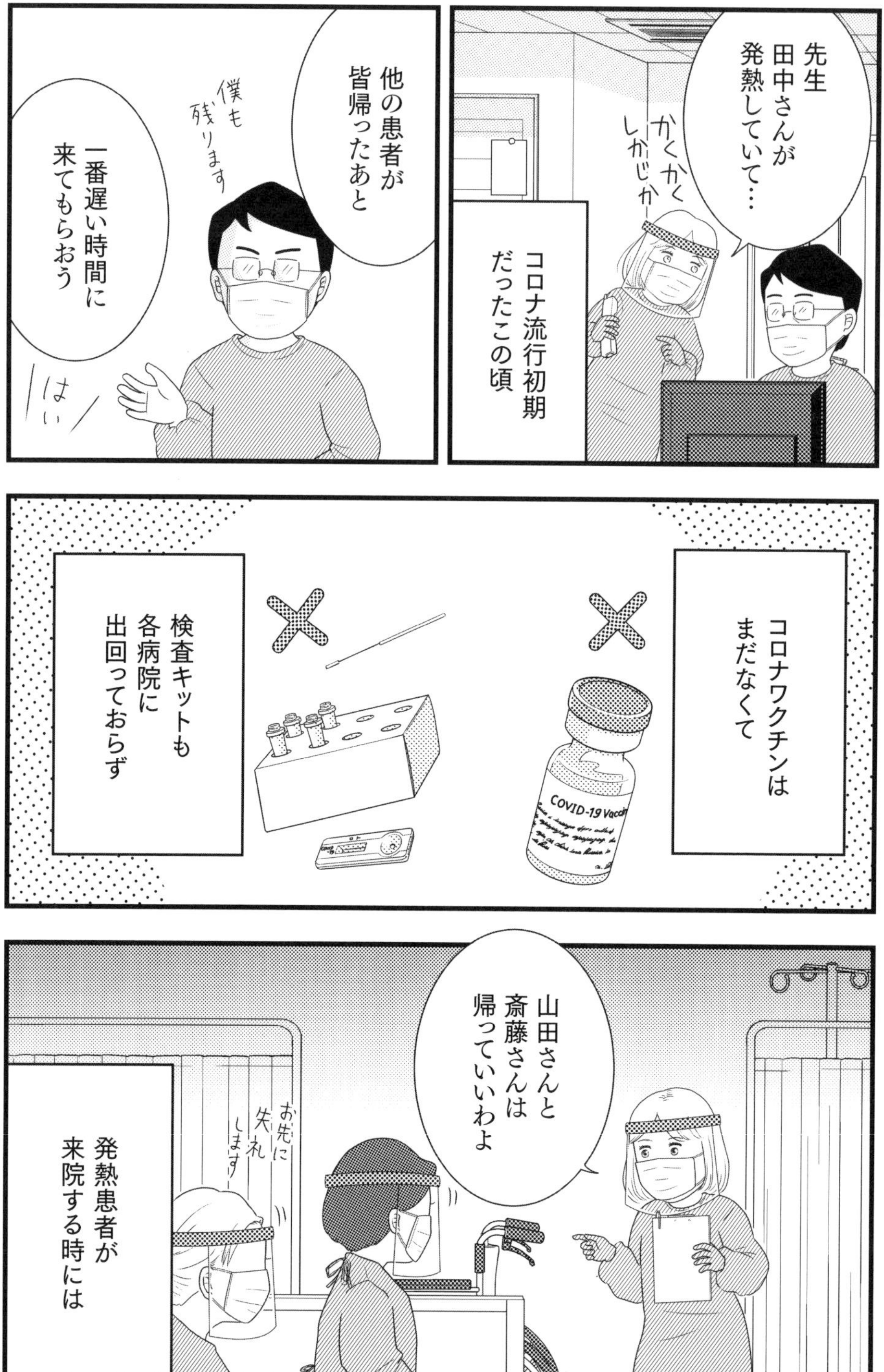
先生
田中さんが
発熱していて…
かくかく
しかじか
コロナ流行初期
だったこの頃
他の患者が
皆帰ったあと
僕も
残ります
一番遅い時間に
来てもらおう
はい
コロナワクチンは
まだなくて
COVID-19 Vaccine
検査キットも
各病院に
出回っておらず
山田さんと
斎藤さんは
帰っていいわよ
お先に
失礼
します
発熱患者が
来院する時には

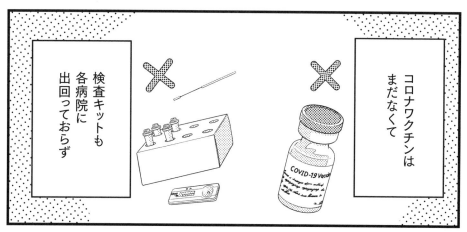

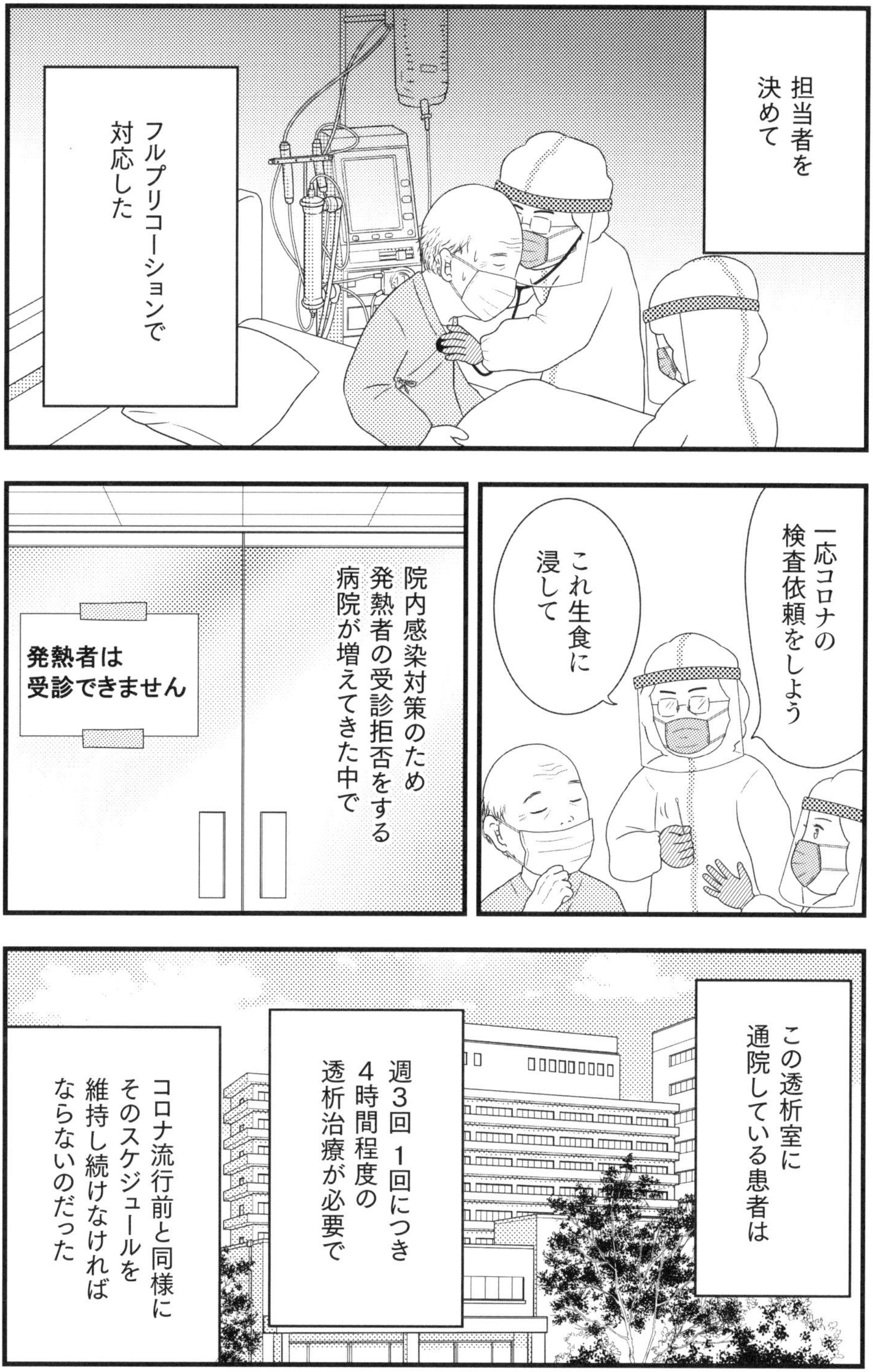
担当者を決めて
フルプリコーションで対応した
一応コロナの検査依頼をしよう
これ生食に浸して
院内感染対策のため発熱者の受診拒否をする病院が増えてきた中で
発熱者は受診できません
この透析室に通院している患者は
週3回 1回につき4時間程度の透析治療が必要で
コロナ流行前と同様にそのスケジュールを維持し続けなければならないのだった

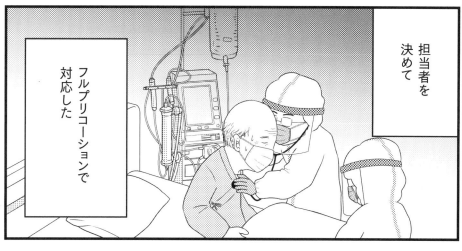

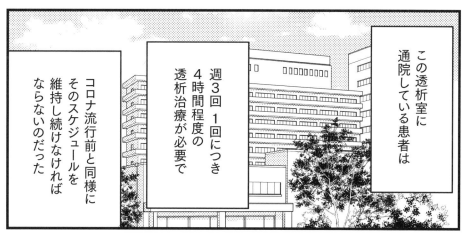

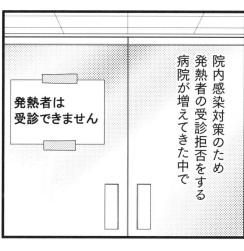

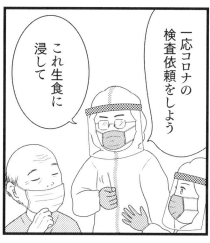

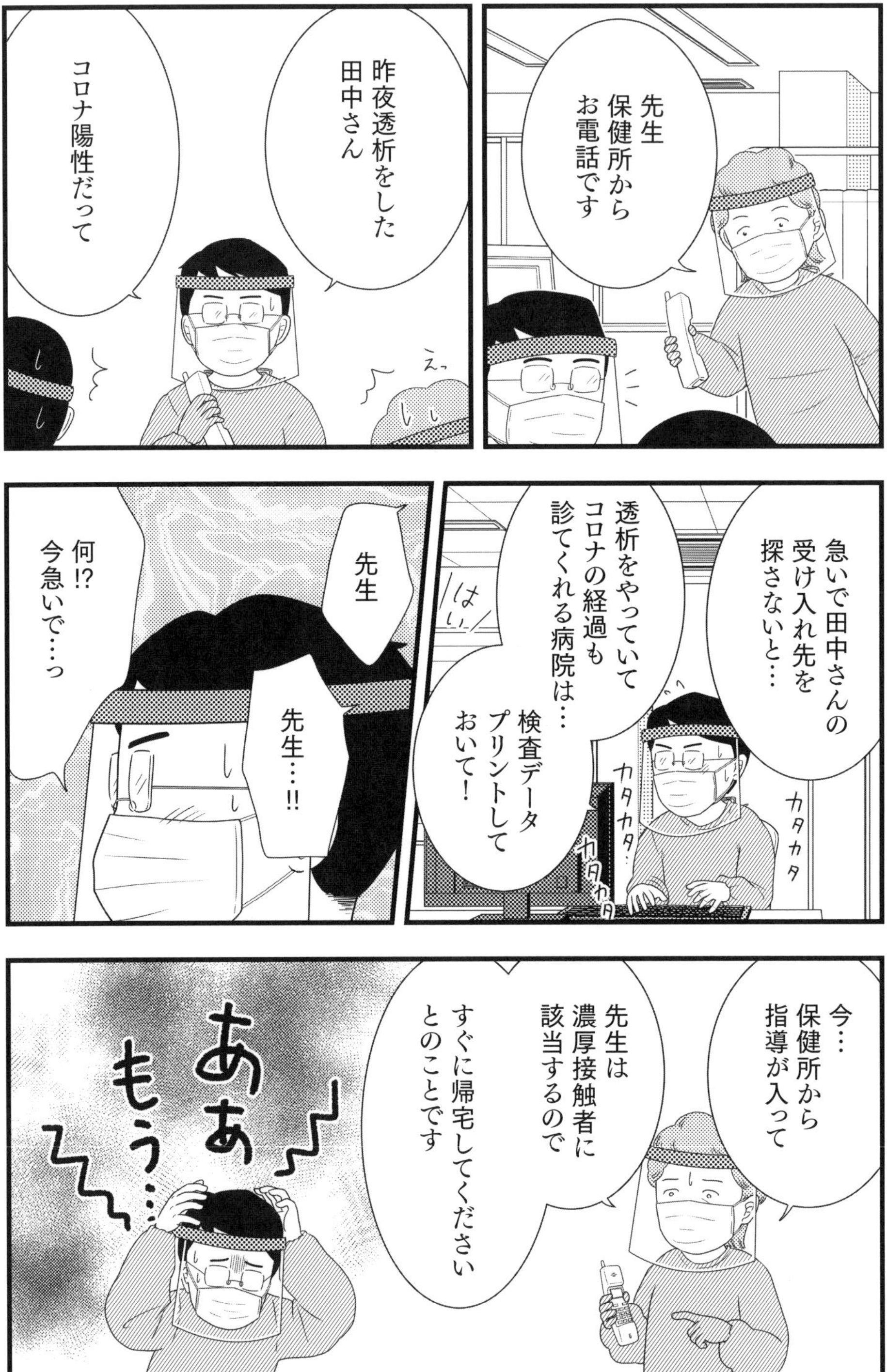
先生
保健所から
お電話です
昨夜透析をした
田中さん
コロナ陽性だって
えっ
急いで田中さんの
受け入れ先を
探さないと…
透析をやっていて
コロナの経過も
診てくれる病院は…
はい
検査データ
プリントして
おいて!
カタカタ
カタカタ
カタカタ
先生
先生…!!
何!?
今急いで…っ
今…
保健所から
指導が入って
先生は
濃厚接触者に
該当するので
すぐに帰宅してください
とのことです
ああ
もう…

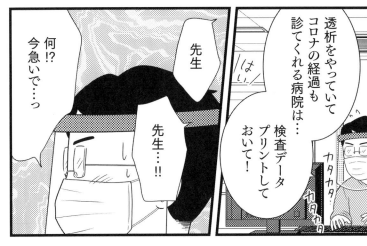

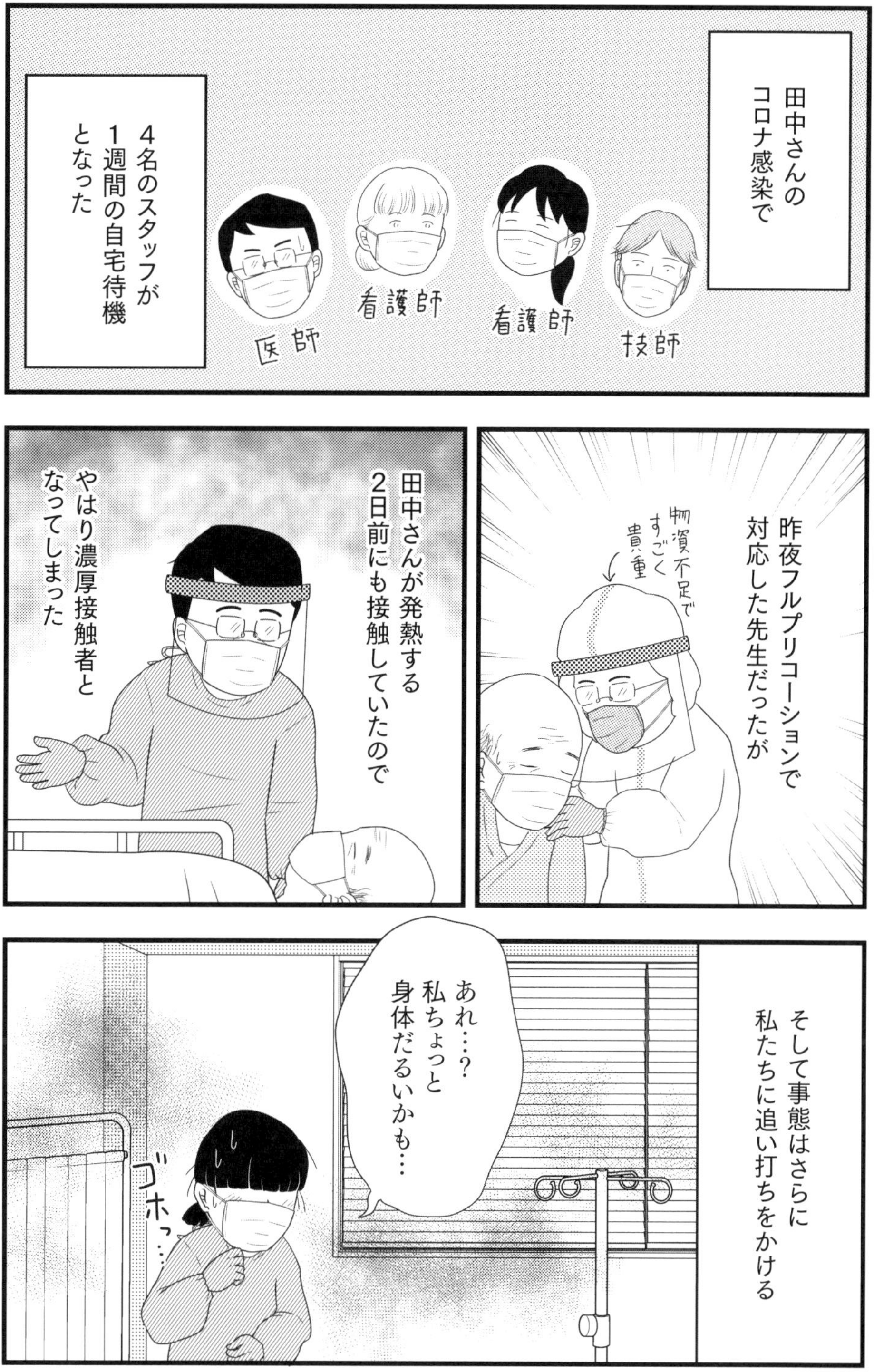
田中さんのコロナ感染で
4名のスタッフが1週間の自宅待機となった
技師
看護師
看護師
医師
昨夜フルプリコーションで対応した先生だったが
物資不足ですごく貴重
田中さんが発熱する2日前にも接触していたので
やはり濃厚接触者となってしまった
そして事態はさらに私たちに追い打ちをかける
あれ…？私ちょっと身体だるいかも…
ゴホっ…

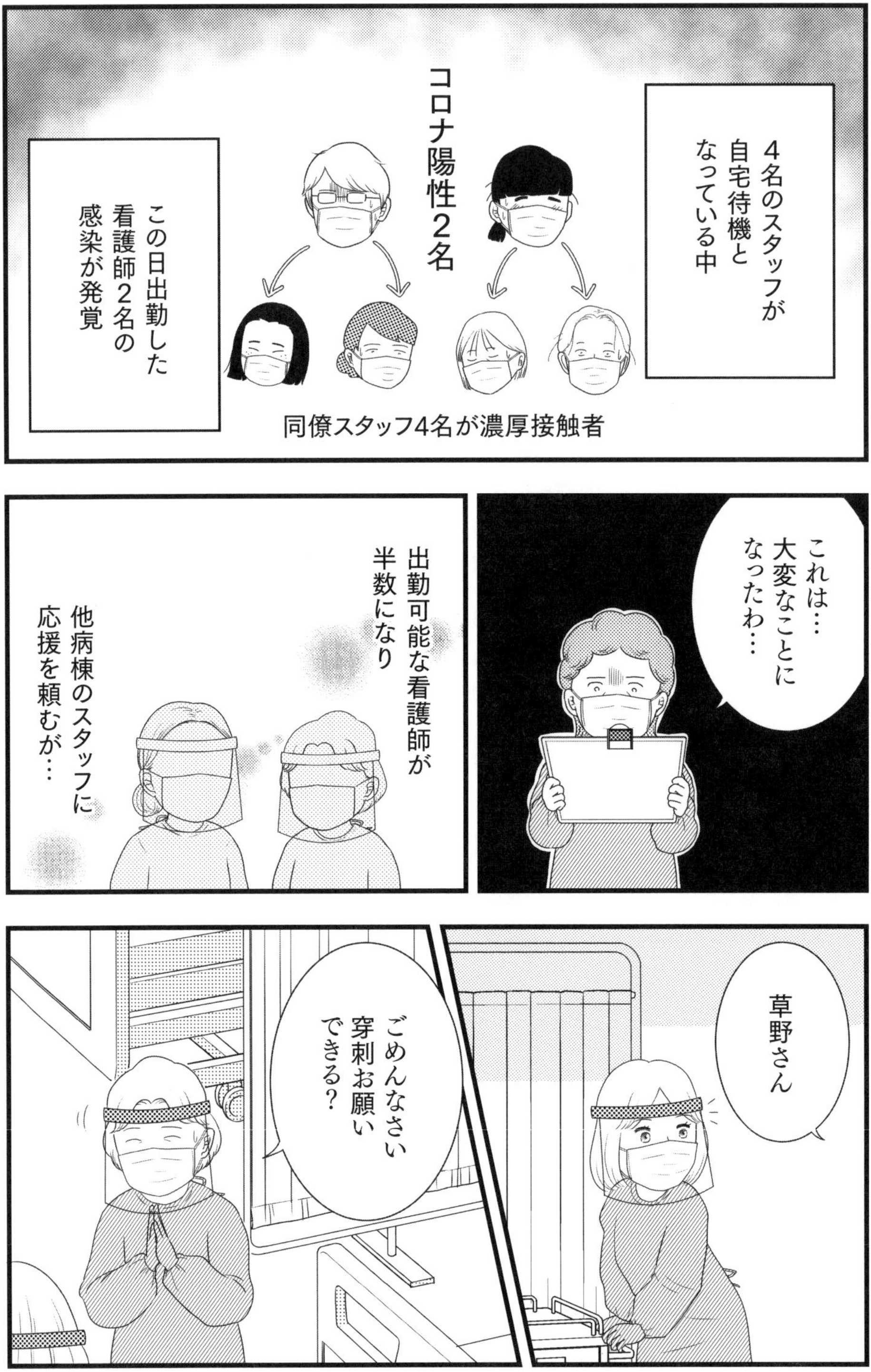
4名のスタッフが自宅待機となっている中
コロナ陽性2名
この日出勤した看護師2名の感染が発覚
同僚スタッフ4名が濃厚接触者
これは…大変なことになったわ…
出勤可能な看護師が半数になり
他病棟のスタッフに応援を頼むが…
草野さん
ごめんなさい穿刺お願いできる？

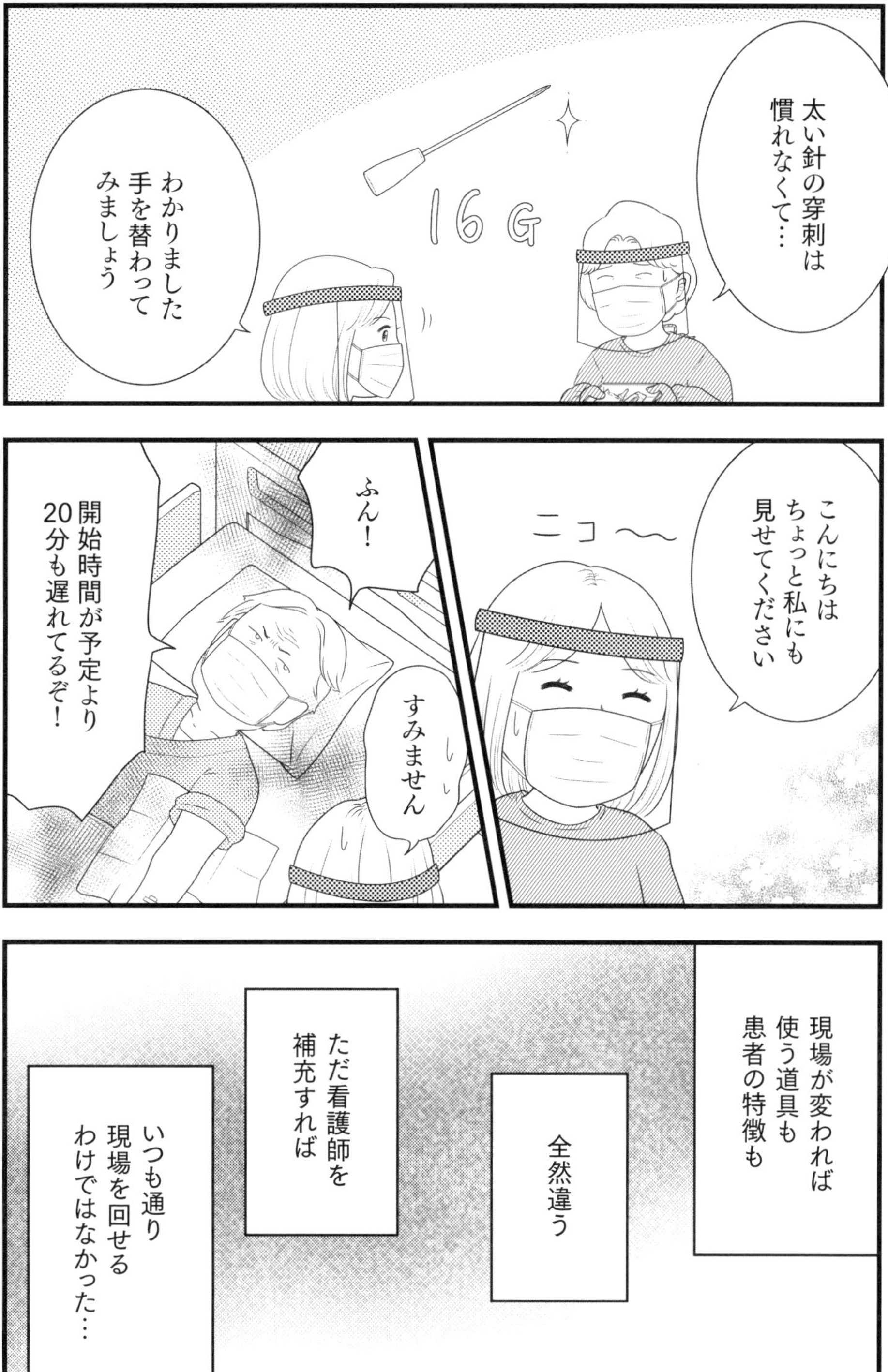
太い針の穿刺は慣れなくて…
16G
わかりました 手を替わってみましょう
こんにちは ちょっと私にも見せてください
ニコ～～
ふん！
開始時間が予定より20分も遅れてるぞ！
すみません
現場が変われば使う道具も患者の特徴も
全然違う
ただ看護師を補充すれば
いつも通り現場を回せるわけではなかった…

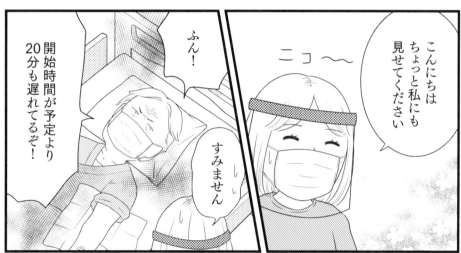

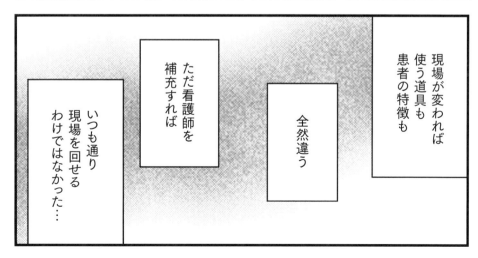

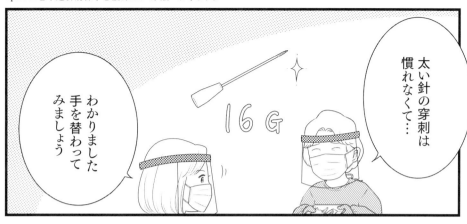

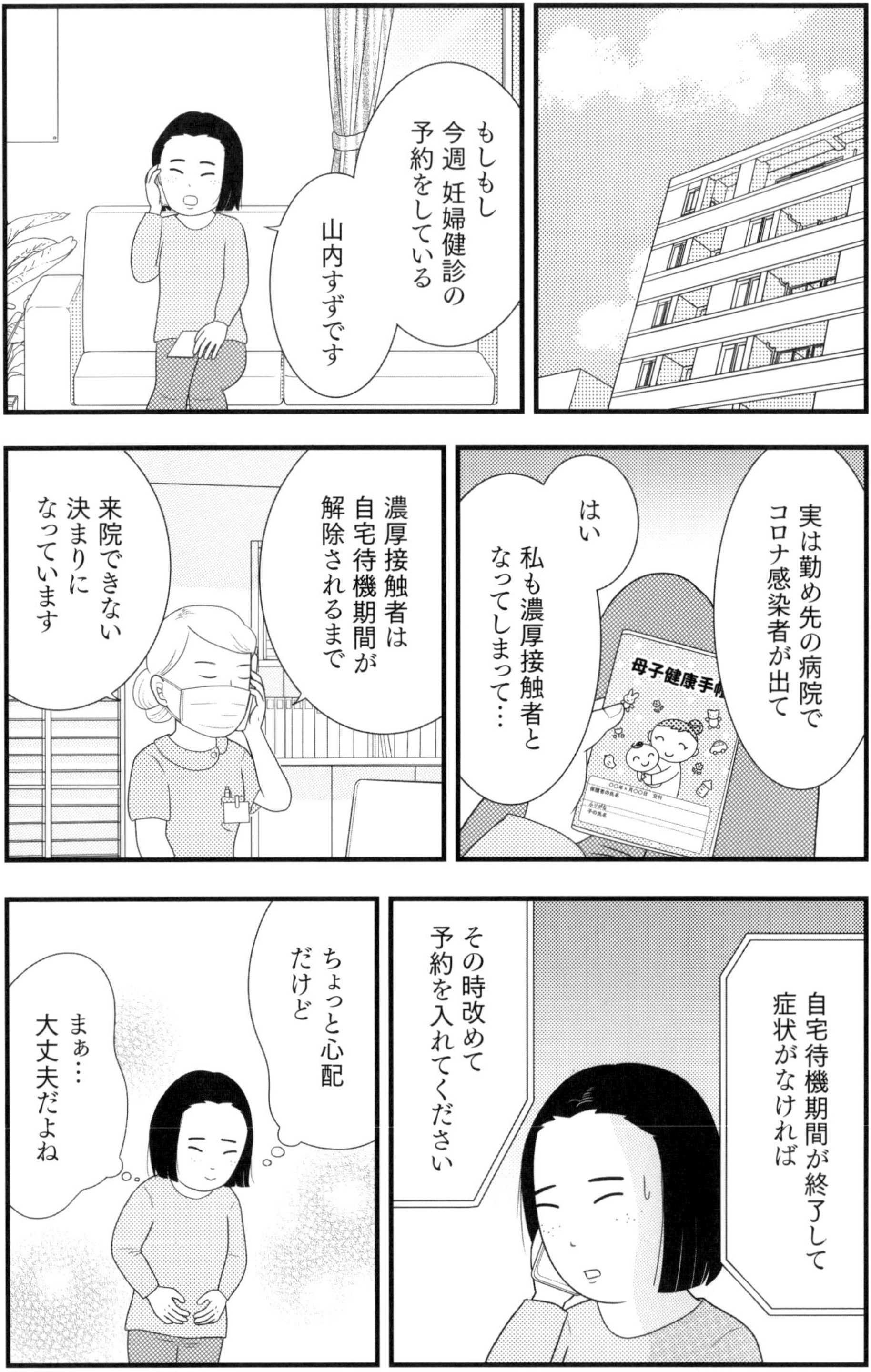
もしもし
今週 妊婦健診の
予約をしている
山内すずです
実は勤め先の病院で
コロナ感染者が出て
はい
私も濃厚接触者と
なってしまって…
濃厚接触者は
自宅待機期間が
解除されるまで
来院できない
決まりに
なっています
自宅待機期間が終了して
症状がなければ
その時改めて
予約を入れてください
ちょっと心配
だけど
まぁ…
大丈夫だよね

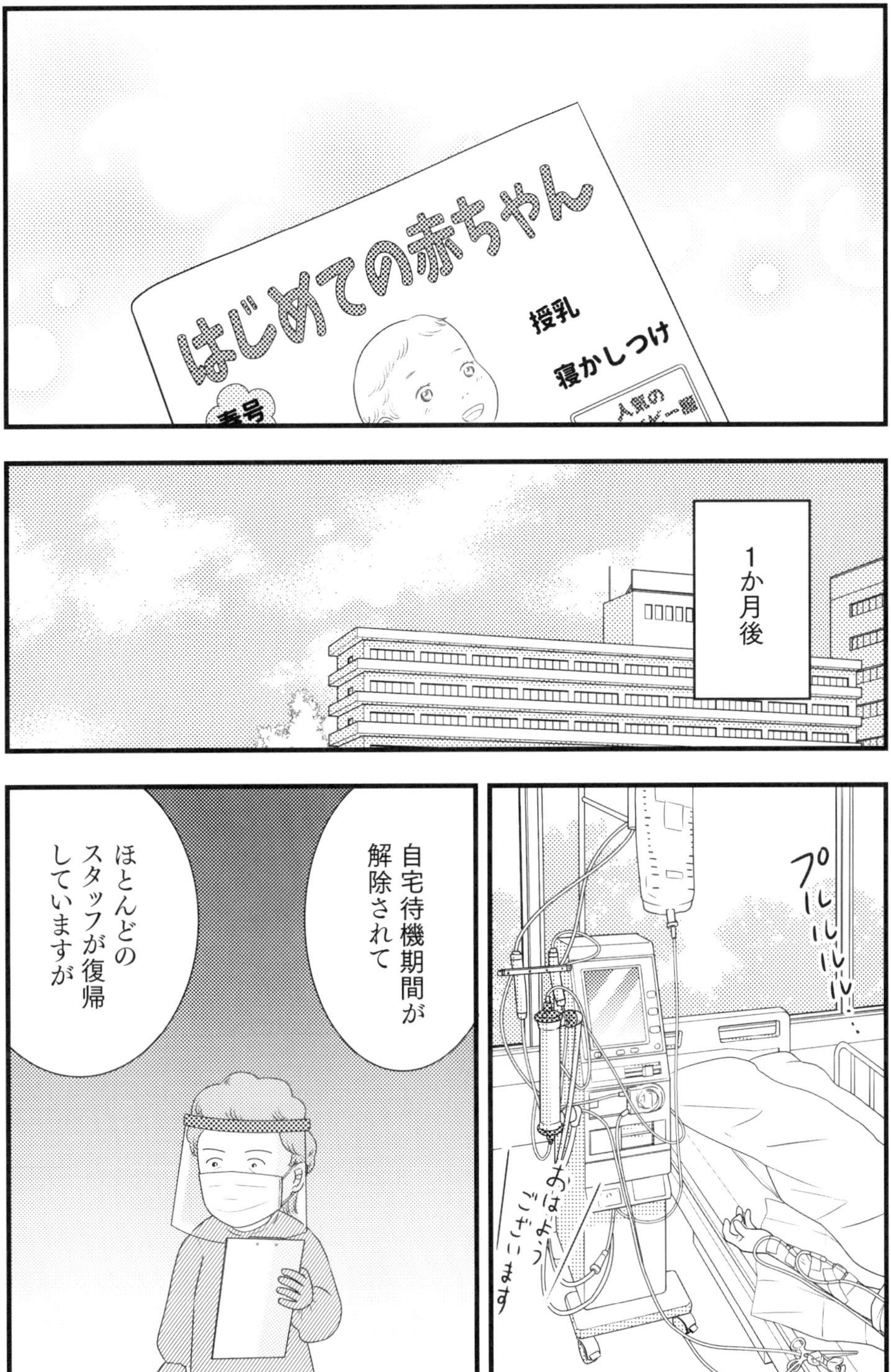
はじめての赤ちゃん
授乳
寝かしつけ
人気の
1か月後
プルルルル…
おはようございます
自宅待機期間が解除されて
ほとんどのスタッフが復帰していますが

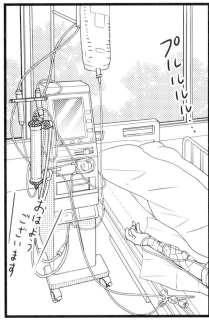

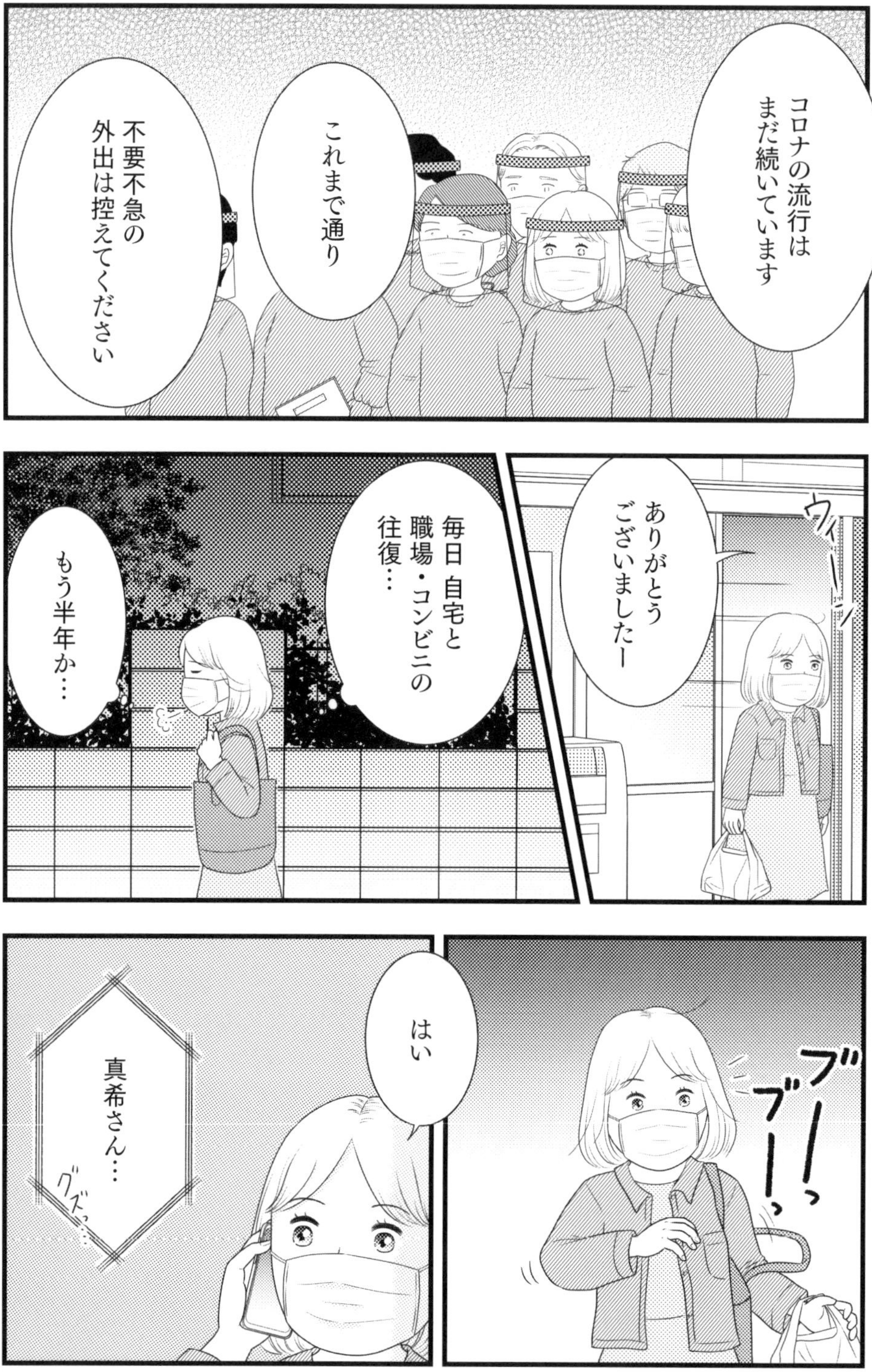
コロナの流行は
まだ続いています
これまで通り
不要不急の
外出は控えてください
ウィーン
ありがとう
ございましたー
毎日 自宅と
職場・コンビニの
往復…
もう半年か…
ブーッ
ブーッ
はい
真希さん…
グズッ…

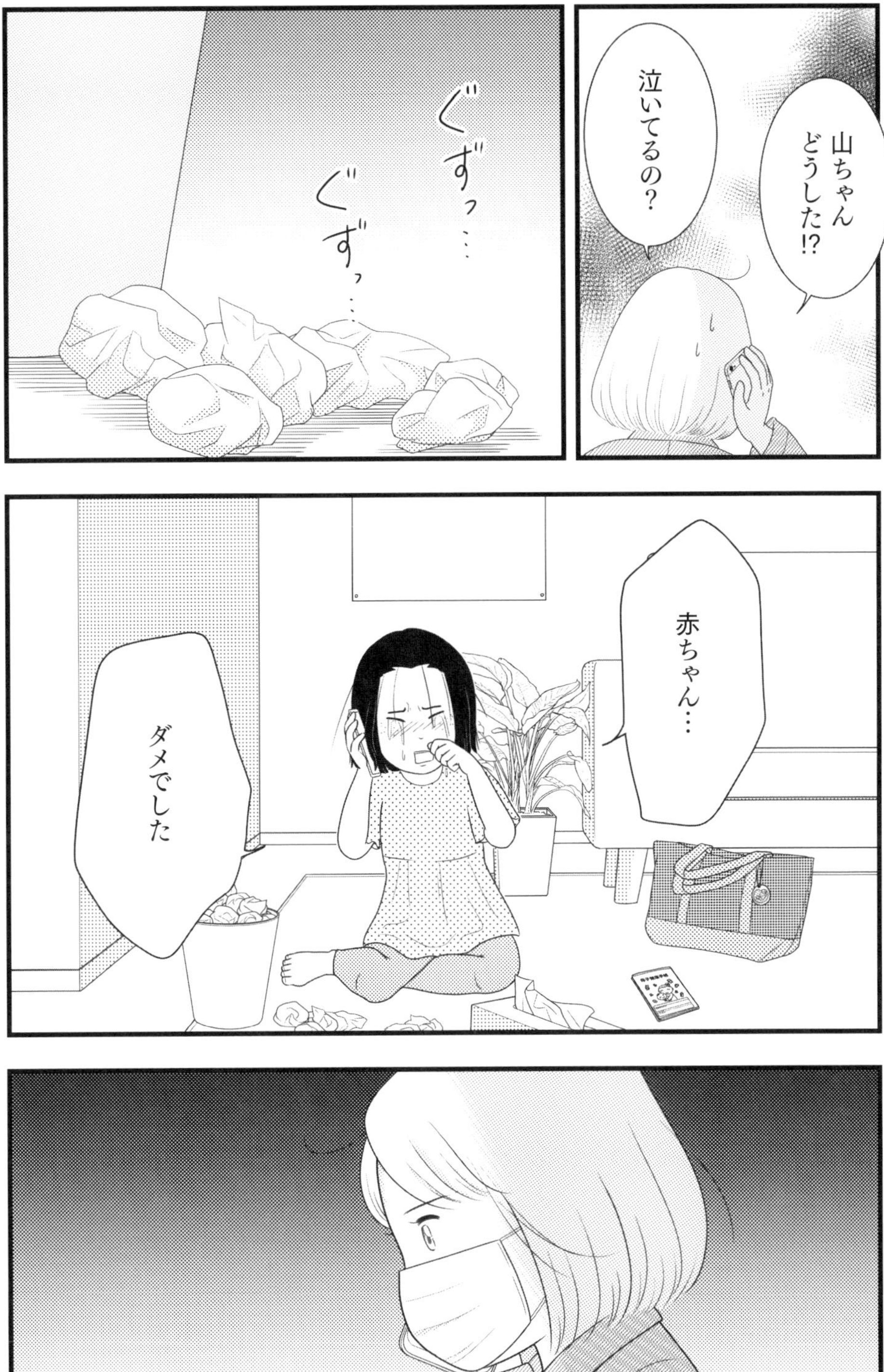
山ちゃん
どうした!?
泣いてるの?
ぐずっ…
ぐずっ…
赤ちゃん…
ダメでした

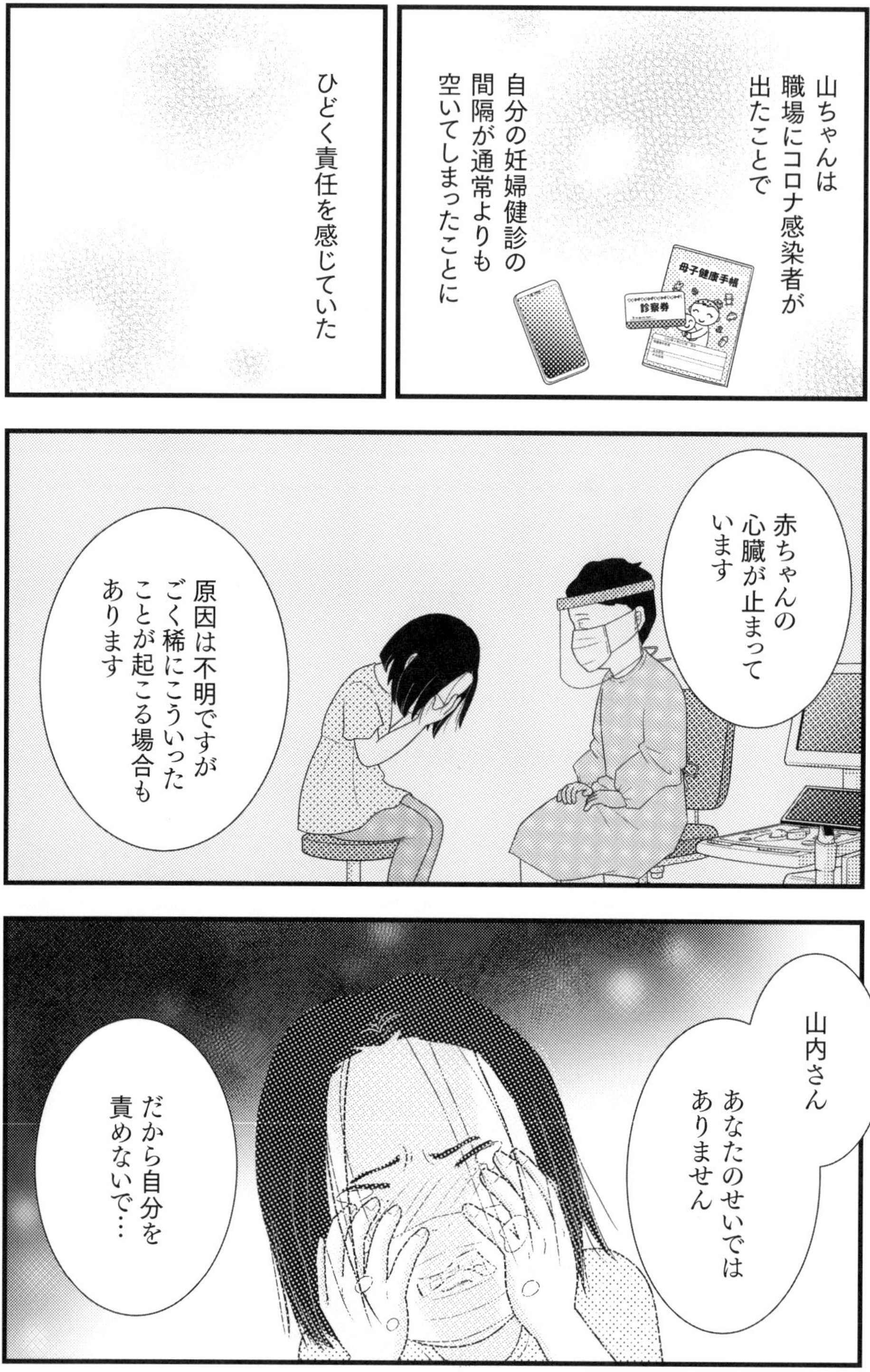
山ちゃんは
職場にコロナ感染者が
出たことで
自分の妊婦健診の
間隔が通常よりも
空いてしまったことに
母子健康手帳
診察券
ひどく責任を感じていた
赤ちゃんの心臓が止まっています
原因は不明ですがごく稀にこういったことが起こる場合もあります
山内さん
あなたのせいではありません
だから自分を責めないで…

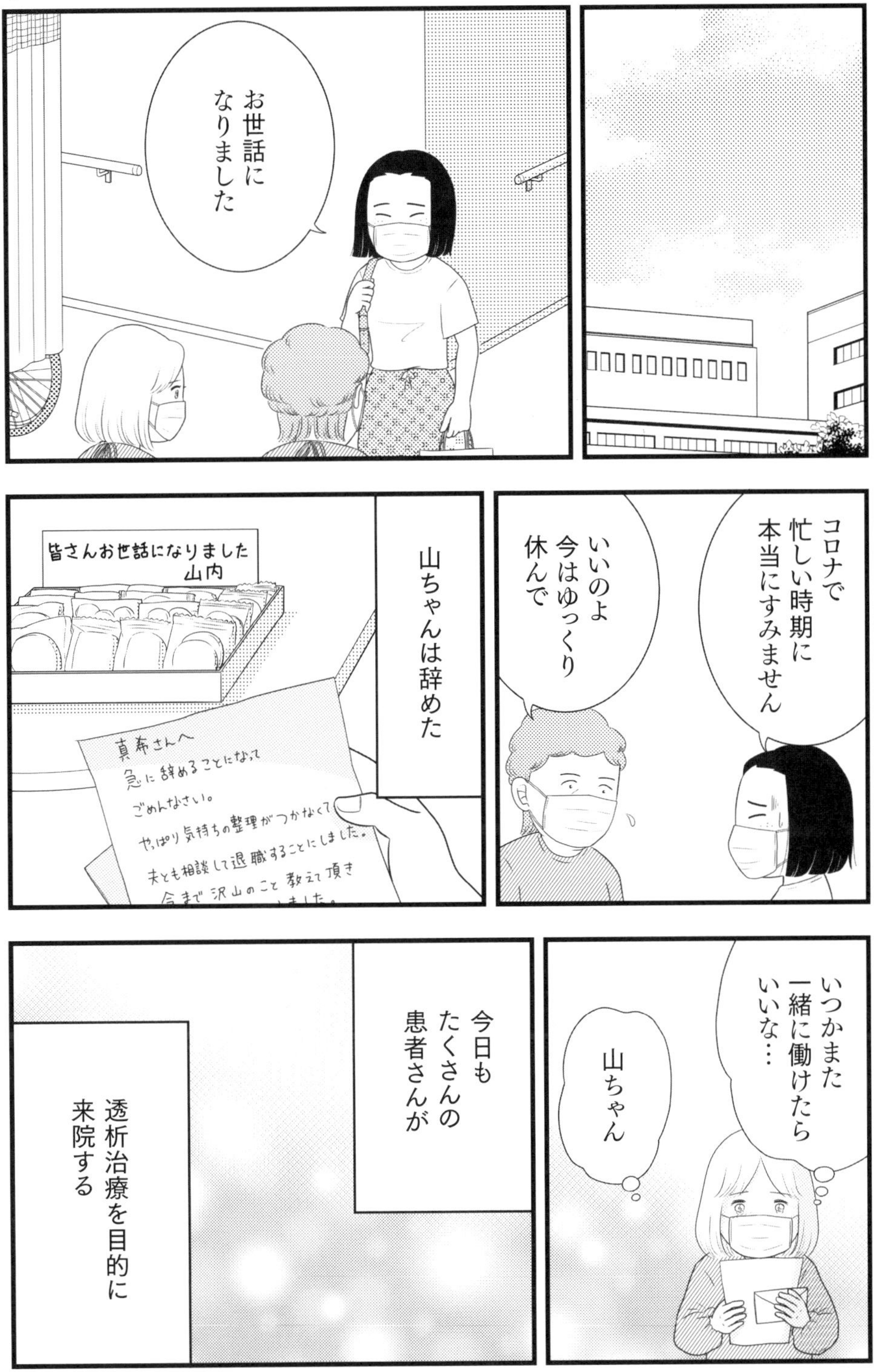
お世話になりました
コロナで忙しい時期に本当にすみません
いいのよ今はゆっくり休んで
山ちゃんは辞めた
皆さんお世話になりました 山内
真希さんへ
急に辞めることになって
ごめんなさい。
やっぱり気持ちの整理がつかなくて
夫とも相談して退職することにしました。
今まで沢山のこと教えて頂き
いつかまた一緒に働けたらいいな…
山ちゃん
今日もたくさんの患者さんが
透析治療を目的に来院する

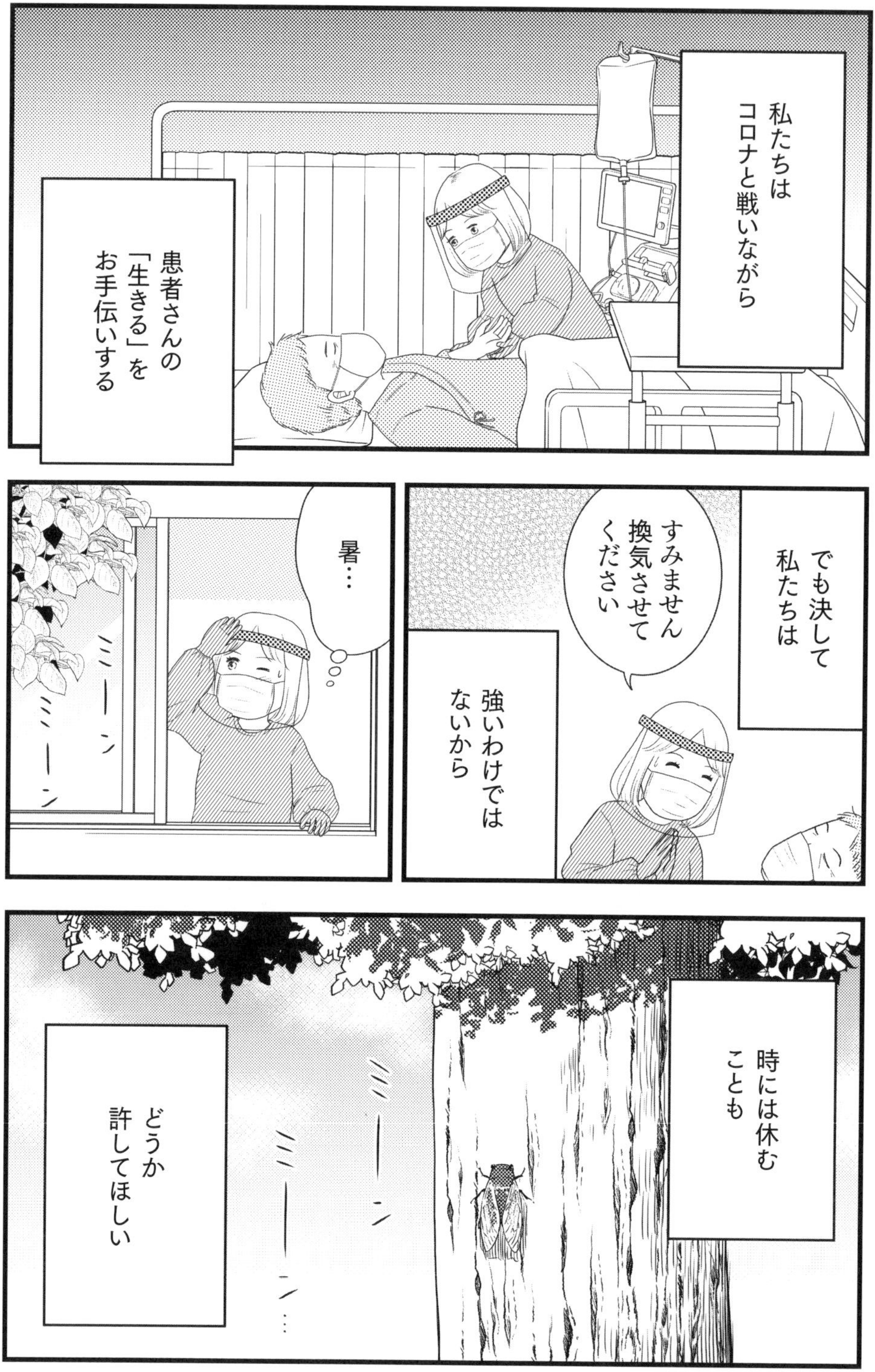
私たちは
コロナと戦いながら
患者さんの
「生きる」を
お手伝いする
でも決して
私たちは
すみません
換気させて
ください
強いわけでは
ないから
暑…
ミーン
ミーン
時には休む
ことも
ミーーン
ミーーン…
どうか
許してほしい

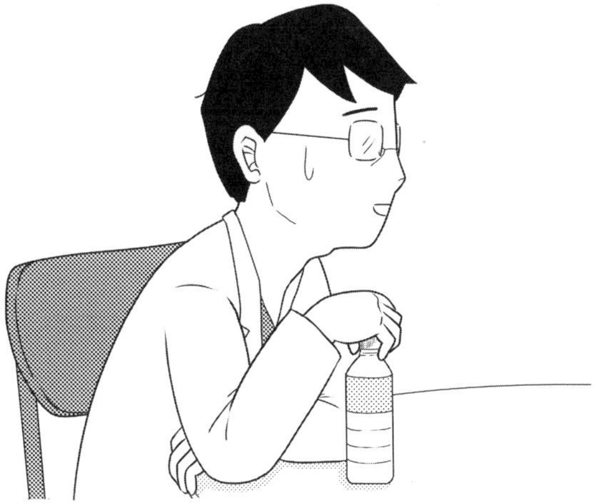

取材後記❷

この漫画のモデルになった山内さん（仮名）は、その後、再び子宝に恵まれ無事出産し、今は別の病院で看護師として働いています。今、彼女が子どもと笑顔で過ごせている時間が「奇跡」なのだということ、こういった悲しい出来事がコロナ禍で実際にあったという現実を、深く心に刻み込みたいと思います。

コロナ禍で看護師の仕事を離れた同僚や友人は、決して少なくはありませんでした。理由は小さい子どもがいたり、妊娠を希望していたり、自身の心が疲れてしまったり、家族の反対があったりなど様々でしたが、コロナが落ち着いてまた看護師として働き始めている人もいます。

男性看護師は年々少しずつ増えてきてはいるものの、看護師の男女比をみるとまだ女性が9割です。私は新型コロナによるパンデミックが起きた時、自分たち女性看護師はなんという最弱な戦士だろうと思いました。

しかし、逃げて当然、辞めて当然だと思ったその現場には、凛々しくコロナと立ち向かう看護師たちの姿がありました。生理、妊娠、出産、育児、更年期、たくさんの悩みを抱える看護師が働きやすい環境にするためには、その時代に合わせ、体制を見直し続ける必要があるのかもしれません。

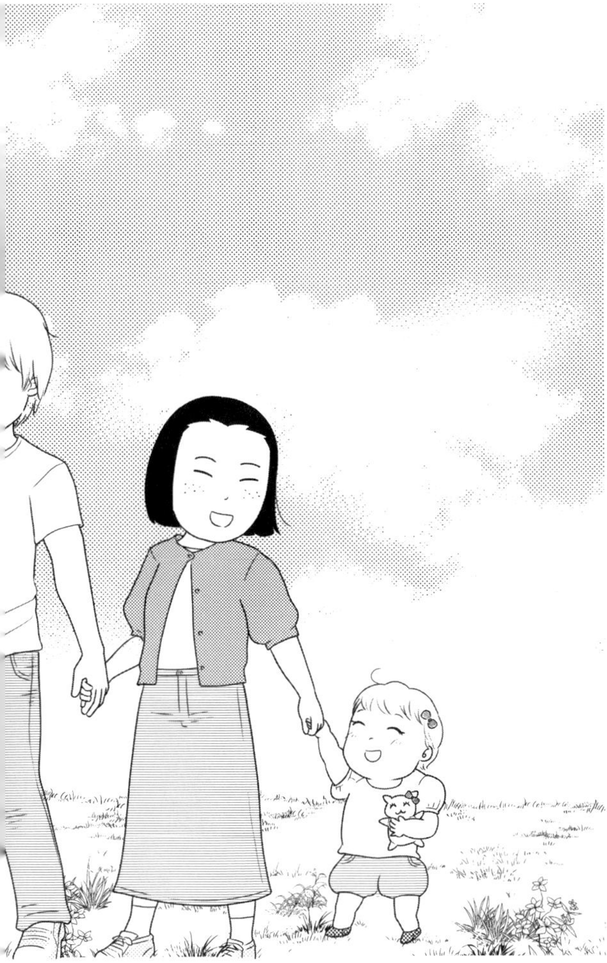

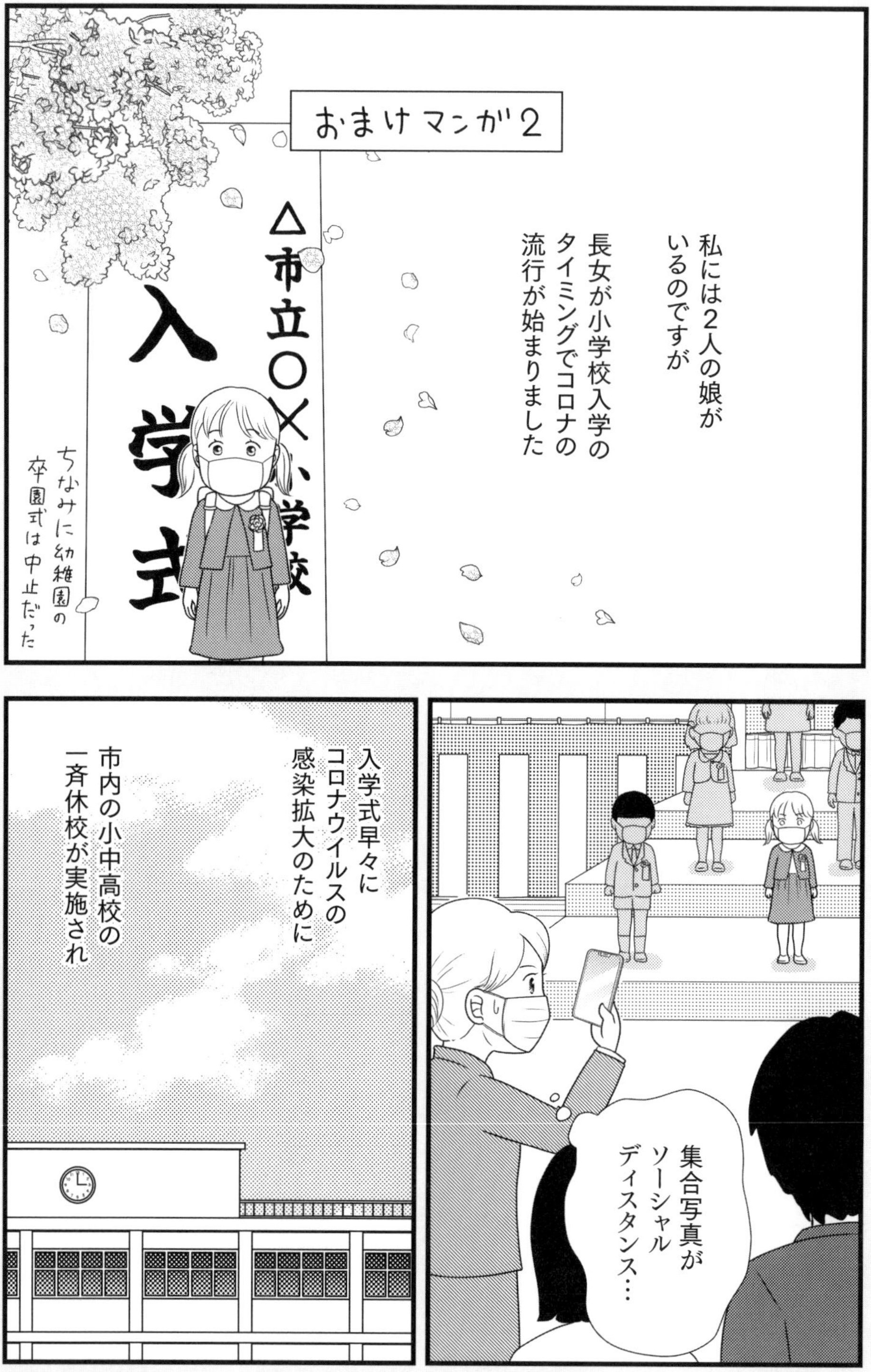
おまけマンガ2
私には2人の娘がいるのですが
長女が小学校入学のタイミングでコロナの流行が始まりました
△市立○×小学校
入学式
ちなみに幼稚園の卒園式は中止だった
集合写真がソーシャルディスタンス…
入学式早々にコロナウイルスの感染拡大のために
市内の小中高校の一斉休校が実施され

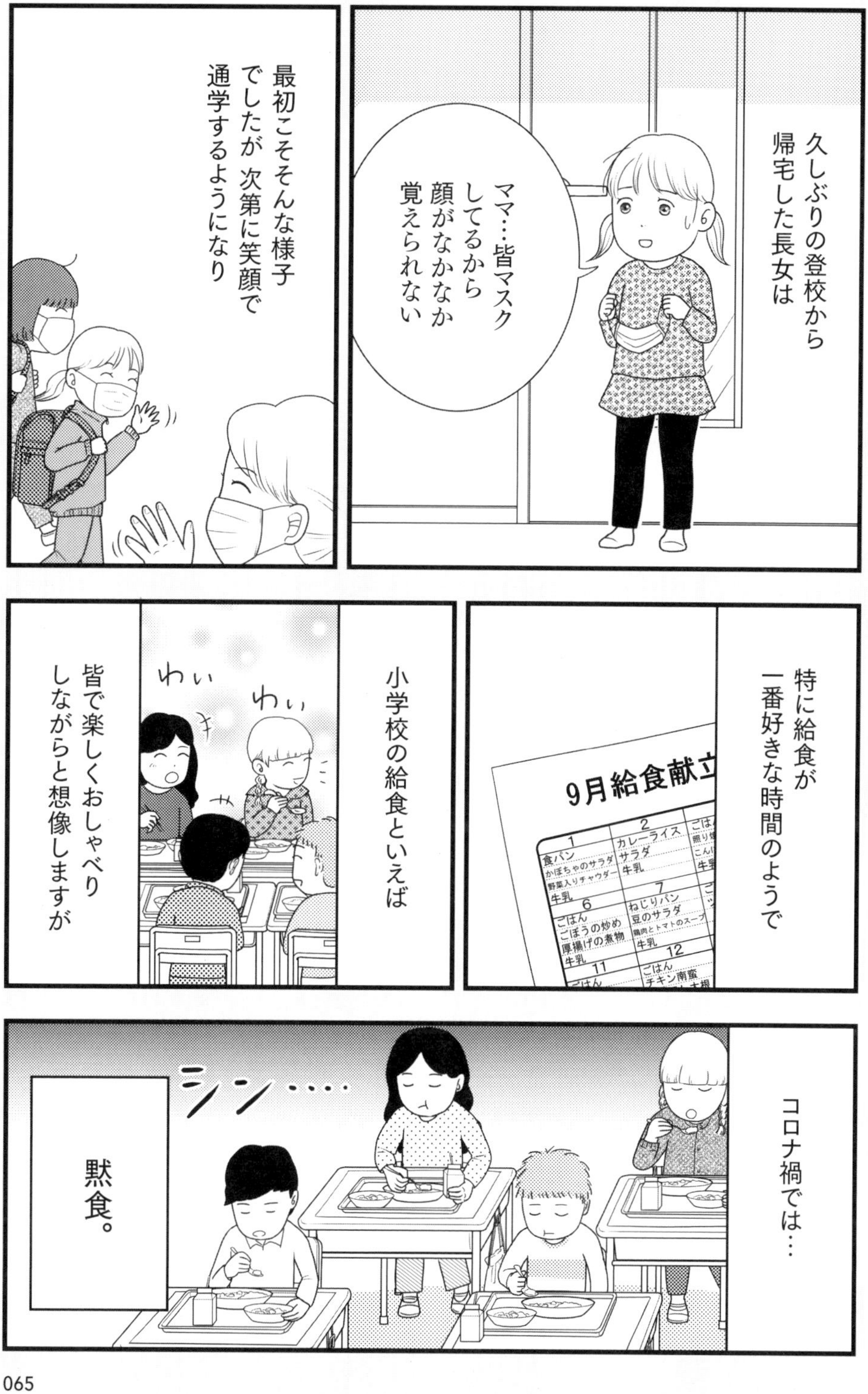
久しぶりの登校から帰宅した長女は
ママ…皆マスクしてるから顔がなかなか覚えられない
最初こそそんな様子でしたが 次第に笑顔で通学するようになり
特に給食が一番好きな時間のようで
9月給食献
1
食パン
かぼちゃのサラダ
野菜入りチャウダー
牛乳
2
カレーライス
サラダ
牛乳
6
ごはん
ごぼうの炒め
厚揚げの煮物
牛乳
7
ねじりパン
豆のサラダ
鶏肉とトマトのスープ
牛乳
11
12
ごはん
チキン南蛮
小学校の給食といえば
わい
わい
皆で楽しくおしゃべりしながらと想像しますが
コロナ禍では…
シン…
黙食。

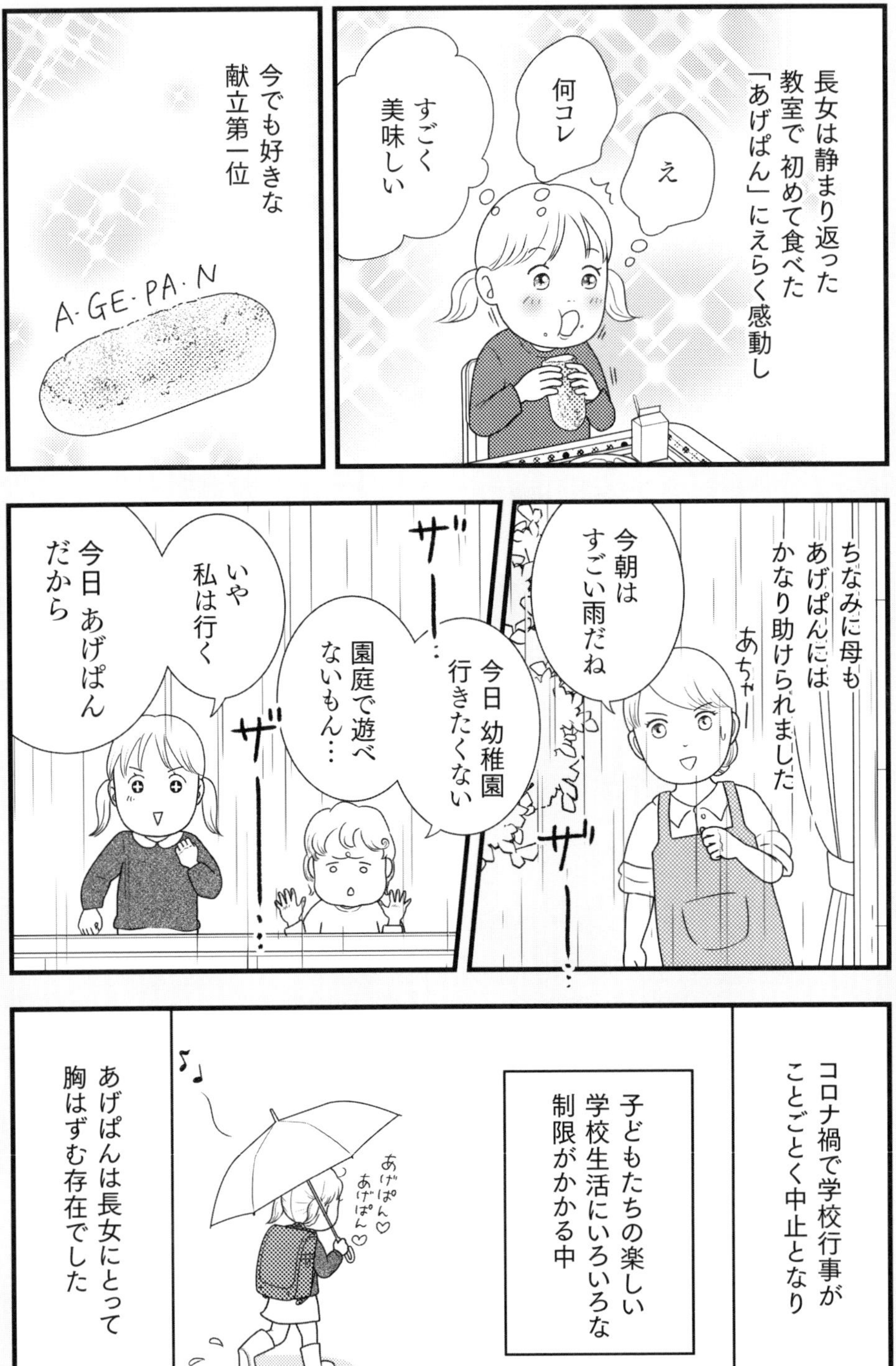
長女は静まり返った教室で 初めて食べた「あげぱん」にえらく感動し
え
何コレ
すごく美味しい
今でも好きな献立第一位
A·GE·PA·N
ちなみに母もあげぱんにはかなり助けられました
あちゃー
今朝はすごい雨だね
ザー…
今日 幼稚園行きたくない
園庭で遊べないもん…
ザー…
いや 私は行く
今日 あげぱんだから
ザー…
コロナ禍で学校行事がことごとく中止となり
子どもたちの楽しい学校生活にいろいろな制限がかかる中
あげぱん あげぱん♡
あげぱんは長女にとって胸はずむ存在でした

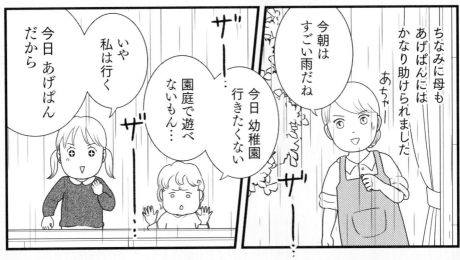

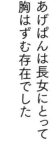

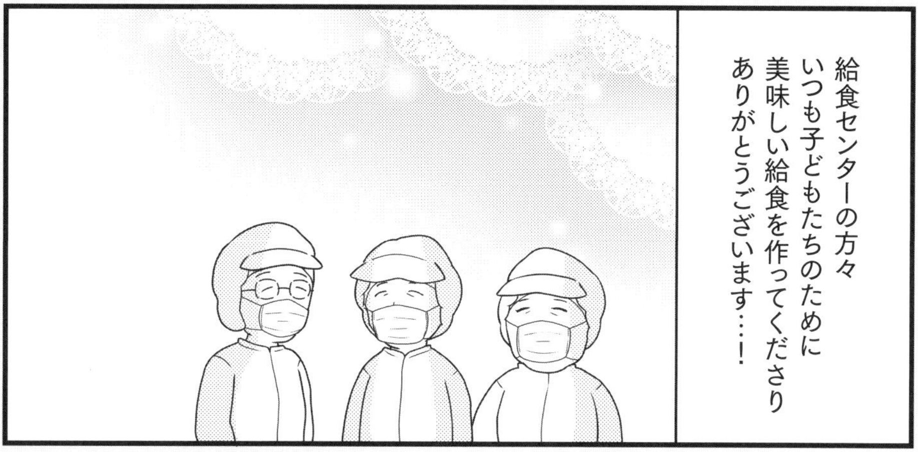
給食センターの方々
いつも子どもたちのために
美味しい給食を作ってくださり
ありがとうございます…！

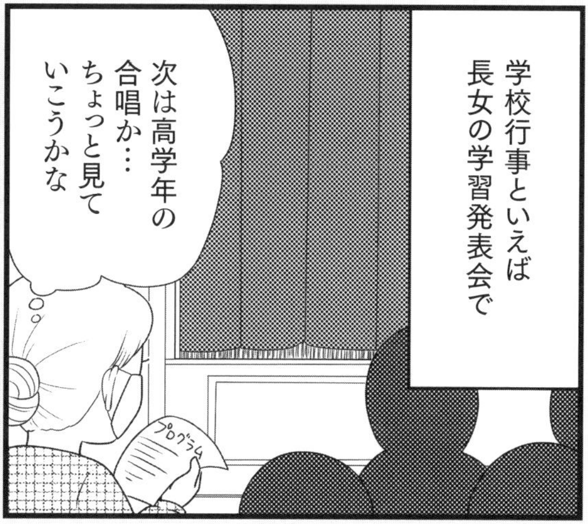
学校行事といえば
長女の学習発表会で
次は高学年の
合唱か…
ちょっと見て
いこうかな
プログラム

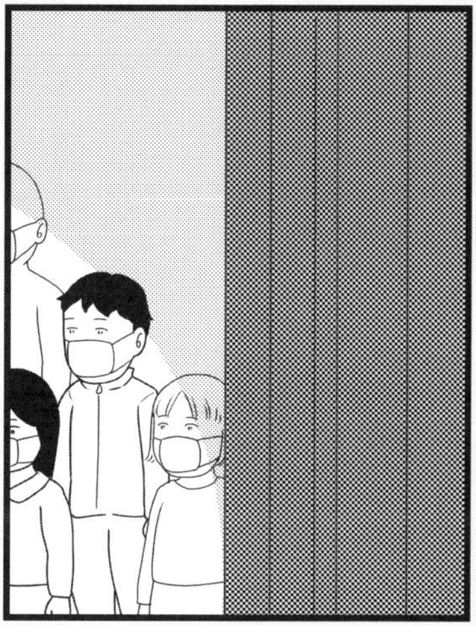

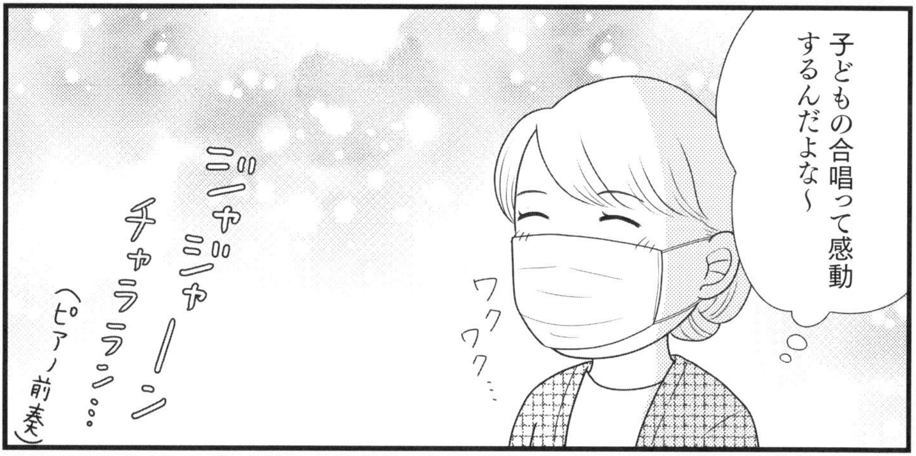
子どもの合唱って感動
するんだよな〜
ワクワク
ワクワク…
ジャーン ジャーン
チャララン…
（ピアノ前奏）

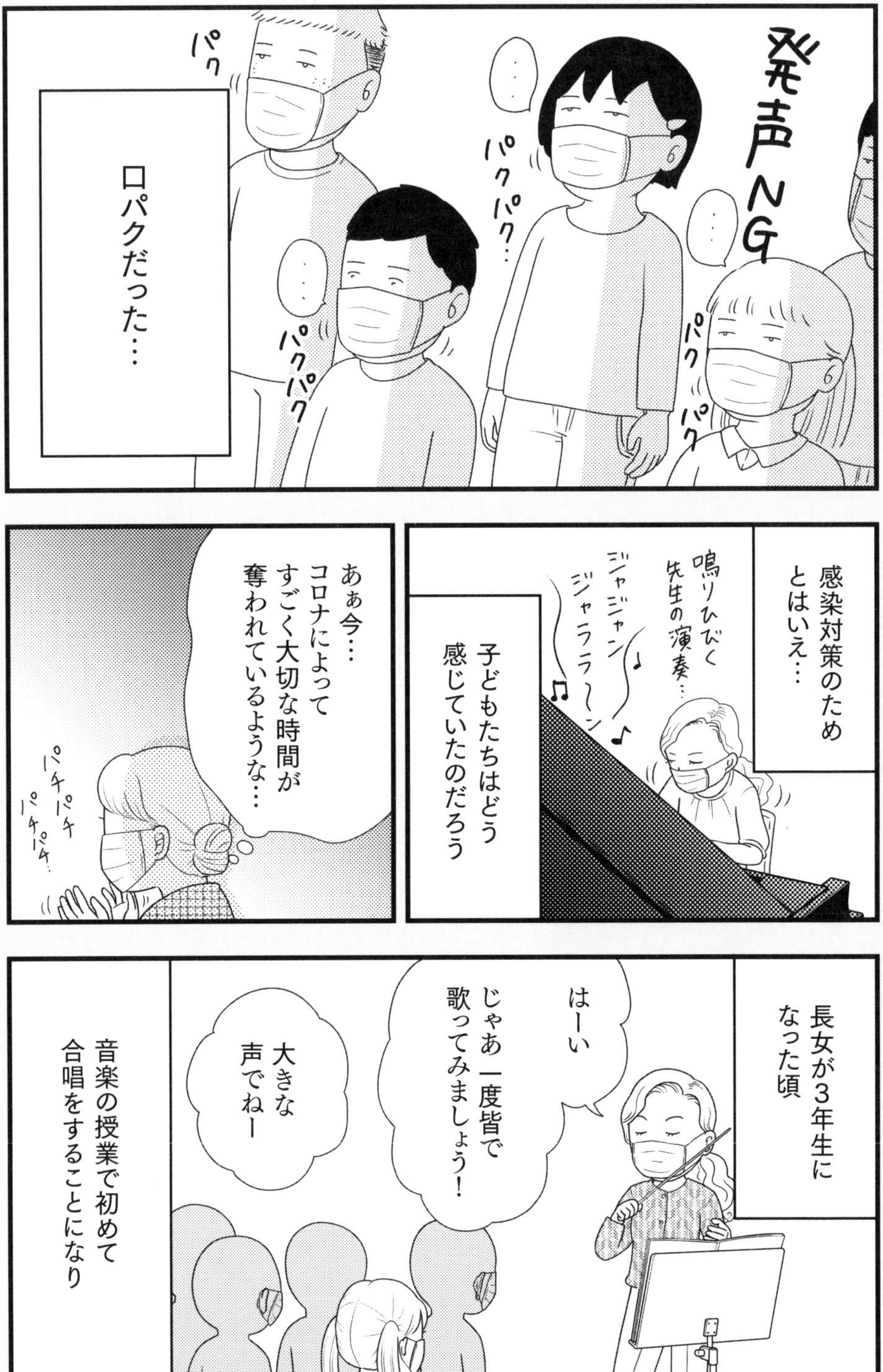

発声NG
・・・
パク パク
・・・
パクパク…
・・・
パクパク
パク
口パクだった…
感染対策のためとはいえ…
鳴りひびく先生の演奏…
ジャジャンジャララ〜ン
子どもたちはどう感じていたのだろう
あぁ今…コロナによってすごく大切な時間が奪われているような…
パチパチパチパチ…
長女が3年生になった頃
じゃあ一度皆で歌ってみましょう!
はーい
大きな声でねー
音楽の授業で初めて合唱をすることになり

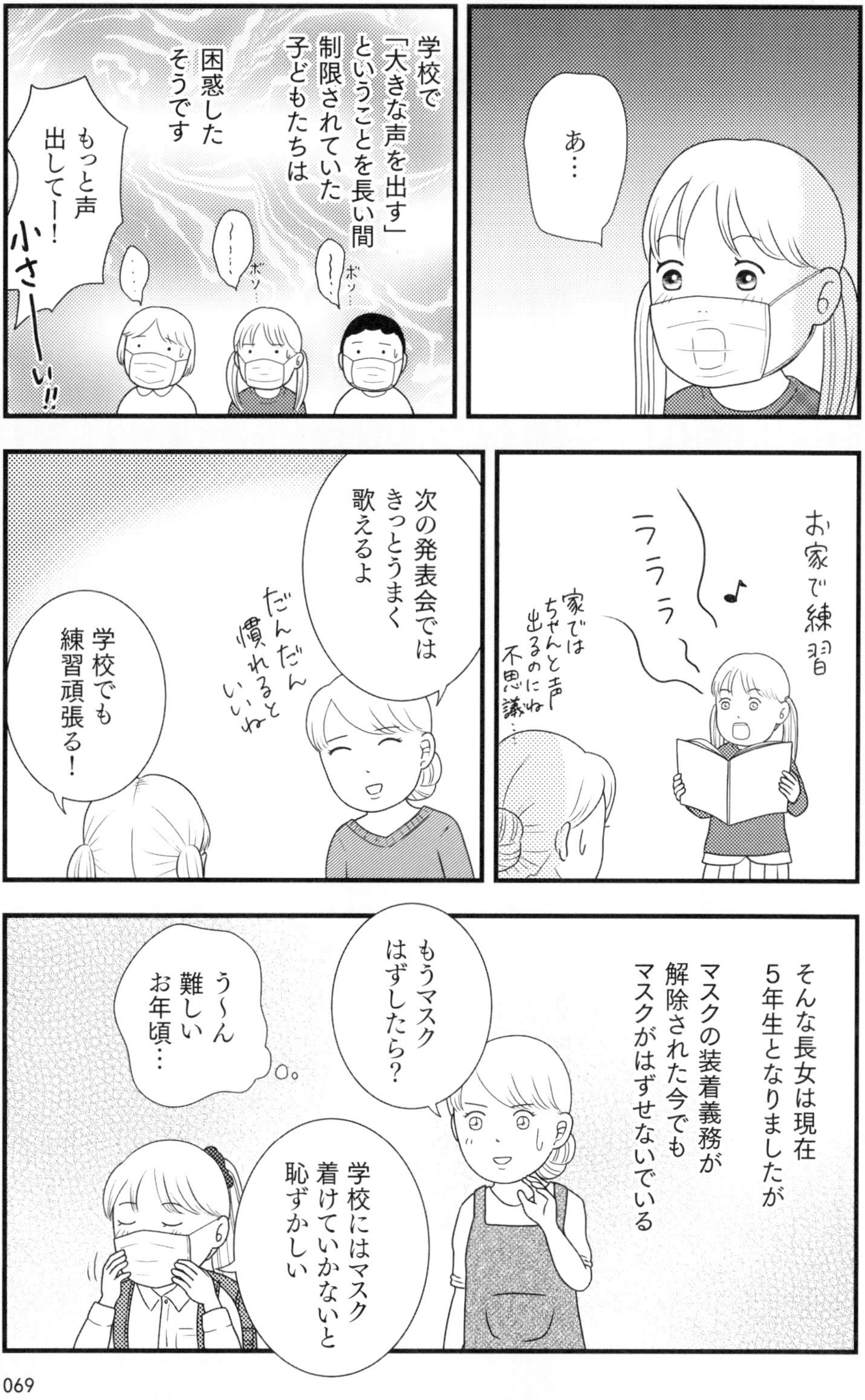
あ…
学校で「大きな声を出す」ということを長い間制限されていた子どもたちは
困惑したそうです
〜〜…
ボソ…
〜〜…
ボソ…
…
もっと声出してー!
小さーーい!!
お家で練習
ラララ〜♪
家ではちゃんと声出るのに不思議…
次の発表会ではきっとうまく歌えるよ
だんだん慣れるといいね
学校でも練習頑張る!
そんな長女は現在5年生となりましたがマスクの装着義務が解除された今でもマスクがはずせないでいる
もうマスクはずしたら?
学校にはマスク着けていかないと恥ずかしい
う〜ん難しいお年頃…

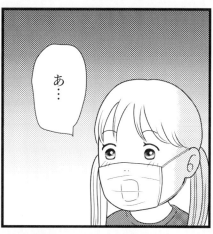

Episode 3

産婦人科病棟

発熱があれば、帝王切開!?

新型コロナウイルス感染症は、産婦人科病棟にも大きな影響をもたらしました。
立ち会い出産や面会の禁止、思い描いていたバースプランも白紙に。感染の疑いがあれば帝王切開、新生児は別途隔離。
命をかけて出産に臨む妊婦さんのために、そして産まれてくる小さな命のために、助産師たちも走り続けました。

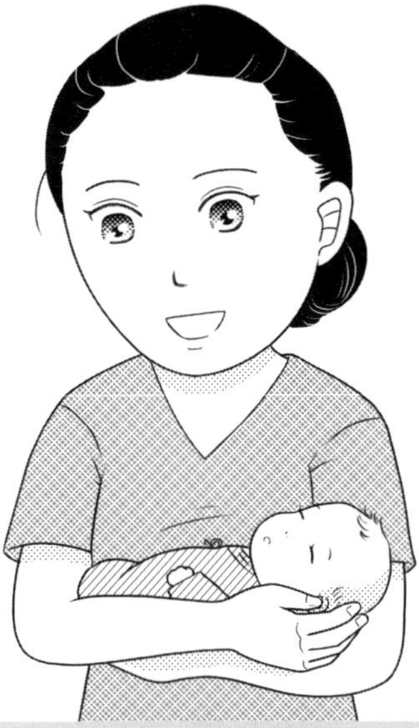

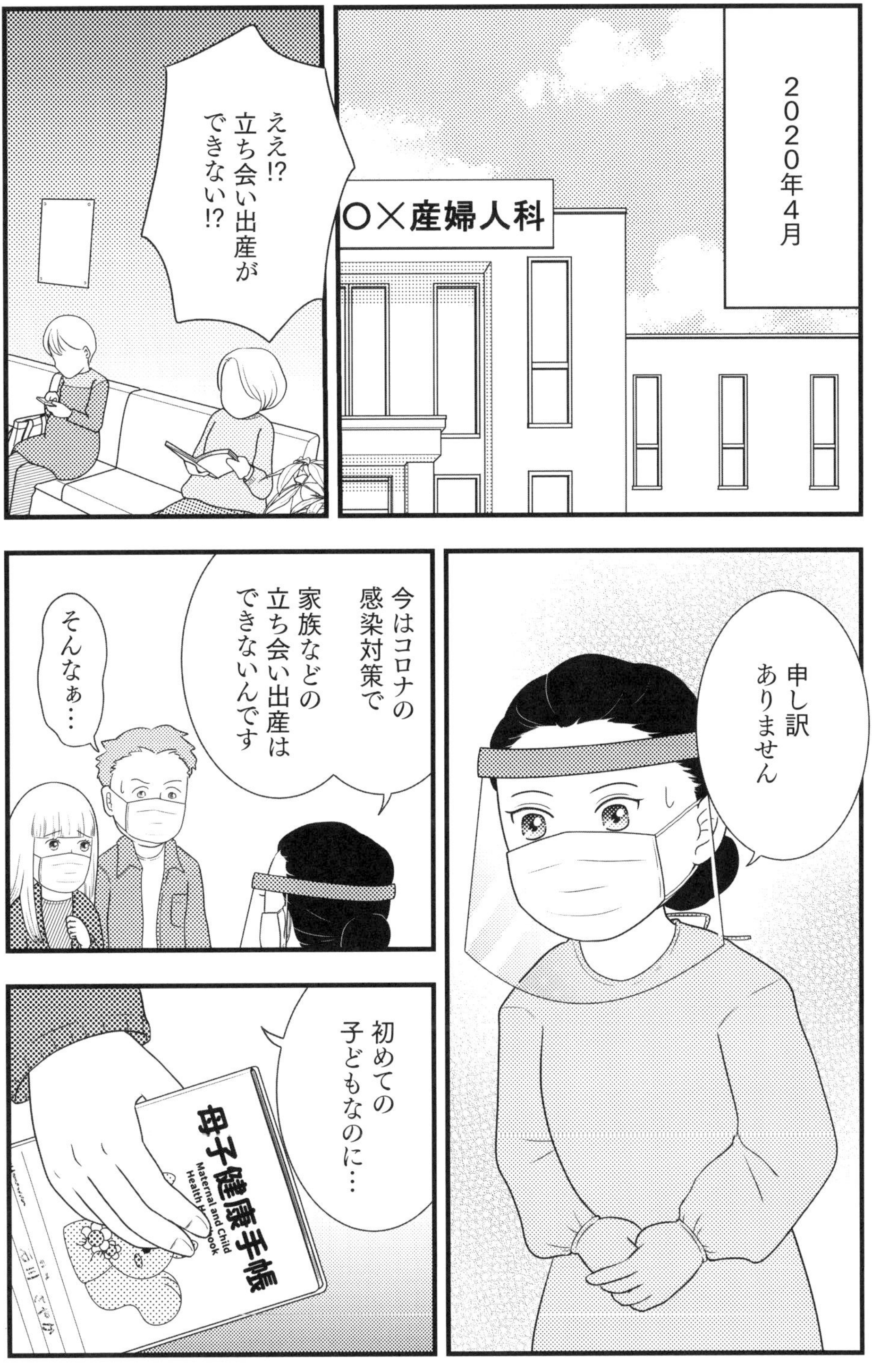
2020年4月
○×産婦人科
ええ!?立ち会い出産ができない!?
申し訳ありません
今はコロナの感染対策で家族などの立ち会い出産はできないんです
そんなぁ…
初めての子どもなのに…
母子健康手帳
Maternal and Child Health Handbook

それから入院中の妊婦さんや
赤ちゃんを守るため
入院病棟のあるフロアには患者さんとスタッフ以外は入れません
つまり入院したら…
ガーン…
基本的に付き添いや面会はなし
退院までおひとりで過ごしていただくことになります
ええ
もちろん助産師や看護師が
身の回りのことなどいろいろサポートさせてもらいますが
そのように心の準備をしておいてください
怖い…不安だわ…

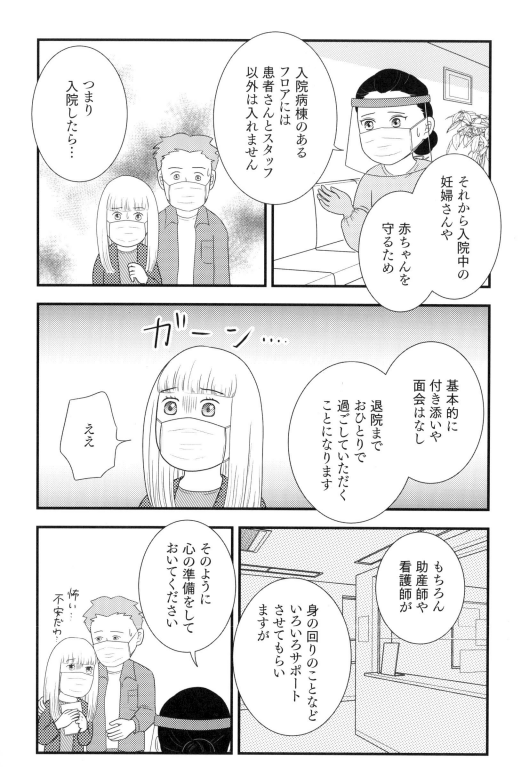

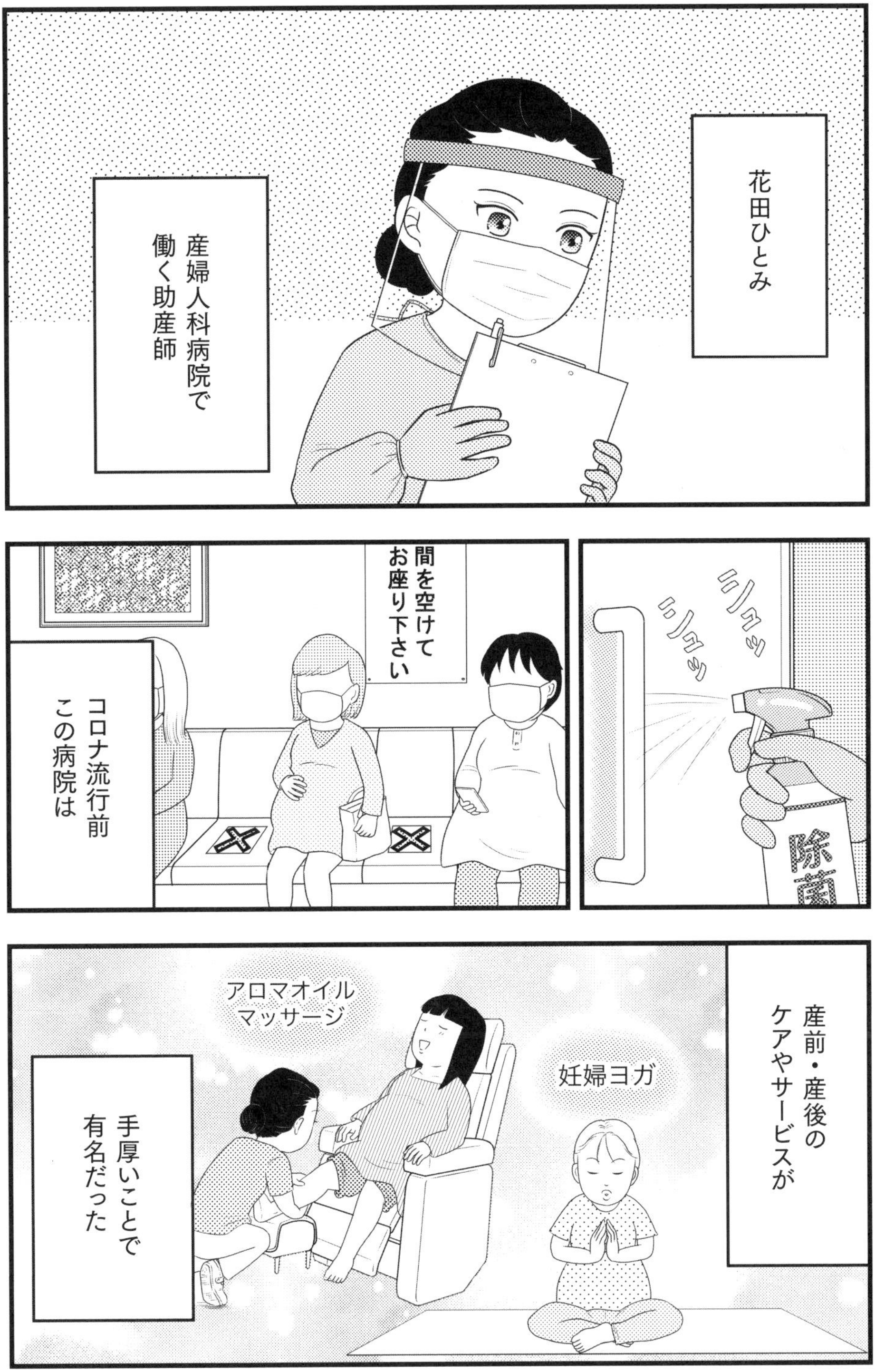
花田ひとみ
産婦人科病院で
働く助産師
シュッ
シュッ
除菌
間を空けて
お座り下さい
コロナ流行前
この病院は
産前・産後の
ケアやサービスが
妊婦ヨガ
アロマオイル
マッサージ
手厚いことで
有名だった

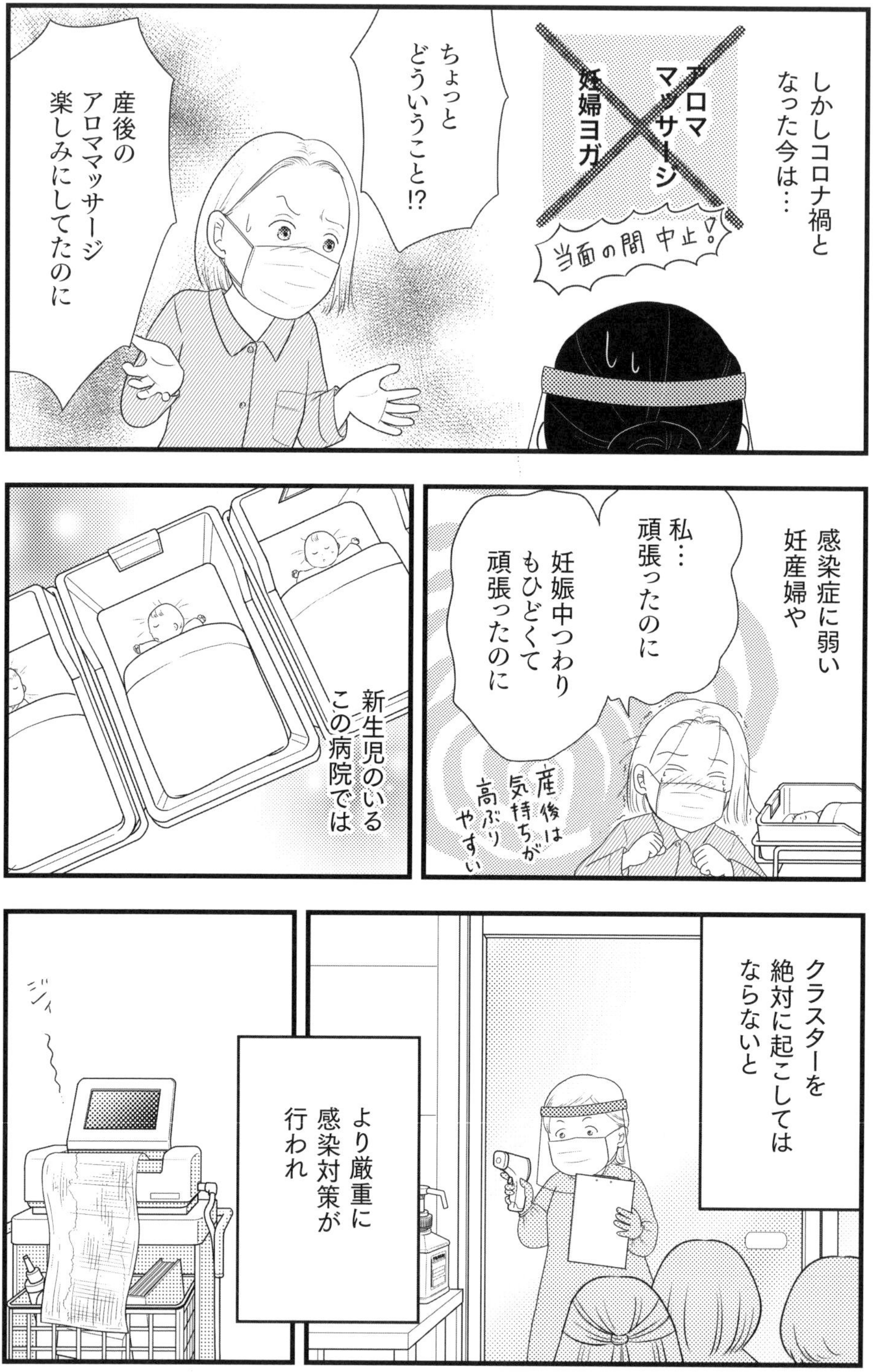
しかしコロナ禍と
なった今は…
アロマ
マッサージ
妊婦ヨガ
当面の間 中止!
ちょっと
どういうこと!?
産後の
アロママッサージ
楽しみにしてたのに
感染症に弱い
妊産婦や
私…
頑張ったのに
妊娠中つわり
もひどくて
頑張ったのに
産後は
気持ちが
高ぶり
やすい
新生児のいる
この病院では
クラスターを
絶対に起こしては
ならないと
より厳重に
感染対策が
行われ
ジィ〜

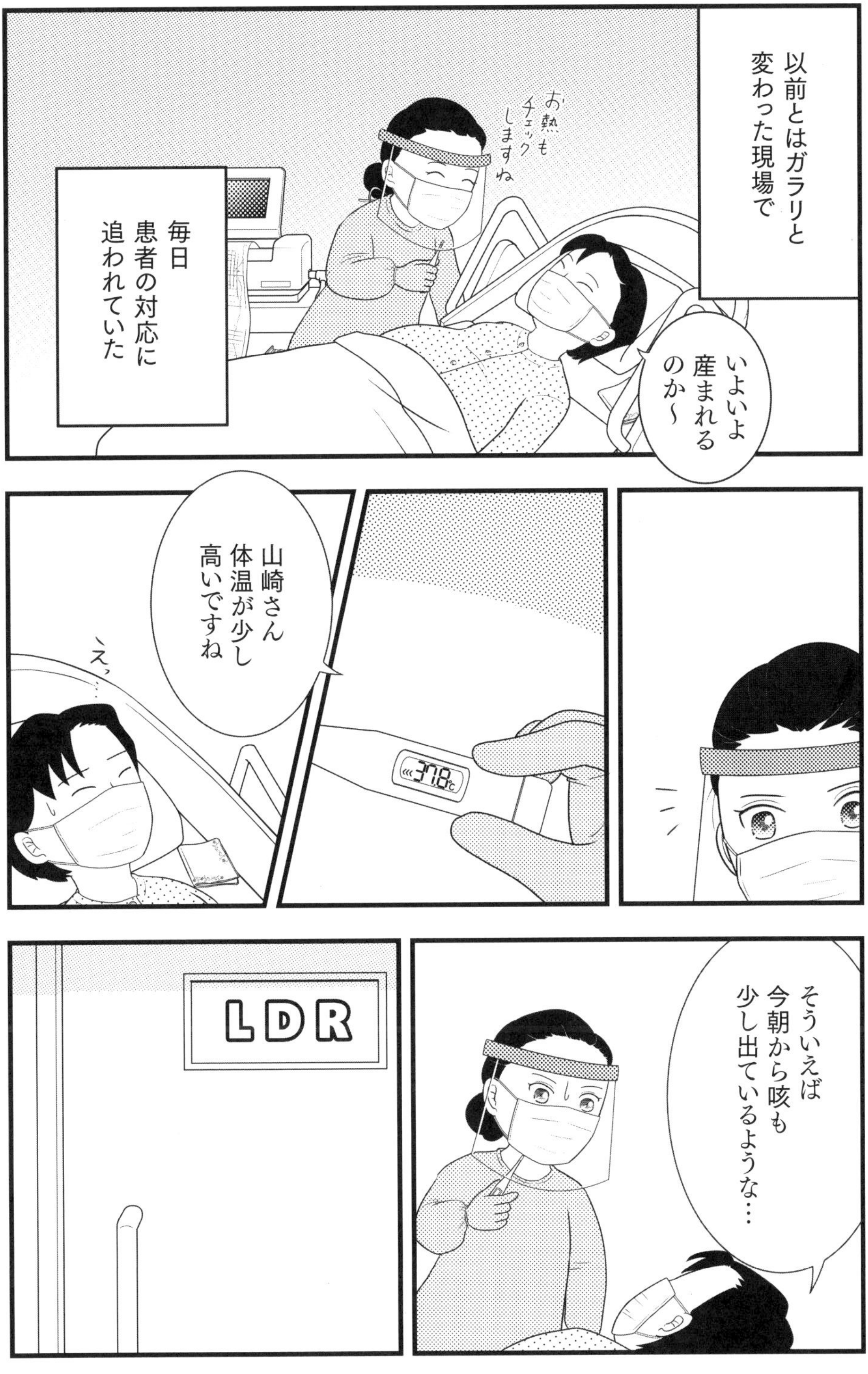
以前とはガラリと変わった現場で
お熱もチェックしますね
いよいよ産まれるのか～
毎日患者の対応に追われていた
37.8℃
山崎さん体温が少し高いですね
え…
そういえば今朝から咳も少し出ているような…
LDR

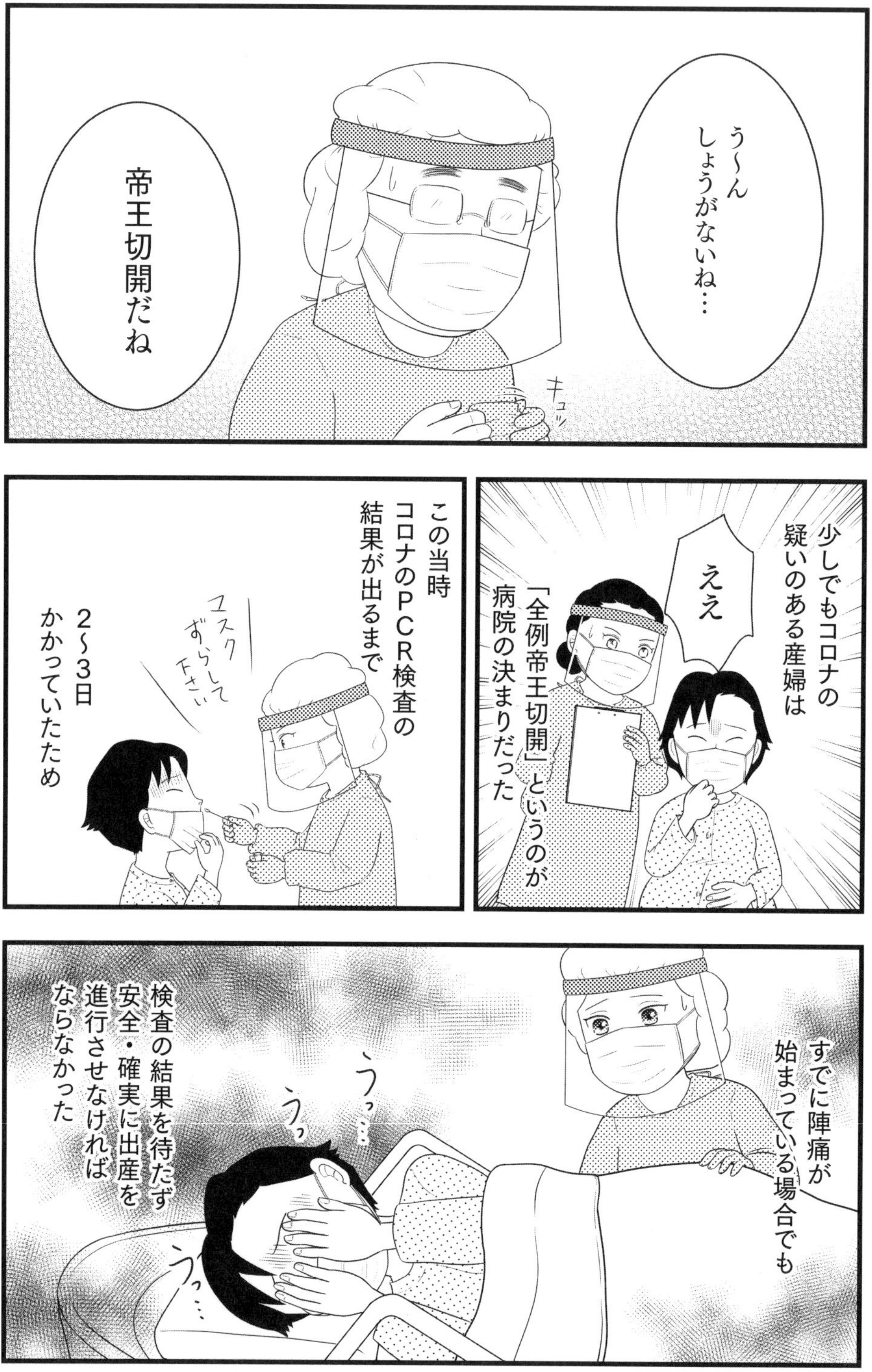
う〜ん
しょうがないね…
帝王切開だね
キュッ
少しでもコロナの疑いのある産婦は
ええ
「全例帝王切開」というのが病院の決まりだった
この当時コロナのPCR検査の結果が出るまで
マスクずらして下さい
2〜3日かかっていたため
すでに陣痛が始まっている場合でも
うっ…
うっ
うっ…
検査の結果を待たず安全・確実に出産を進行させなければならなかった

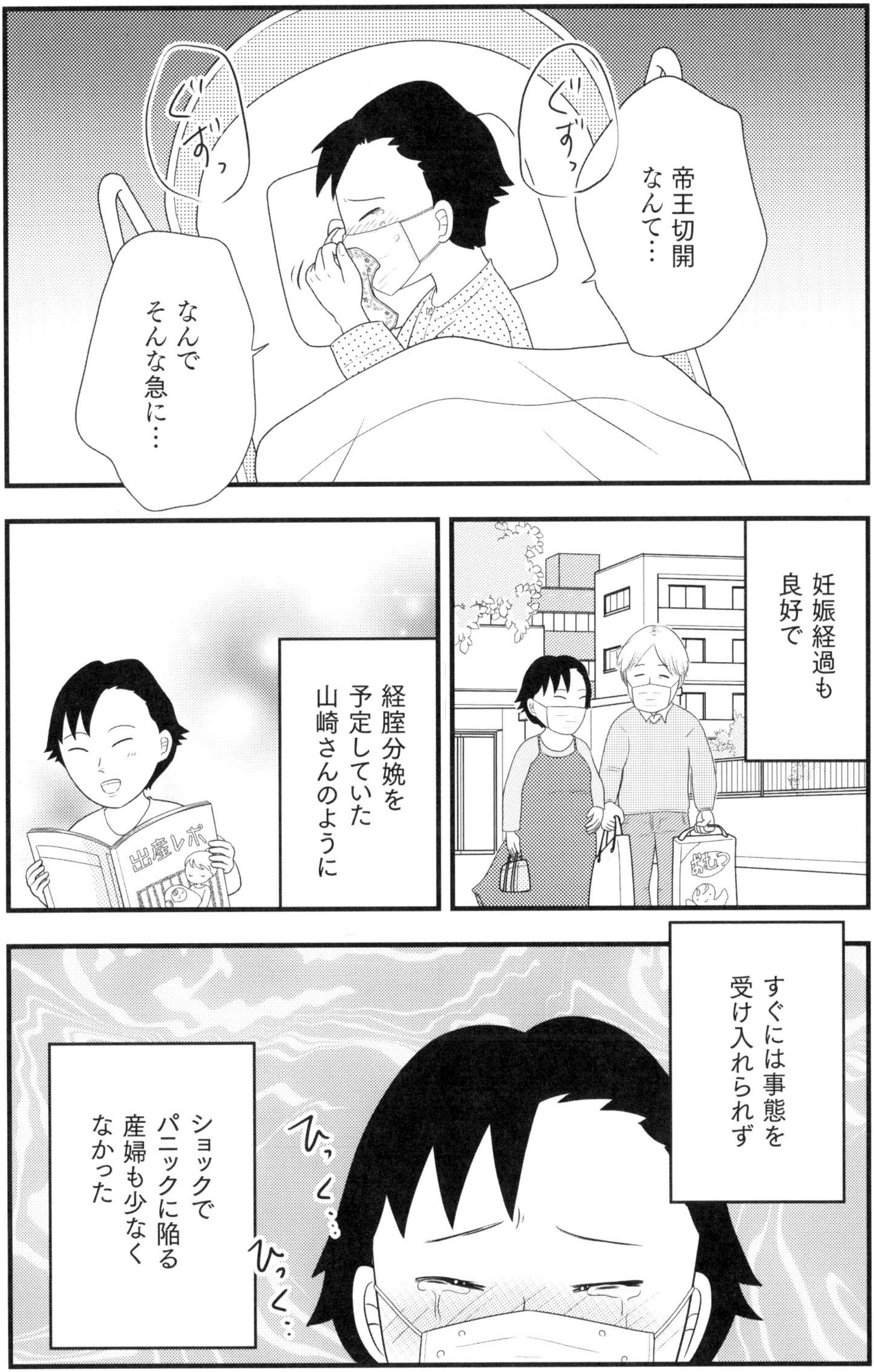
ぐずっ
帝王切開なんて…
ぐずっ
なんでそんな急に…
妊娠経過も良好で
おむつ
経腟分娩を予定していた山崎さんのように
出産レポ
すぐには事態を受け入れられず
ショックでパニックに陥る産婦も少なくなかった
ひっく…
ひっく…

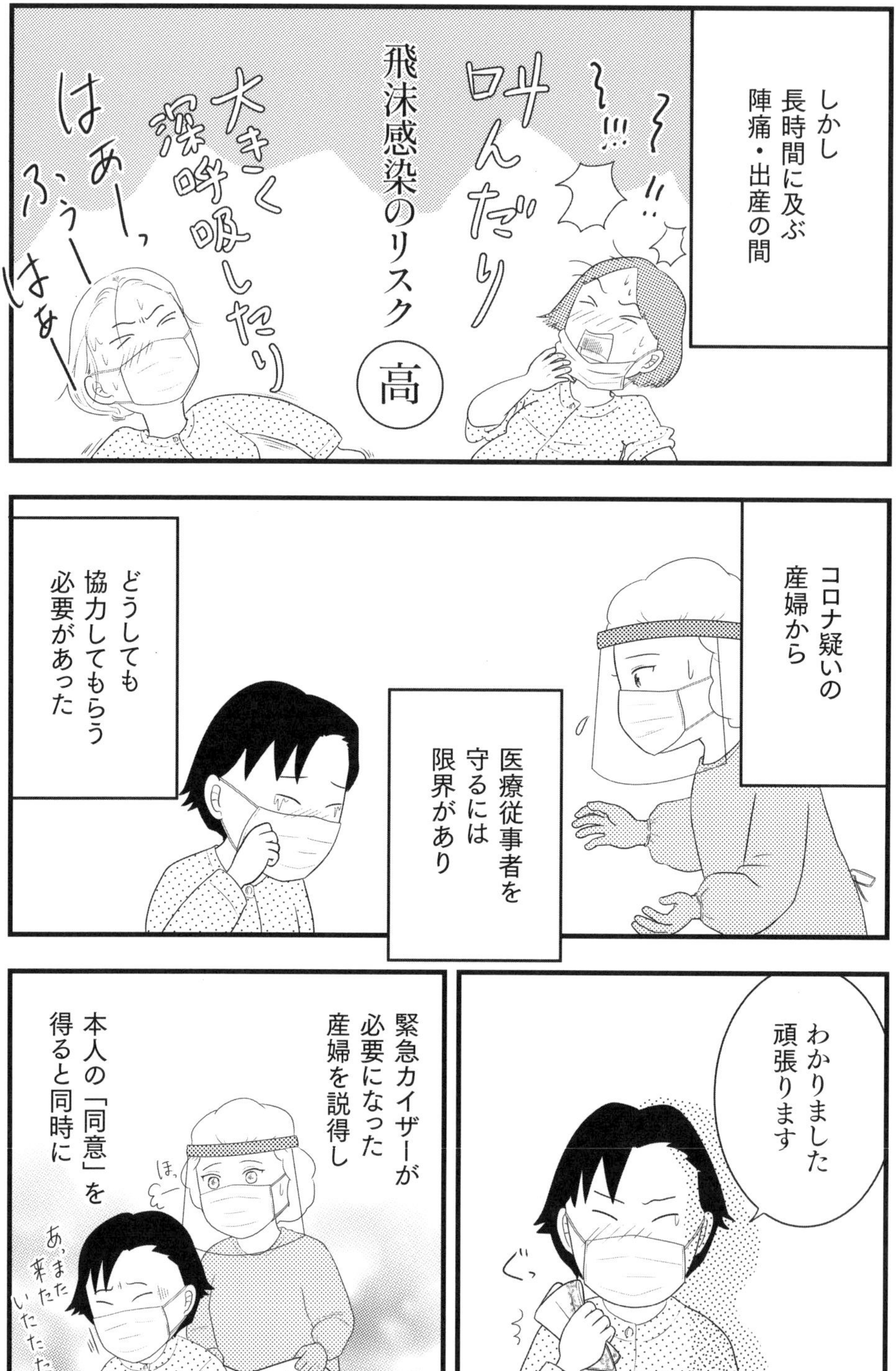
しかし
長時間に及ぶ
陣痛・出産の間
叫んだり
〜〜!!!
飛沫感染のリスク
高
大きく深呼吸したり
はぁー、ふぅーはぁー
コロナ疑いの
産婦から
医療従事者を
守るには
限界があり
どうしても
協力してもらう
必要があった
わかりました
頑張ります
ぐっ
緊急カイザーが
必要になった
産婦を説得し
本人の「同意」を
得ると同時に
ほっ
あ、また来た
いたたた…

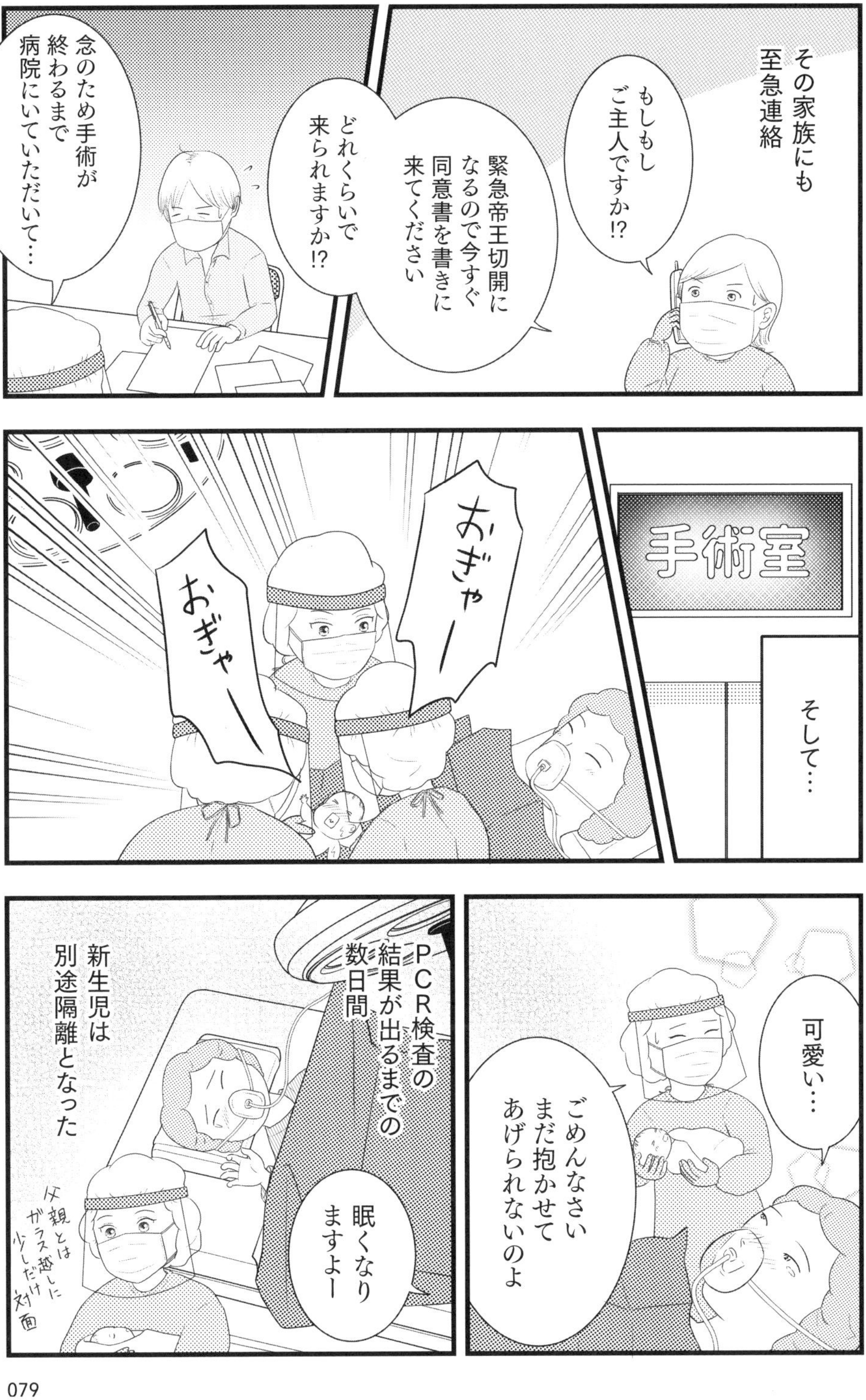
その家族にも至急連絡
もしもしご主人ですか!?
緊急帝王切開になるので今すぐ同意書を書きに来てください
どれくらいで来られますか!?
念のため手術が終わるまで病院にいていただいて…
手術室
そして…
おぎゃー
おぎゃー
可愛い…
ごめんなさいまだ抱かせてあげられないのよ
PCR検査の結果が出るまでの数日間
新生児は別途隔離となった
眠くなりますよー
父親とはガラス越しに少しだけ対面

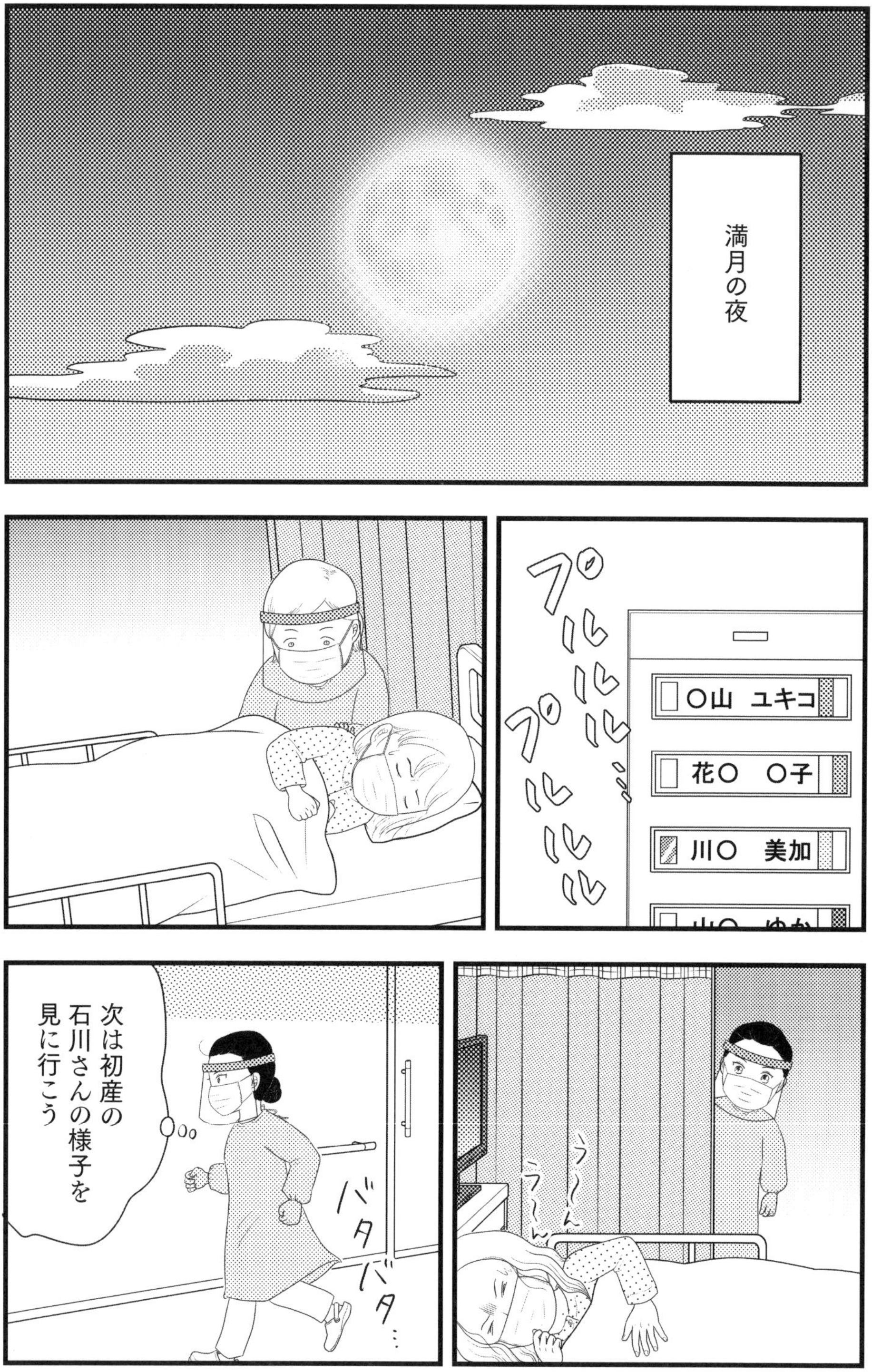
満月の夜
プルルル…
プルルル
○山 ユキコ
花○ ○子
川○ 美加
う～ん
う～ん
次は初産の石川さんの様子を見に行こう
バタバタ…

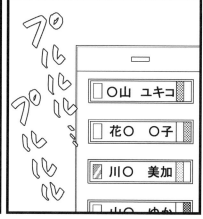

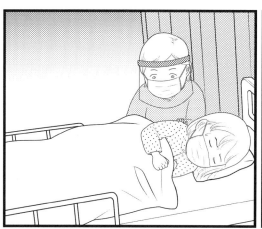

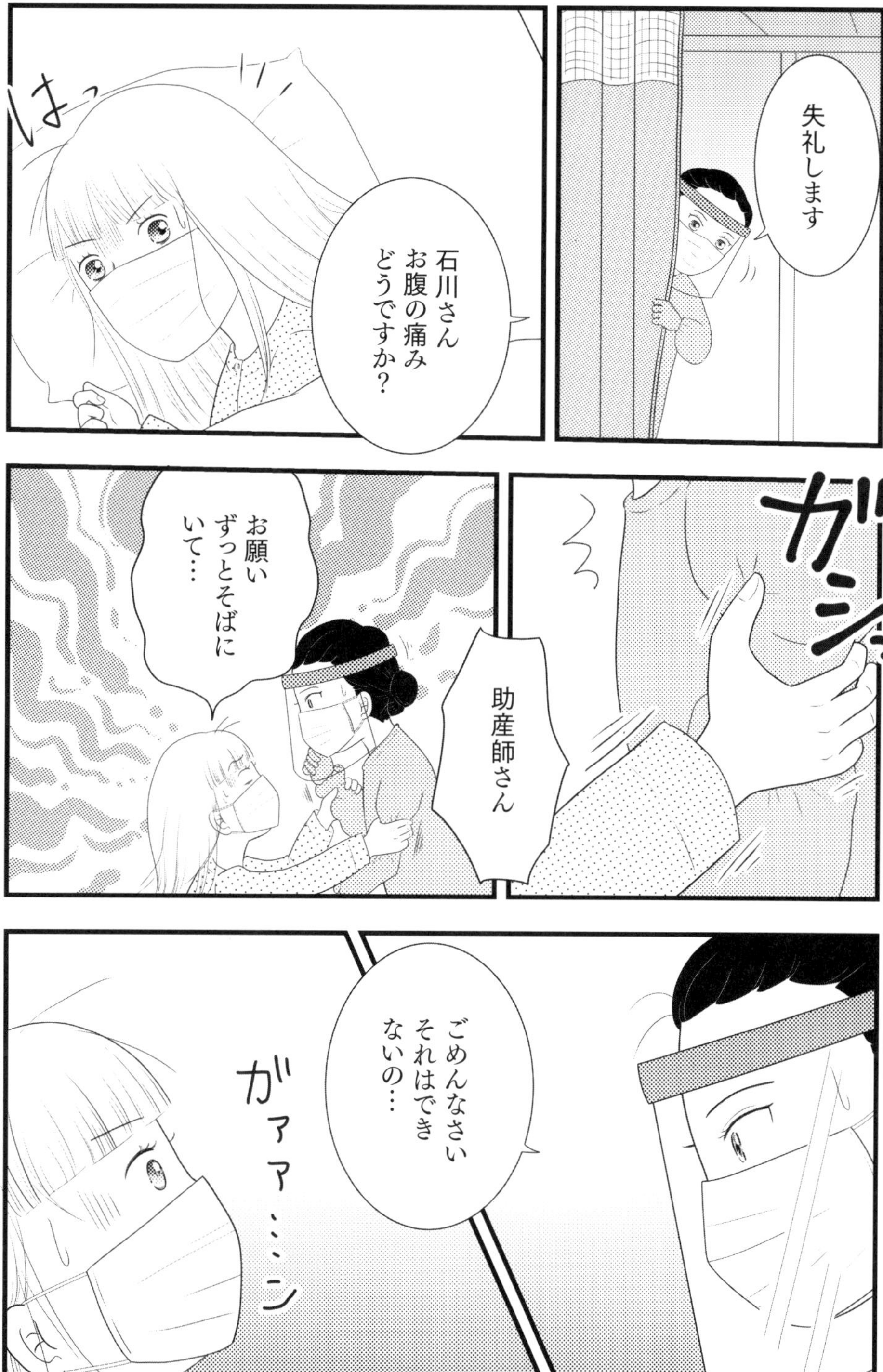
失礼します
はっ
石川さん
お腹の痛み
どうですか？
ガシッ
助産師さん
お願い
ずっとそばに
いて…
ごめんなさい
それはでき
ないの…
ガァァ…ン

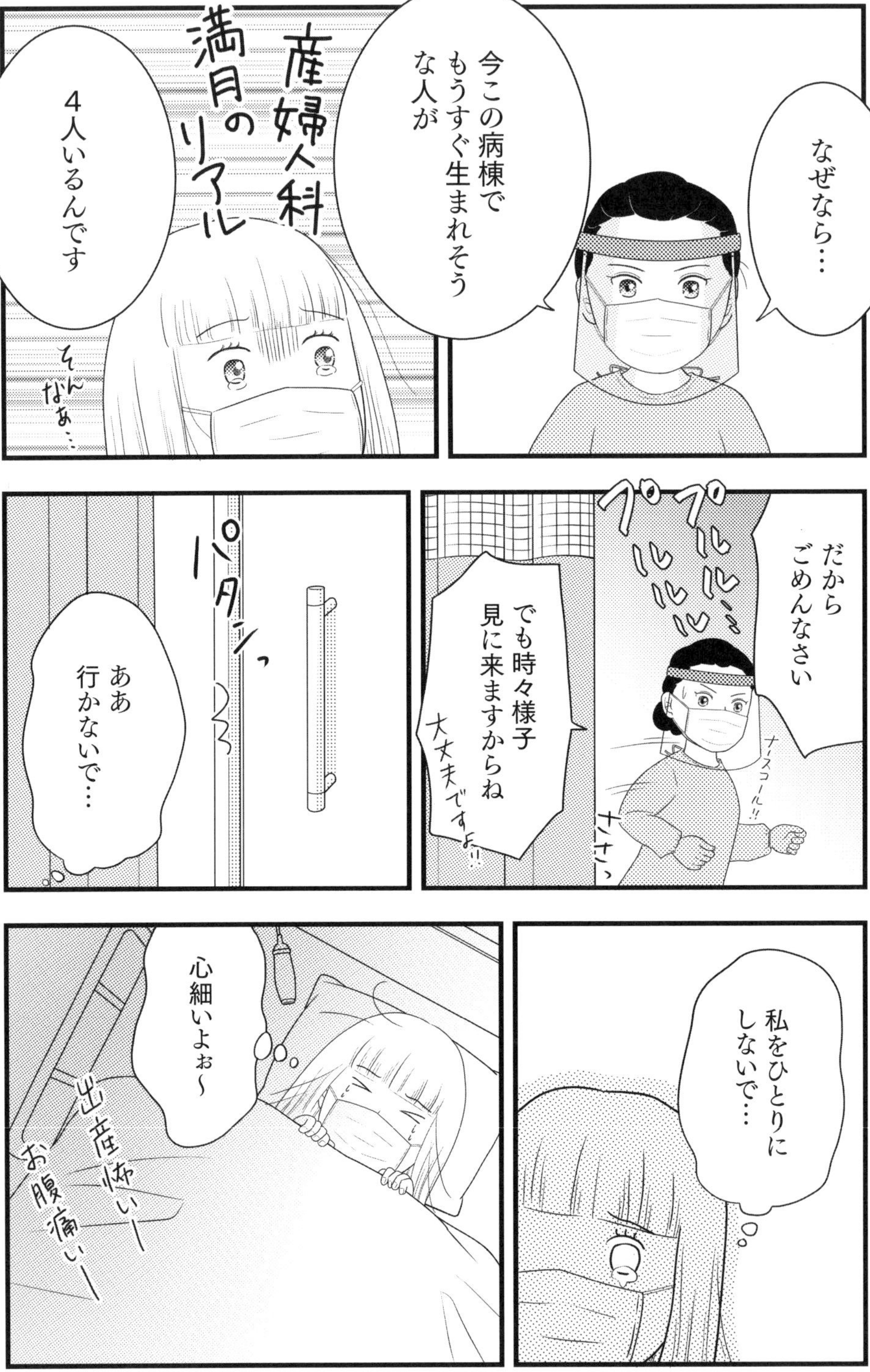

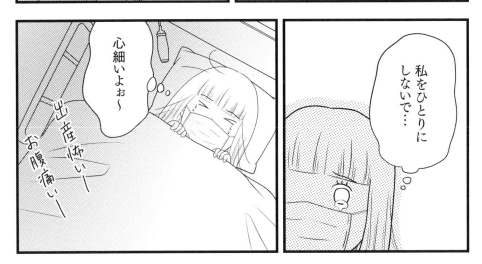

なぜなら…
今この病棟でもうすぐ生まれそうな人が
産婦人科満月のリアル
4人いるんです
そんなぁ…
プルルル
プルルル
だからごめんなさい
ナースコール!!
ささっ
でも時々様子見に来ますからね
大丈夫ですよ!!
パタンッ
ああ行かないで…
私をひとりにしないで…
心細いよぉ〜
出産怖いー
お腹痛いー

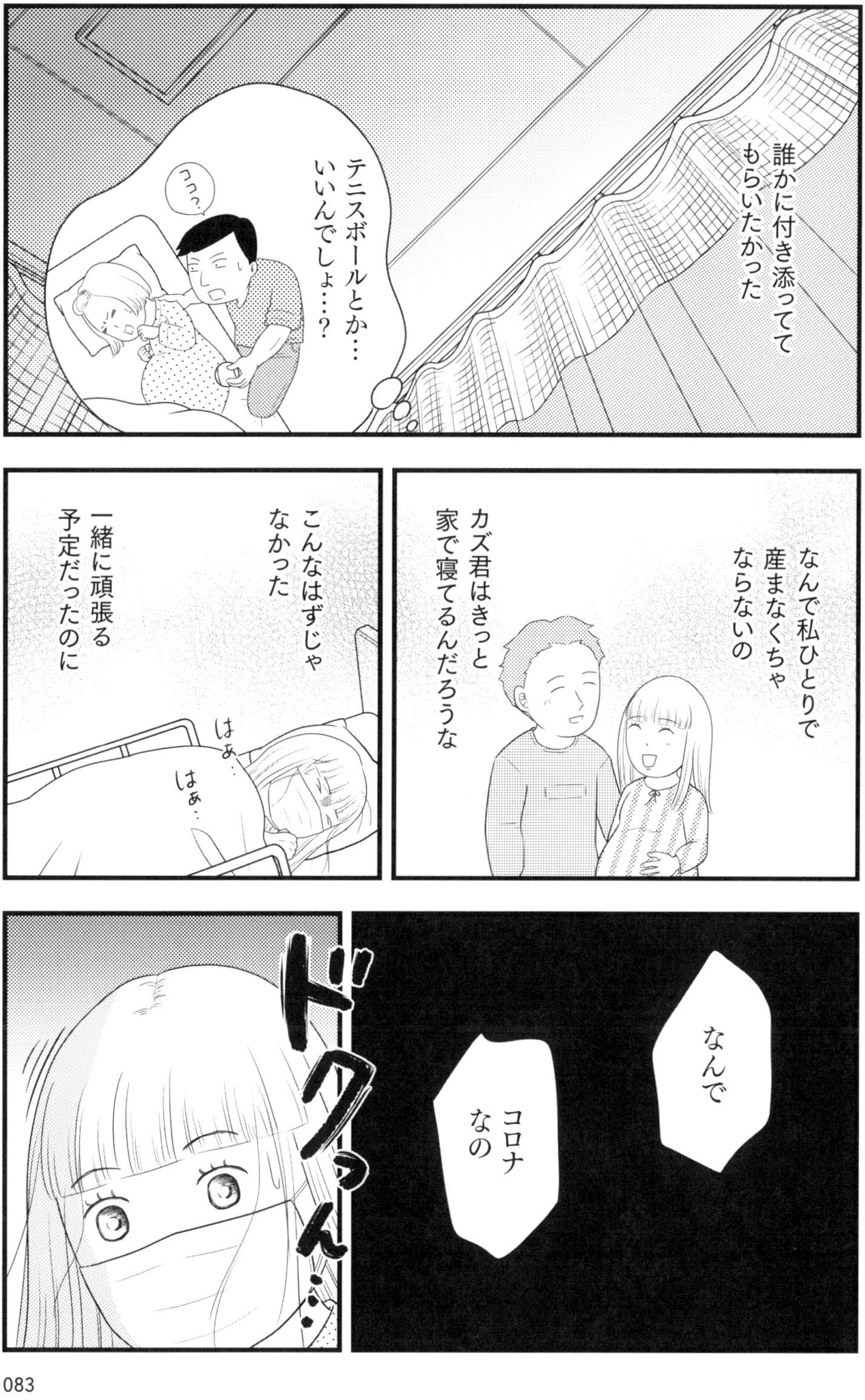
誰かに付き添ってて
もらいたかった
テニスボールとか…
いいんでしょ…？
ココ？
なんで私ひとりで
産まなくちゃ
ならないの
カズ君はきっと
家で寝てるんだろうな
こんなはずじゃ
なかった
一緒に頑張る
予定だったのに
はぁ…
はぁ…
なんで
コロナ
なの
ドクっん…

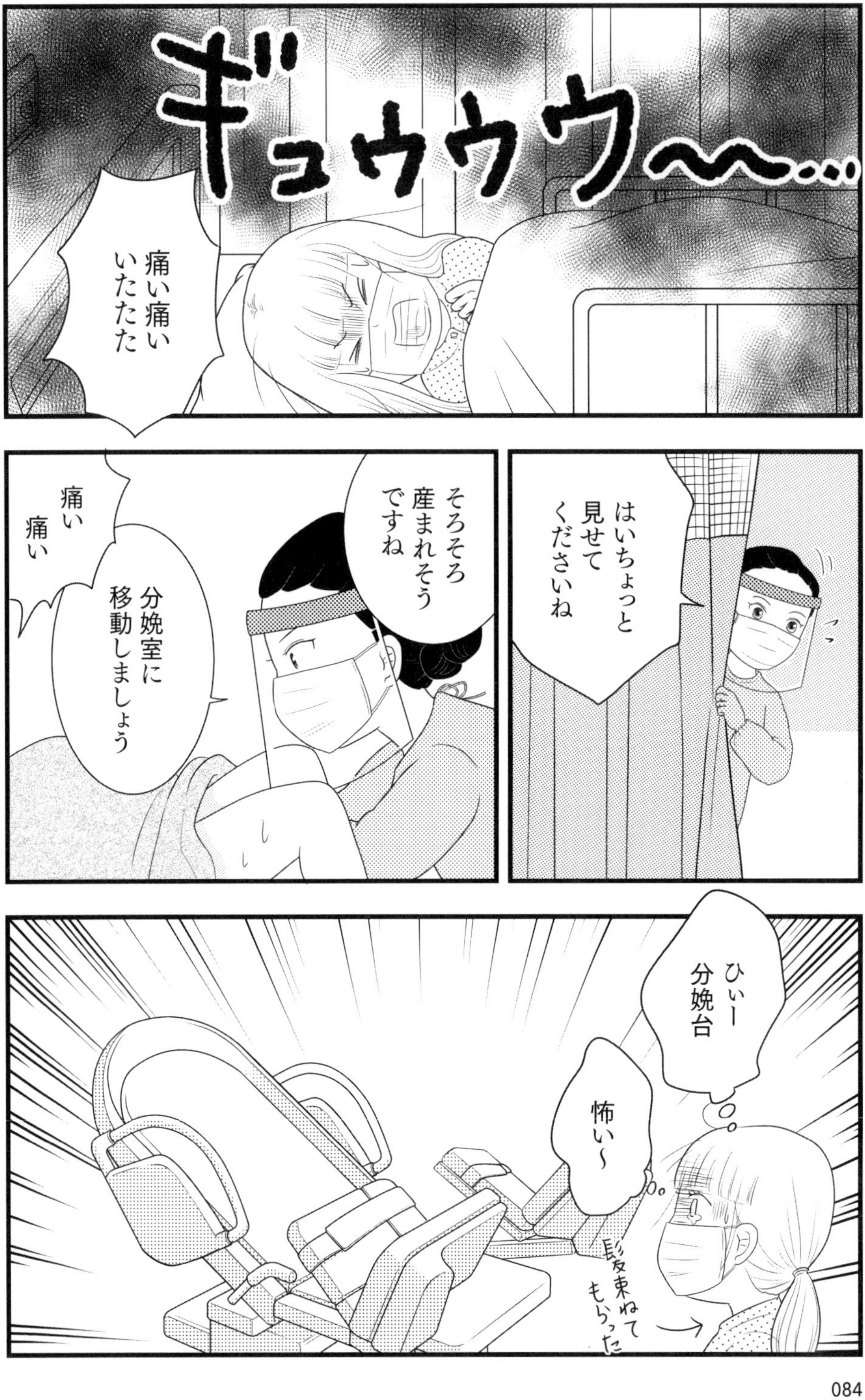
ギュウウウ〜〜…
痛い痛い
いたたた
はいちょっと
見せて
くださいね
そろそろ
産まれそう
ですね
分娩室に
移動しましょう
痛い
痛い
ひぃー
分娩台
怖い〜
髪束ねて
もらった

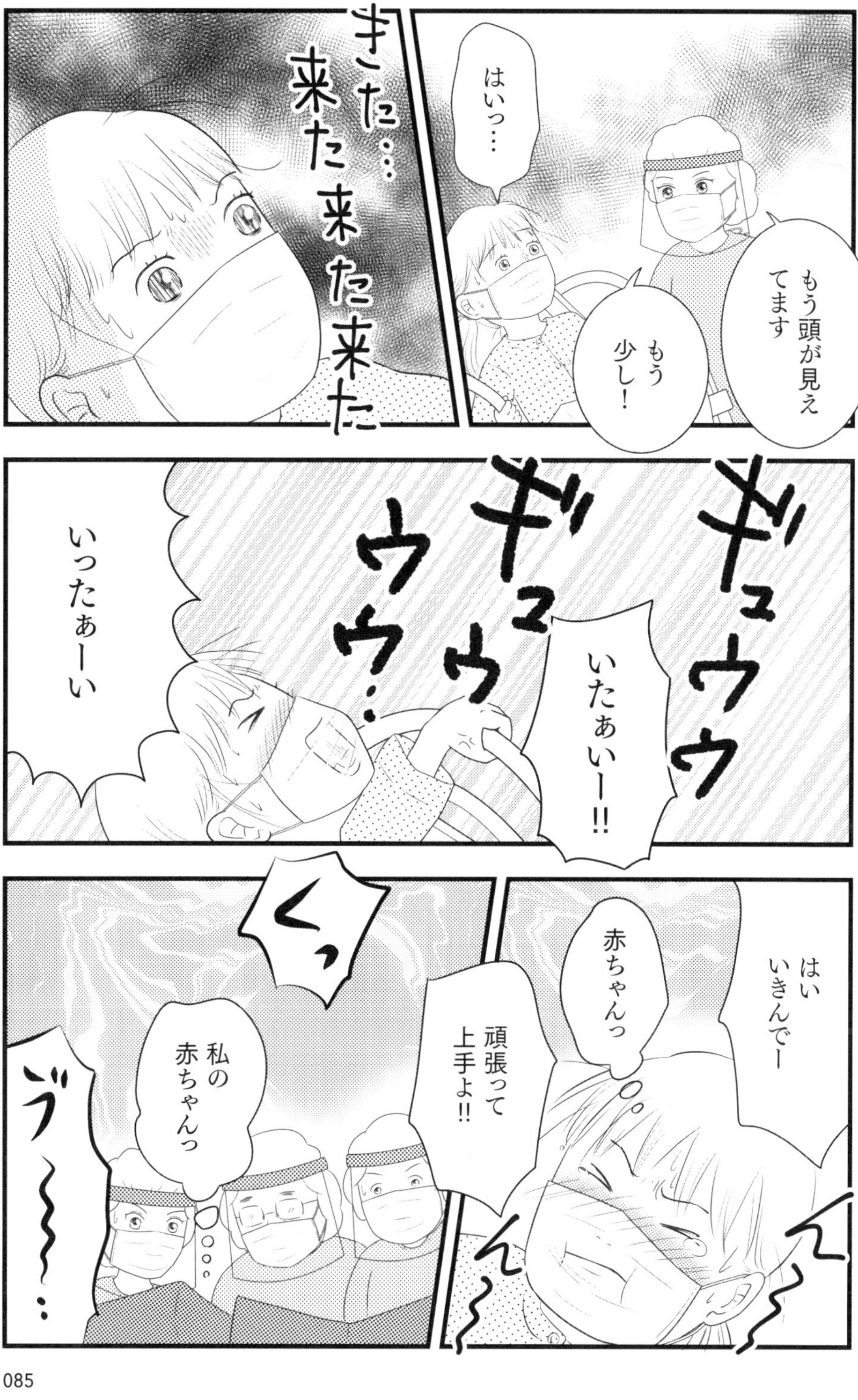
もう頭が見えてます
もう少し!
はいっ…
きた…来た来た来た来た
ギュウウウ
ギュウウウ…
いたあいー!!
いったあーい
はい いきんでー
赤ちゃんっ
頑張って上手よ!!
んー
んー
くっ
私の赤ちゃんっ
ブ〜〜…

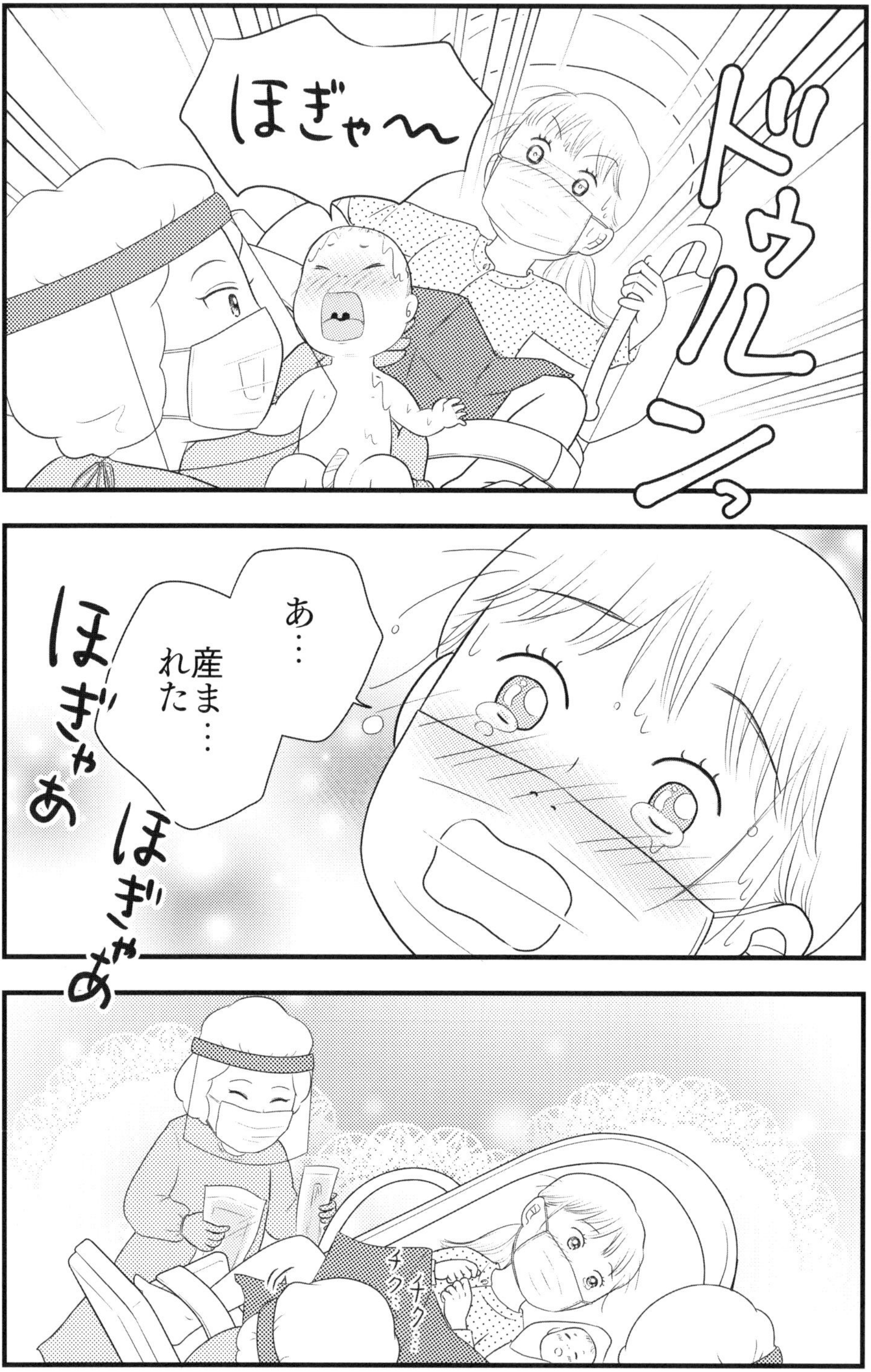
ドゥルーーっ
ほぎゃ〜
ほぎゃあ
あ…
産まれた…
ほぎゃあ
チクチク…
チク…

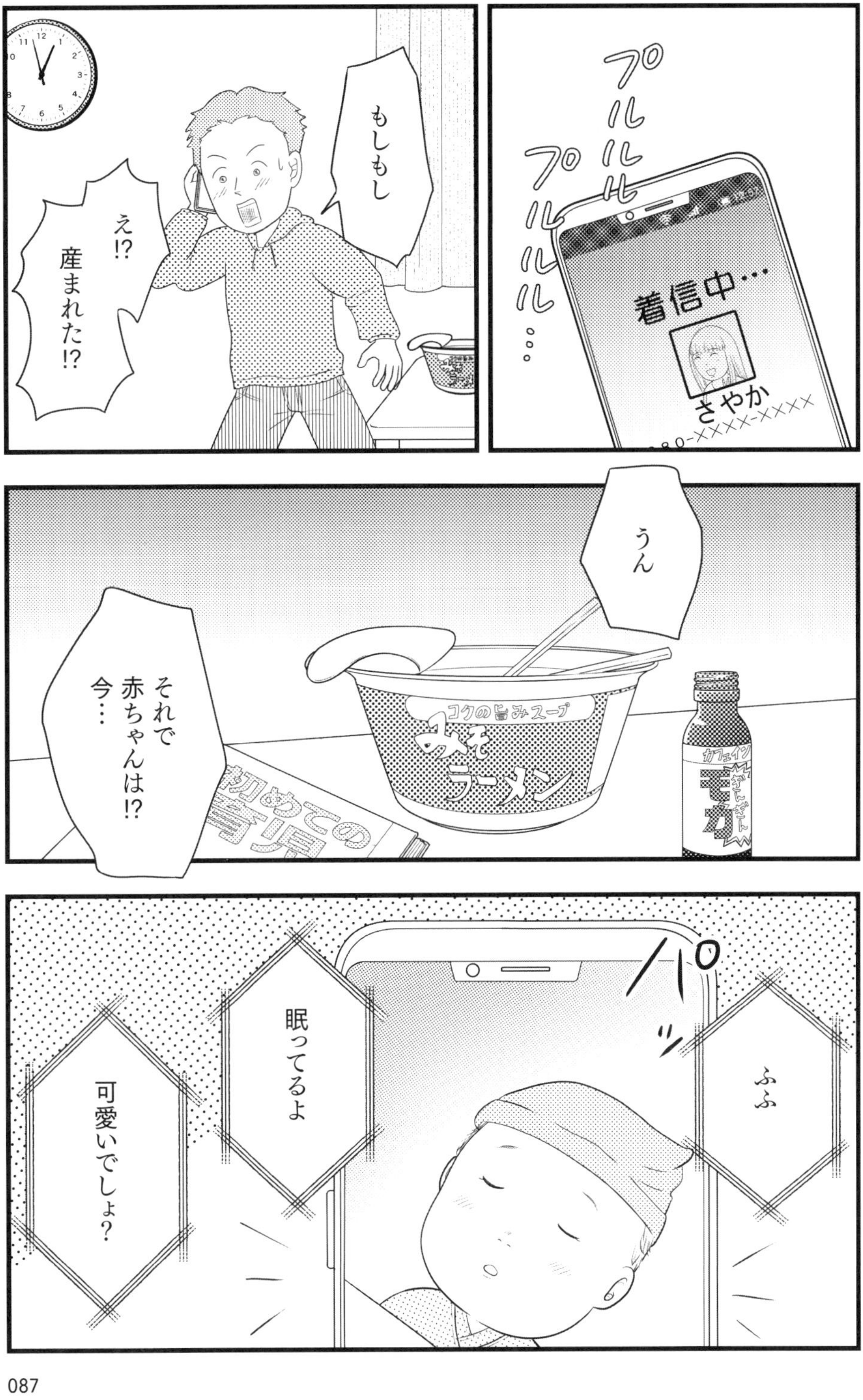
プルル
プルルル…
着信中…
さやか
もしもし
え!?
産まれた!?
うん
コクの旨みスープ
みそラーメン
カフェイン
それで
赤ちゃんは!?
今…
パッ
ふふ
眠ってるよ
可愛いでしょ?

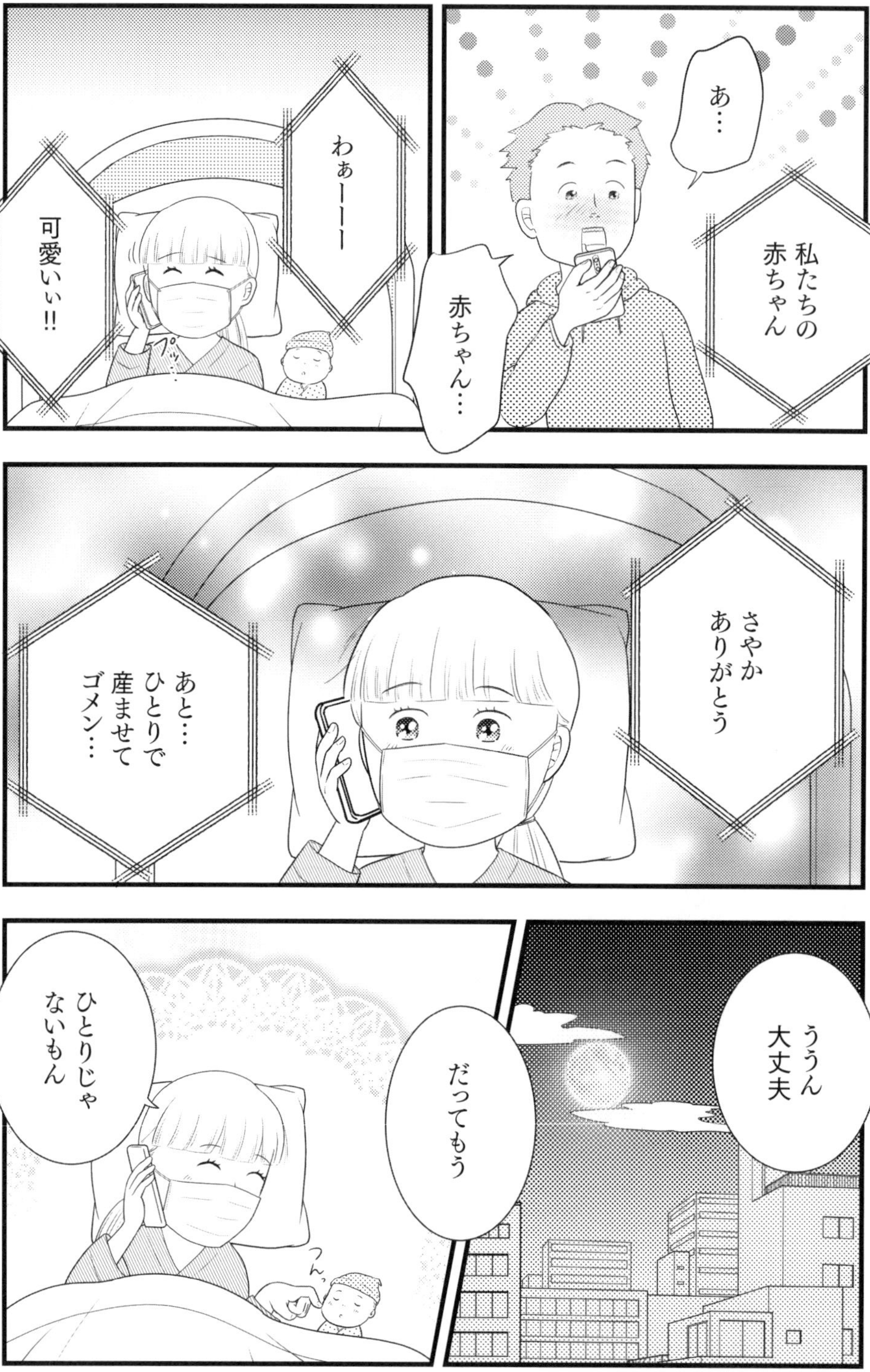
あ…
私たちの赤ちゃん
赤ちゃん…
わぁーーー
可愛いぃ!!
さやかありがとう
あと…ひとりで産ませてゴメン…
ううん大丈夫
だってもう
ひとりじゃないもん

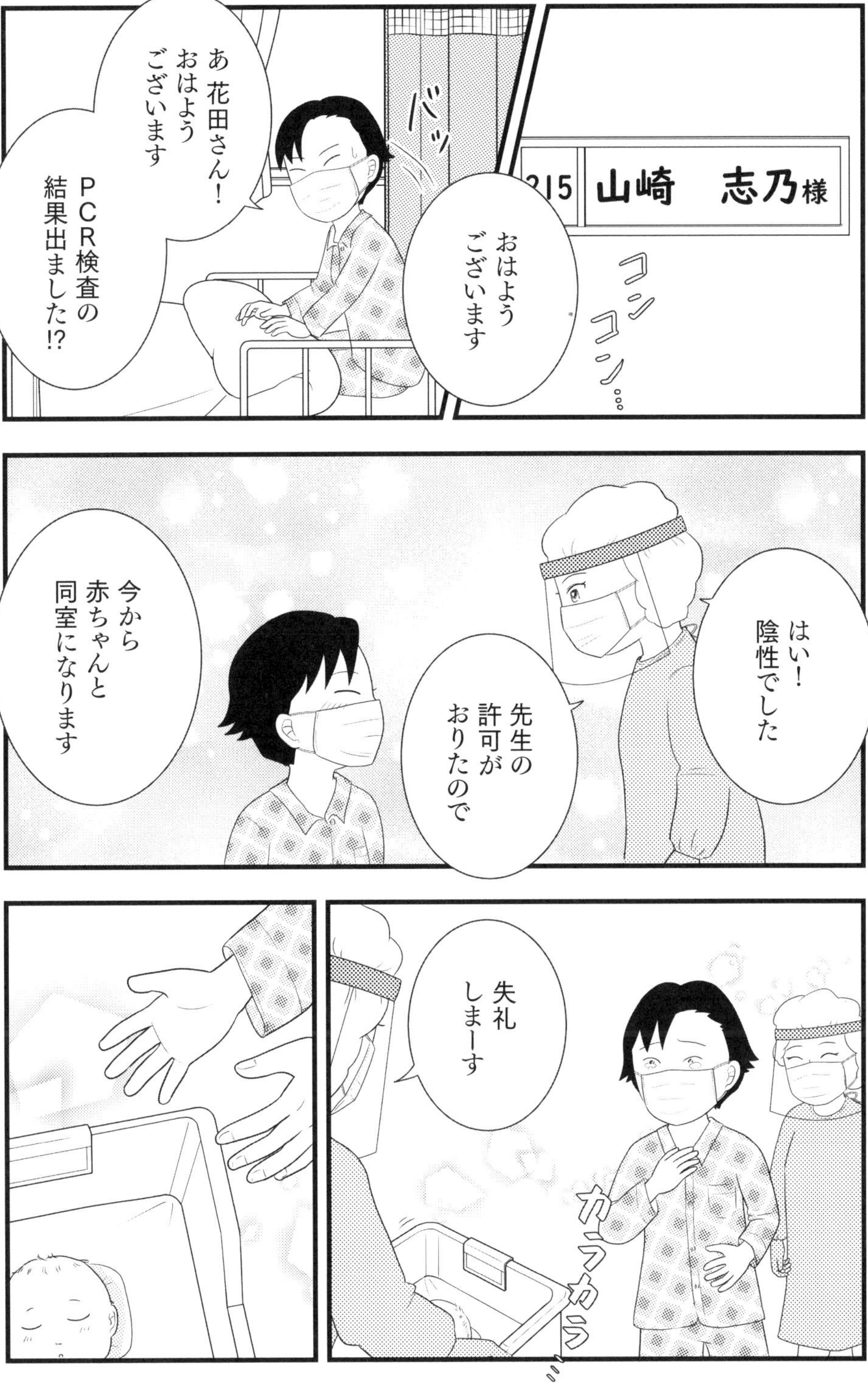
215 山崎 志乃様
コンコンコン…
おはようございます
バッ
あ 花田さん！
おはようございます
PCR検査の結果出ました!?
はい！陰性でした
先生の許可がおりたので
今から赤ちゃんと同室になります
失礼しまーす
カラカラ…

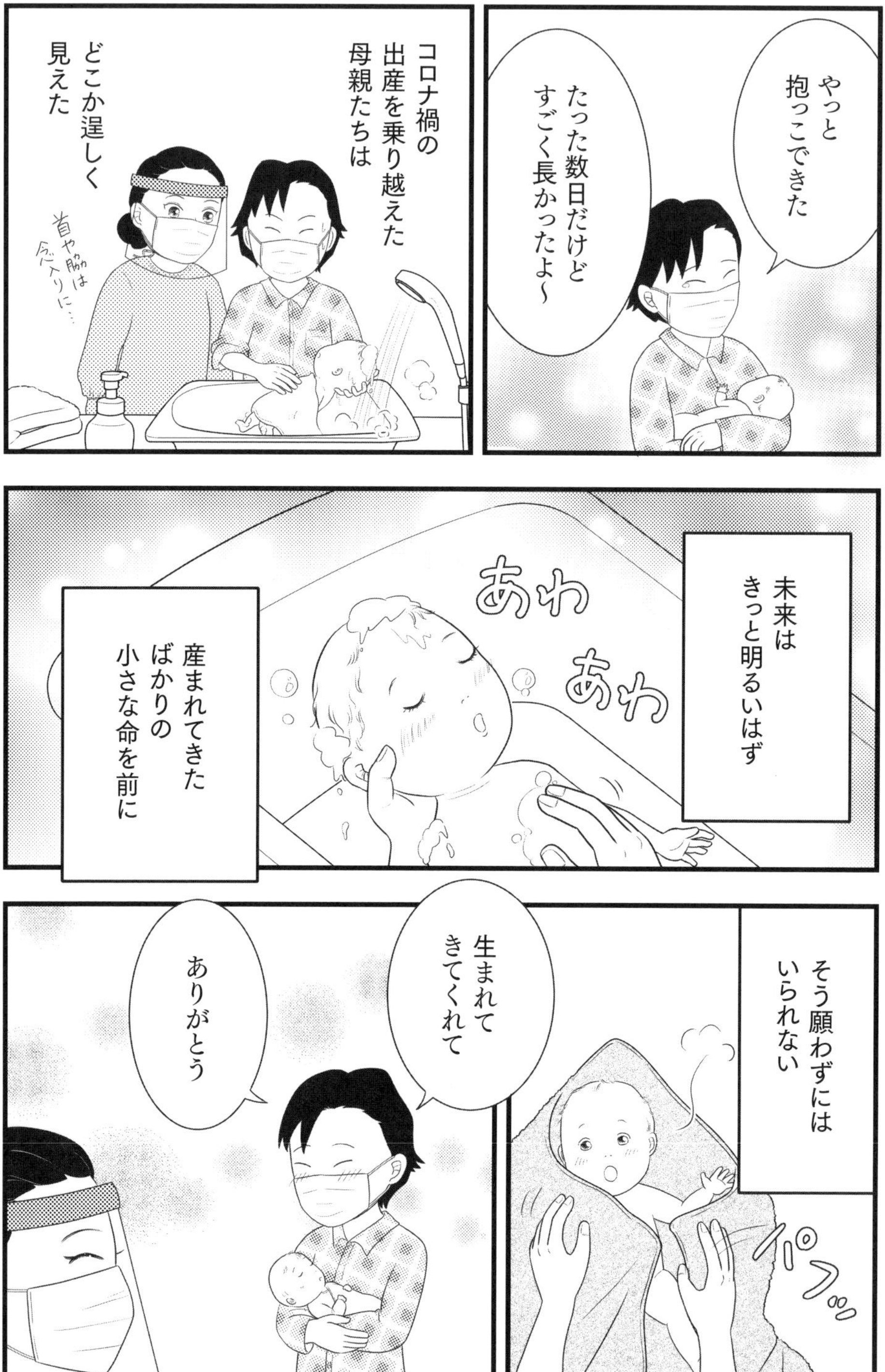
やっと抱っこできた
たった数日だけどすごく長かったよ〜
コロナ禍の出産を乗り越えた母親たちは
どこか逞しく見えた
首や脇は念入りに…
未来はきっと明るいはず
あわ
あわ
産まれてきたばかりの小さな命を前に
そう願わずにはいられない
パフッ
生まれてきてくれて
ありがとう

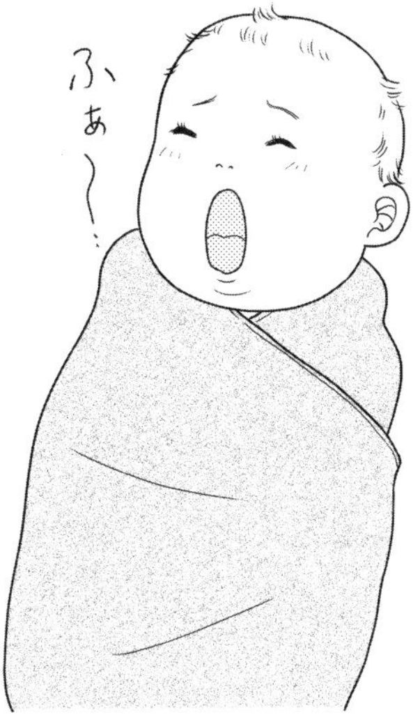
ふあ〜…

取材後記❸

家族などの付き添いがない状態での出産がどれほど不安だったか、ましてやそれが初産だったらと思うと、心からお母さんたちをねぎらいたい気持ちでいっぱいになります。本当にお疲れ様でした。

今回取材に協力してくれた方も初産で20代後半の方だったのですが、「夫の付き添いがあったら不安も半分だったのに」と話していました。大げさだと思う方もいるかもしれないですが、出産に対して慎重になるのはホルモンの影響と、女性の本能だと思うんです。

神経質になってピリピリもするし涙もたくさん出るし、時にはガルルル…と攻撃的になってしまう。すべては赤ちゃんを守るために…。

そんなお母さんたちの様子を理解し、すべてを受け入れてくれる助産師の方たちには本当に頭が下がる想いです。私自身2度の出産を経験していますが、どう思い返しても平常心ではありませんでした。思い出すと、ちょっと恥ずかしいです…。

現在は再び多くの産婦人科で、立ち会い出産や面会などができるようになり、コロナ以前のように自分たちのバースプランを実現できるようになってきているようです。

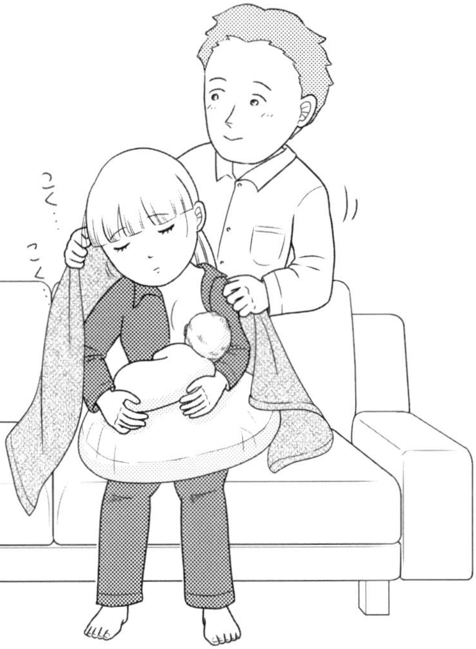

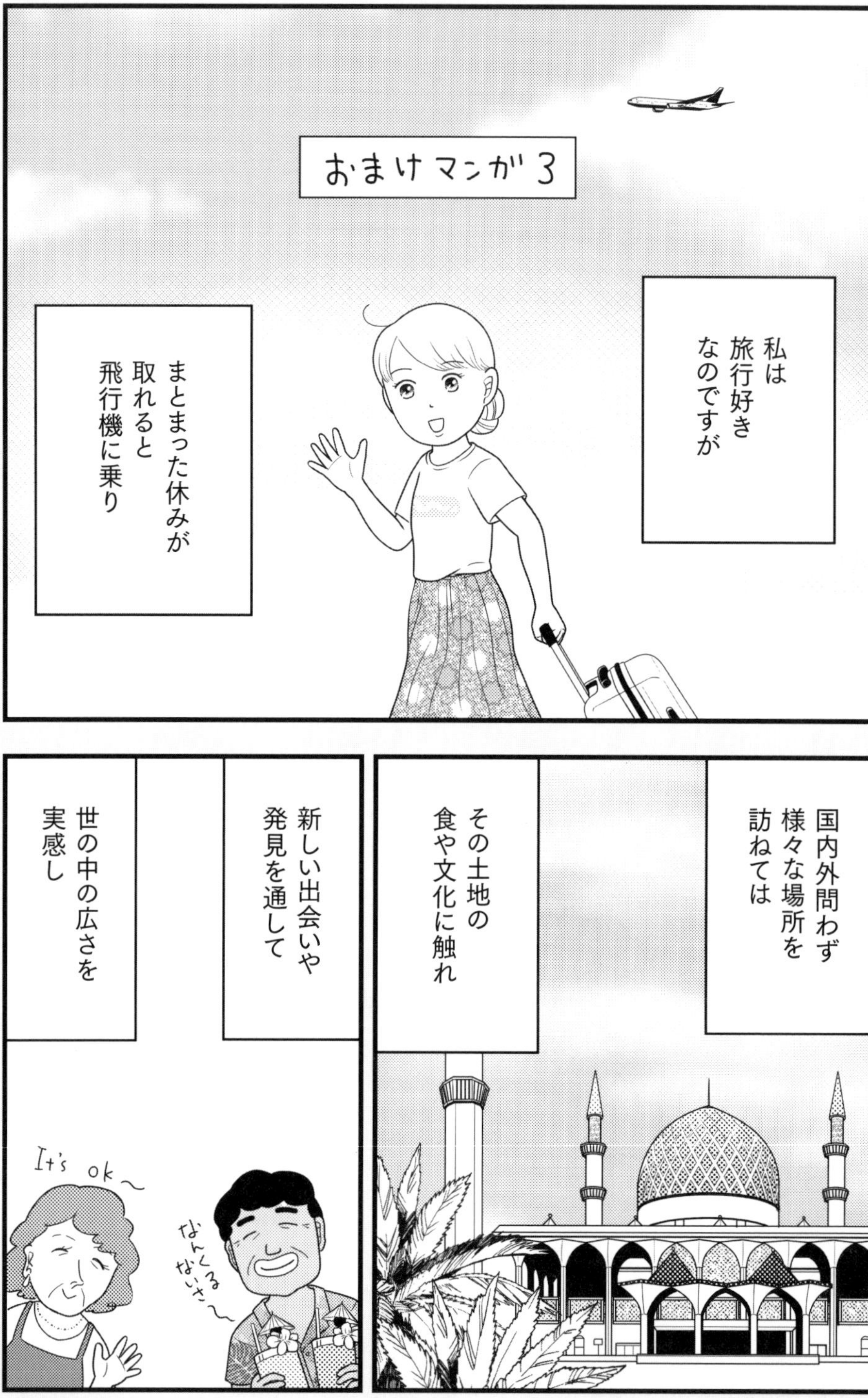
おまけマンガ3
私は旅行好きなのですが
まとまった休みが取れると飛行機に乗り
国内外問わず様々な場所を訪ねては
その土地の食や文化に触れ
新しい出会いや発見を通して
世の中の広さを実感し
なんくるないさ〜
It's ok〜

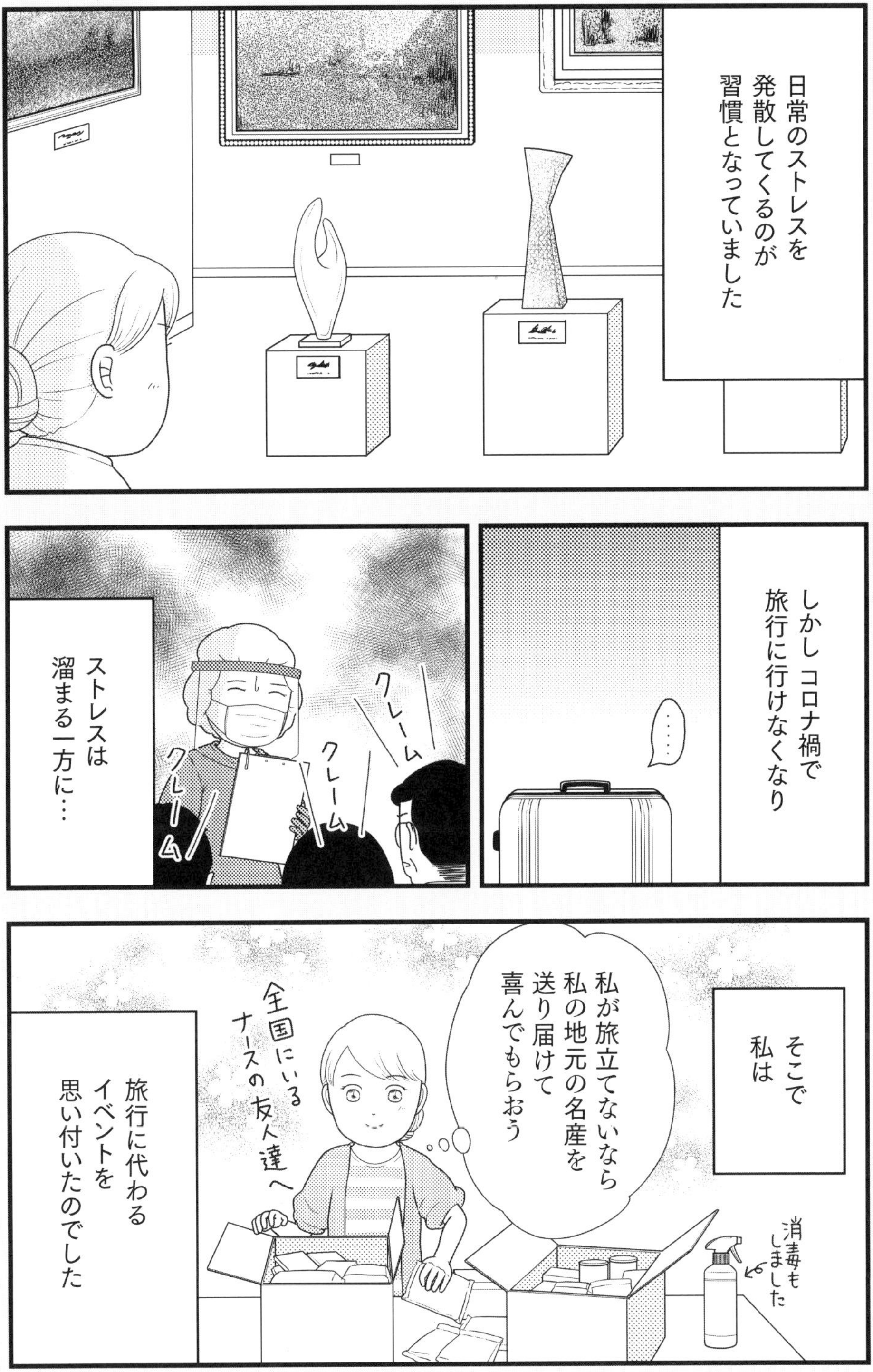

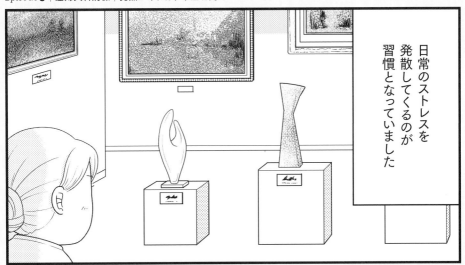

日常のストレスを発散してくるのが習慣となっていました
しかし コロナ禍で旅行に行けなくなり
……
クレーム
クレーム
クレーム
ストレスは溜まる一方に…
そこで私は
私が旅立てないなら私の地元の名産を送り届けて喜んでもらおう
全国にいるナースの友人達へ
消毒もしました
旅行に代わるイベントを思い付いたのでした

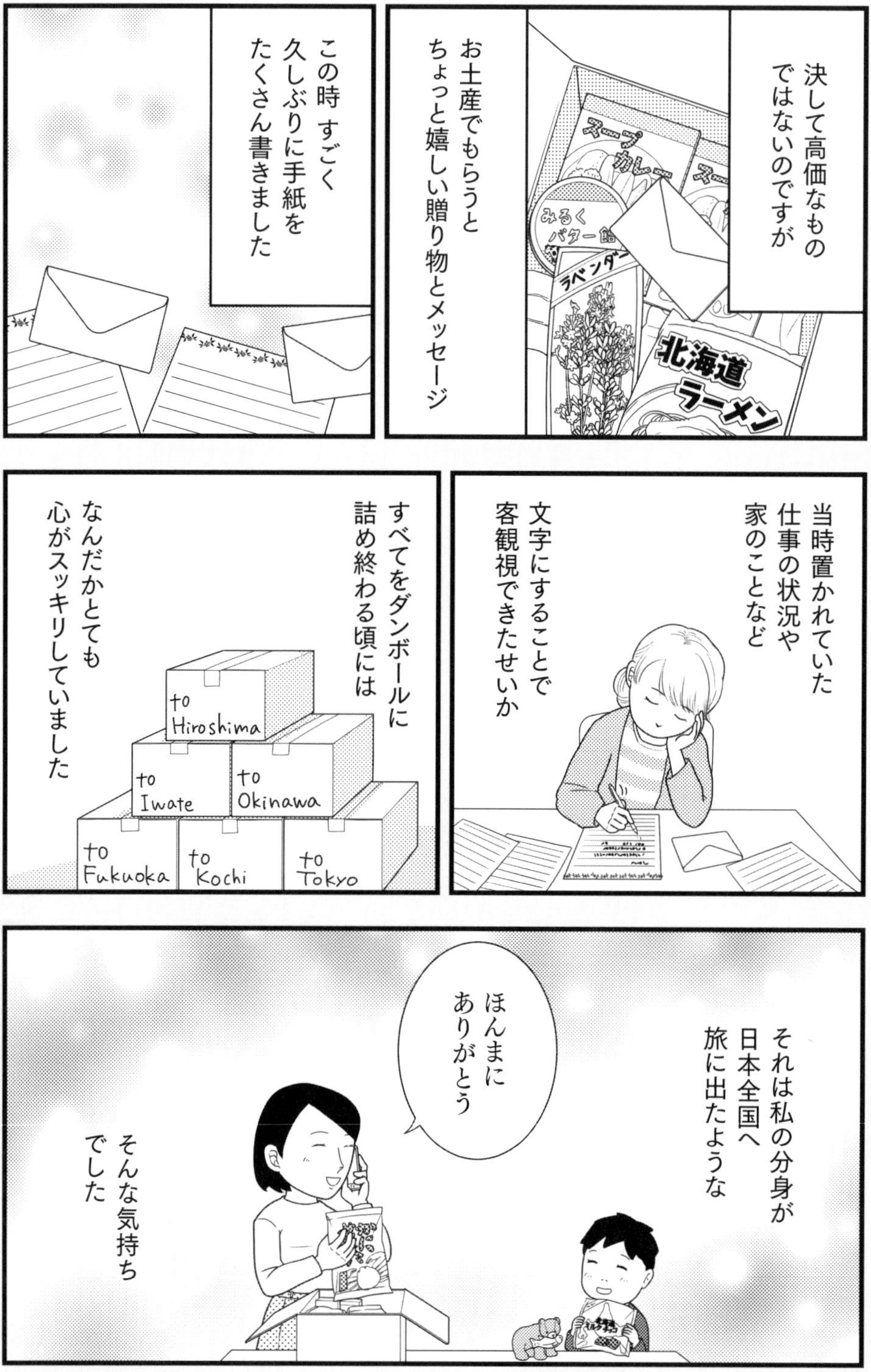
決して高価なものではないのですが
お土産でもらうとちょっと嬉しい贈り物とメッセージ
スープカレー
みるくバター飴
ラベンダー
北海道ラーメン
この時 すごく久しぶりに手紙をたくさん書きました
当時置かれていた仕事の状況や家のことなど
文字にすることで客観視できたせいか
すべてをダンボールに詰め終わる頃には
なんだかとても心がスッキリしていました
to Hiroshima
to Iwate
to Okinawa
to Fukuoka
to Kochi
to Tokyo
それは私の分身が日本全国へ旅に出たような
ほんまにありがとう
そんな気持ちでした

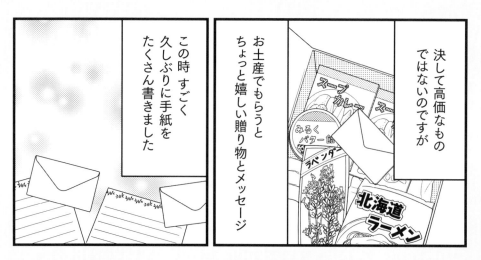

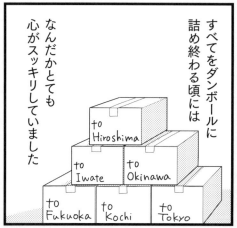

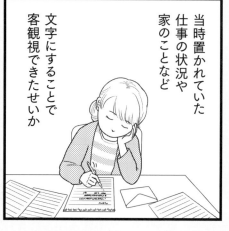

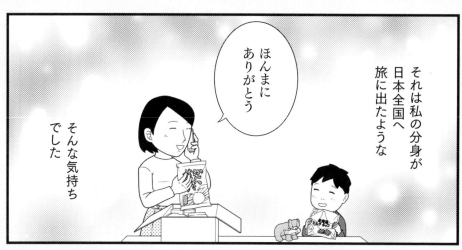

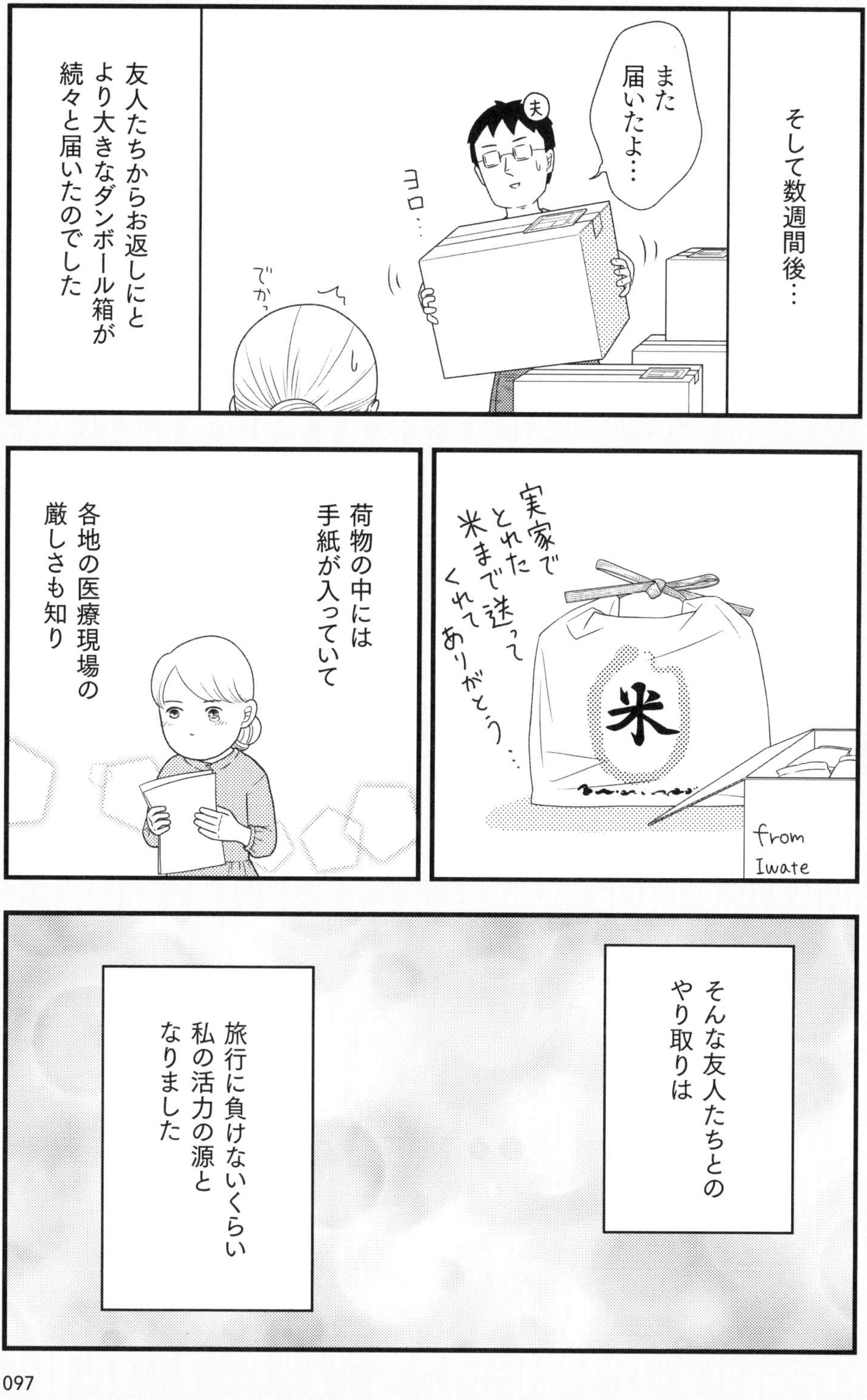
そして数週間後…
夫
また届いたよ…
ヨロ…
でか…
友人たちからお返しにとより大きなダンボール箱が続々と届いたのでした
実家でとれた米まで送ってくれてありがとう…
米
from Iwate
荷物の中には手紙が入っていて
各地の医療現場の厳しさも知り
そんな友人たちとのやり取りは
旅行に負けないくらい私の活力の源となりました

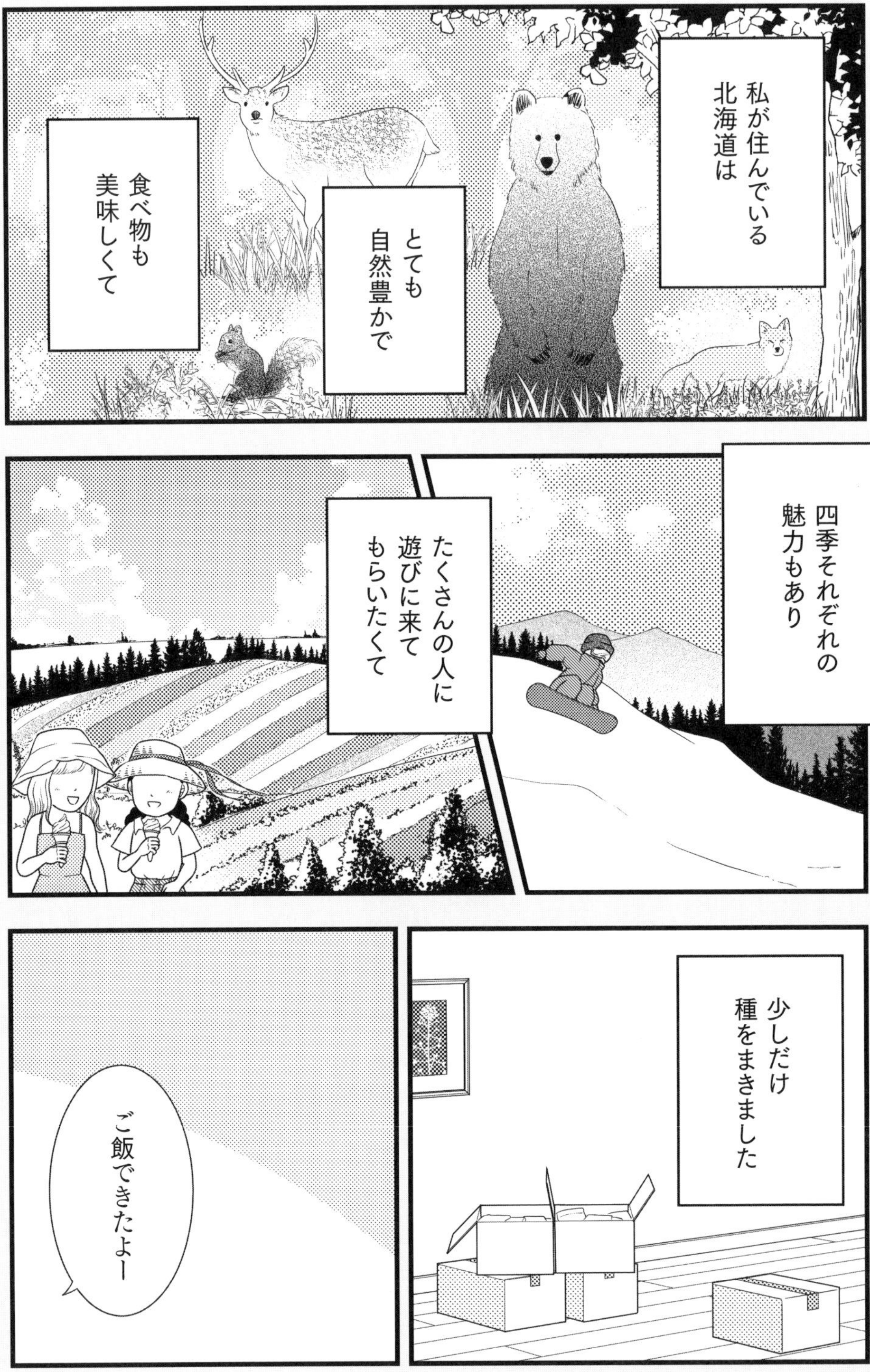
私が住んでいる北海道は
とても自然豊かで
食べ物も美味しくて
四季それぞれの魅力もあり
たくさんの人に遊びに来てもらいたくて
少しだけ種をまきました
ご飯できたよー

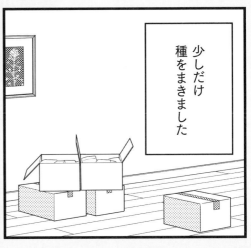

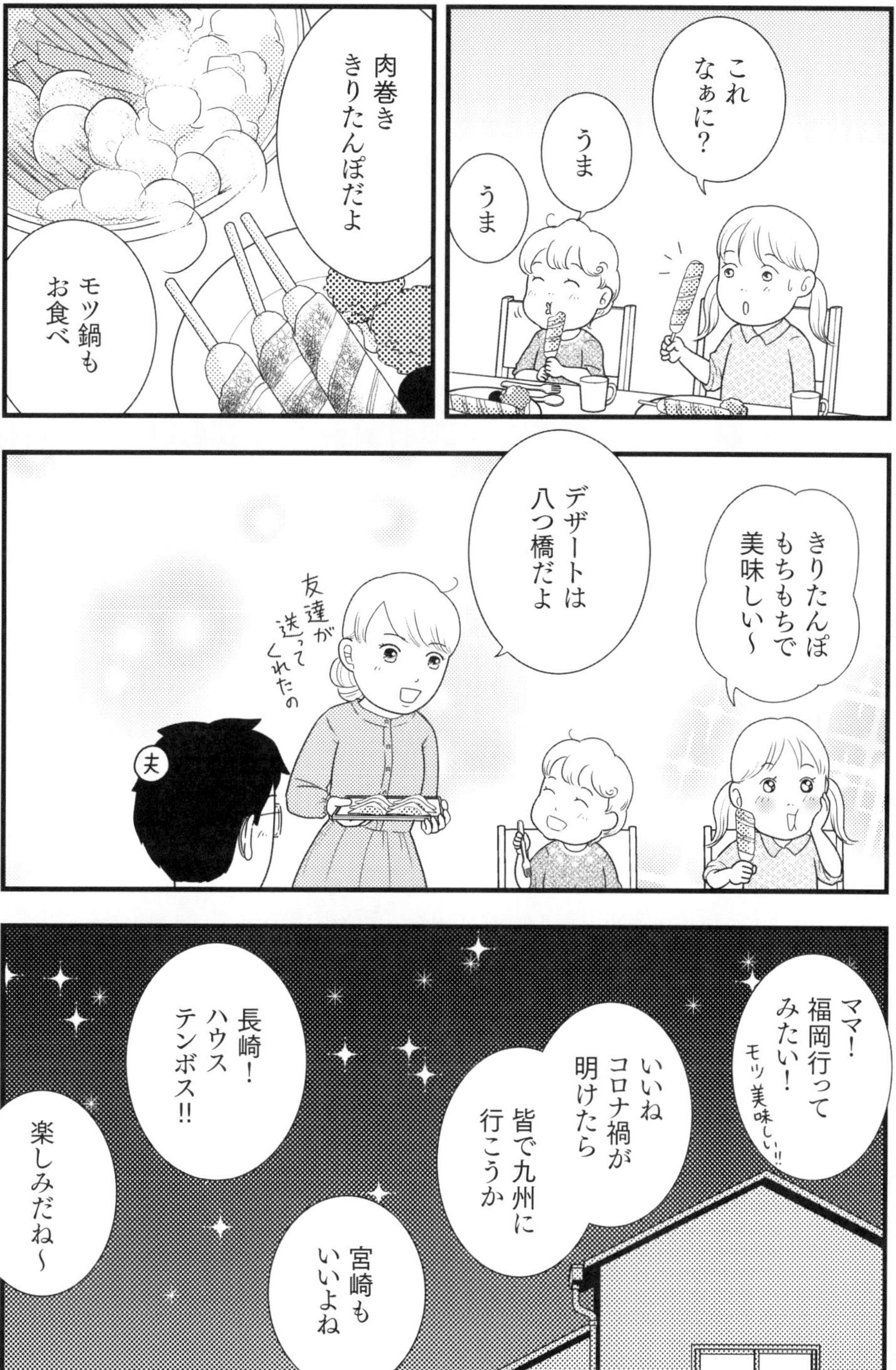
これ なぁに?
うま
うま
肉巻き きりたんぽだよ
モツ鍋も お食べ
きりたんぽ もちもちで 美味しい〜
デザートは 八つ橋だよ
友達が 送ってくれたの
夫
ママ! 福岡行って みたい!
モツ美味しい!!
いいね コロナ禍が 明けたら 皆で九州に 行こうか
長崎! ハウス テンボス!!
宮崎も いいよね
楽しみだね〜

Episode 4

訪問看護

私たちが行くしかない

医療・介護サービスが縮小、中止される中、訪問看護の需要が高まりました。
懸命の感染対策をしながら訪問し、療養者さんには感謝される一方で、世間には医療者への偏見もありました。
訪問看護は患者さんの生活をまるごと支える仕事、私たちが行かないわけにはいかない。人影がまばらな町を、いつものように訪問し続けました。

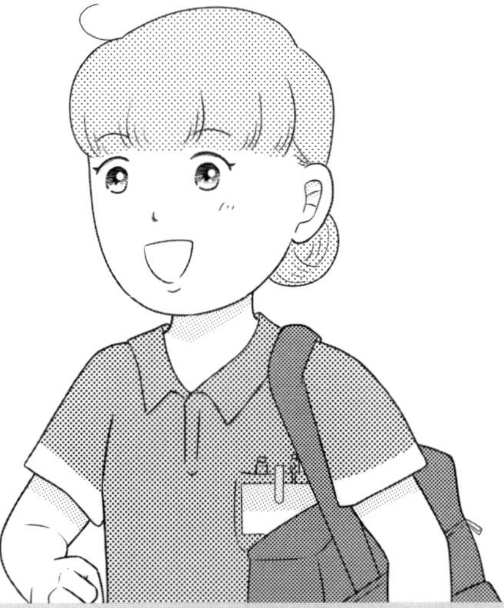

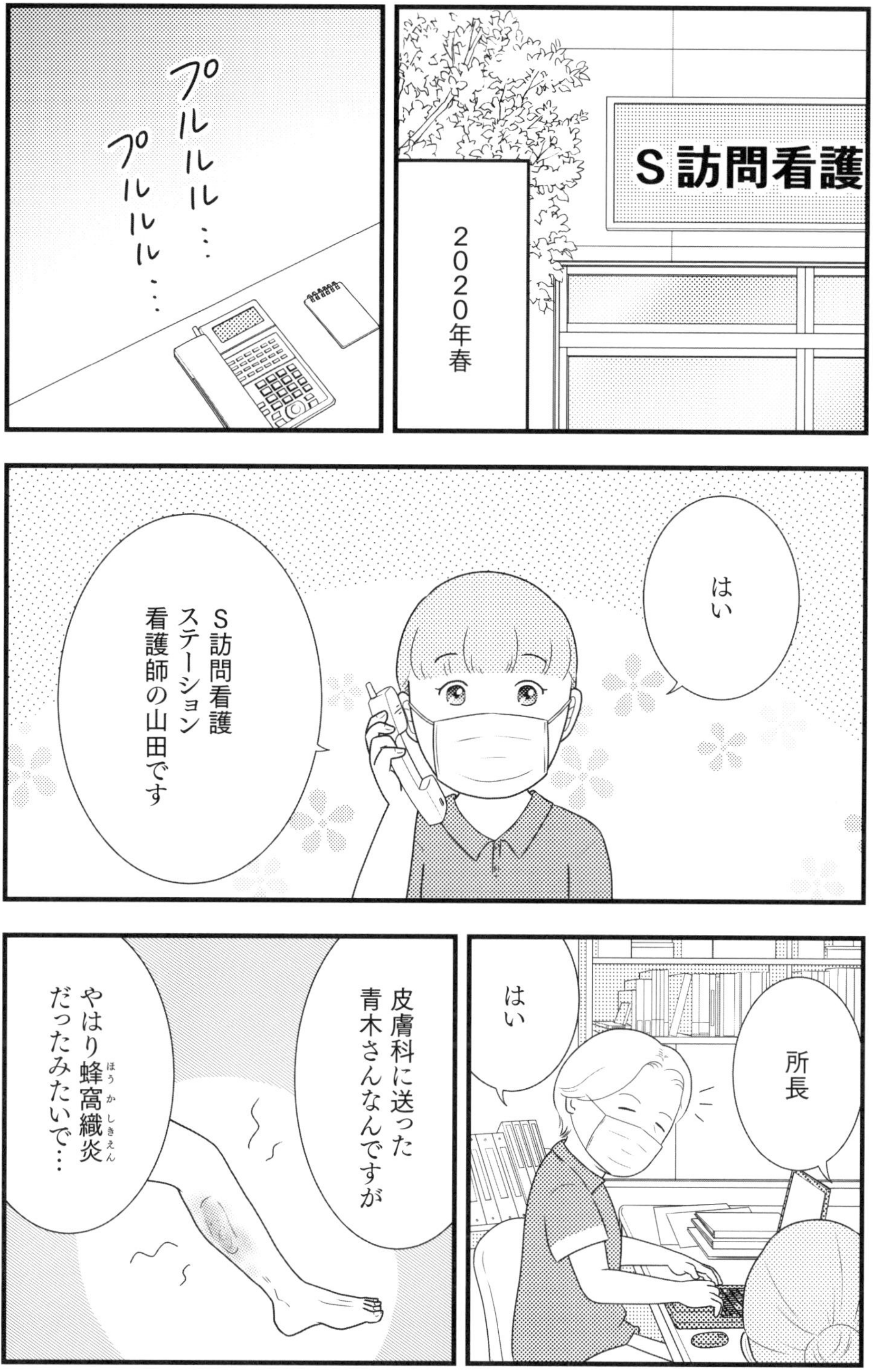
S訪問看護
2020年春
プルルル…
プルルル…
はい
S訪問看護ステーション看護師の山田です
所長
はい
皮膚科に送った青木さんなんですが
やはり蜂窩織炎《ほうかしきえん》だったみたいで…

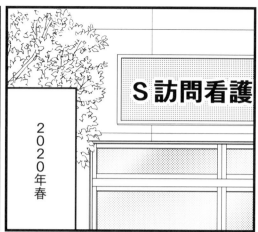

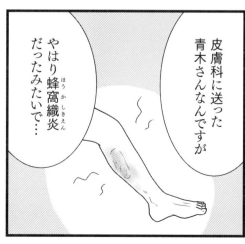

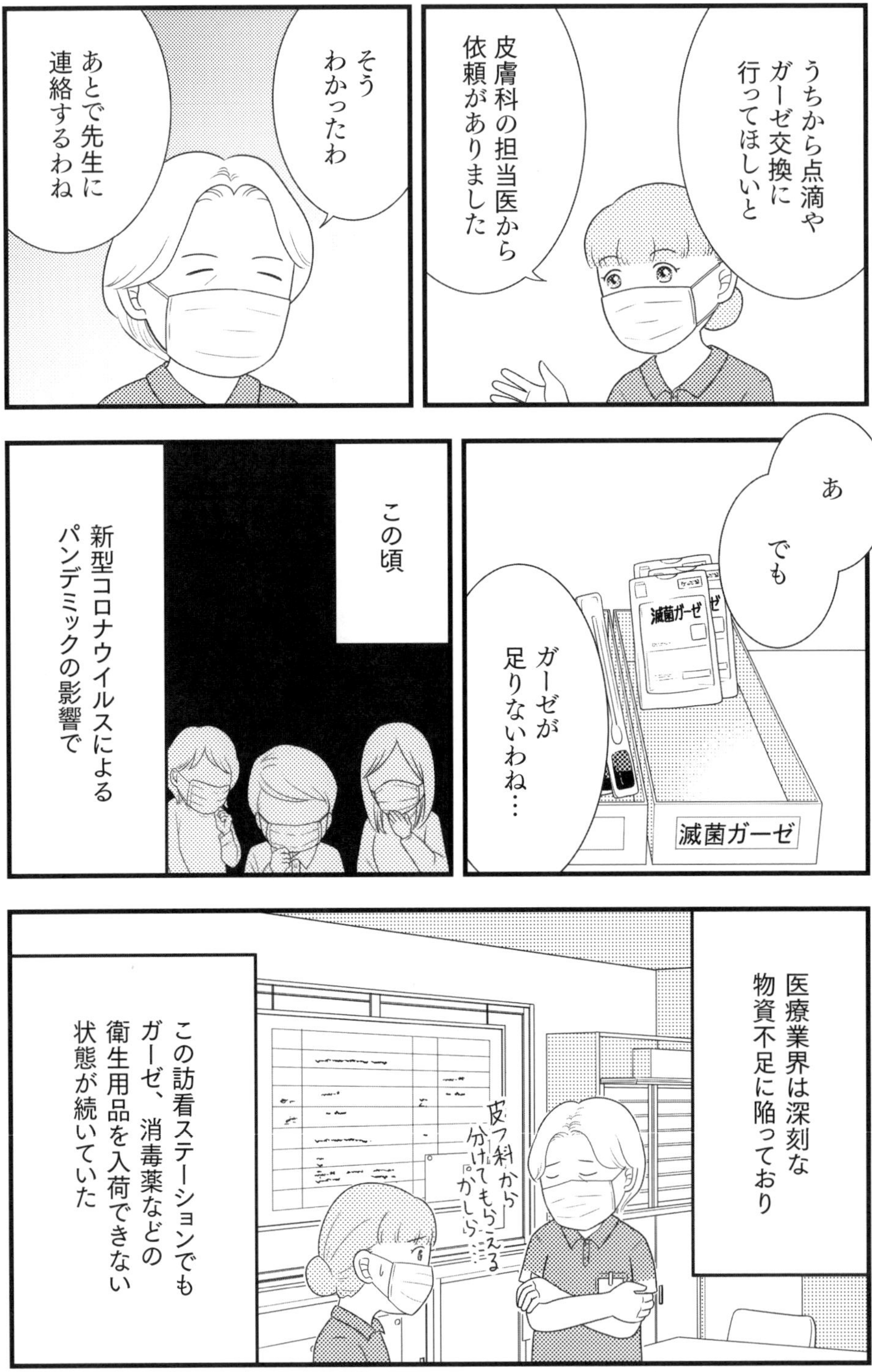
うちから点滴やガーゼ交換に行ってほしいと
皮膚科の担当医から依頼がありました
そうわかったわ
あとで先生に連絡するわね
あ
でも
ガーゼが足りないわね…
滅菌ガーゼ
滅菌ガーゼ
この頃
新型コロナウイルスによるパンデミックの影響で
医療業界は深刻な物資不足に陥っており
この訪看ステーションでもガーゼ、消毒薬などの衛生用品を入荷できない状態が続いていた
皮フ科から分けてもらえるかしら

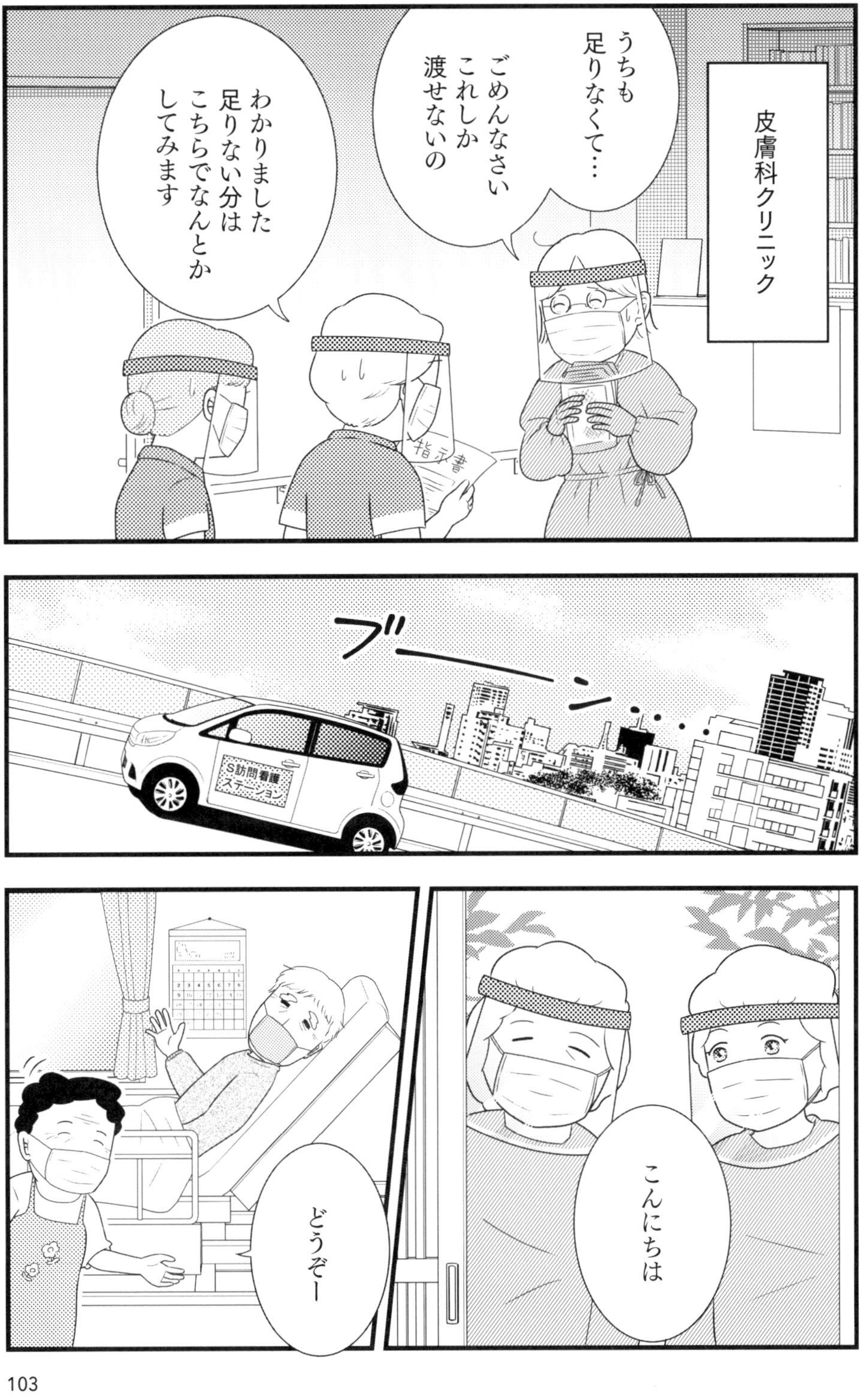
皮膚科クリニック
うちも足りなくて… ごめんなさい これしか渡せないの
わかりました 足りない分はこちらでなんとかしてみます
指示書
ブーン…
S訪問看護ステーション
こんにちは
どうぞー

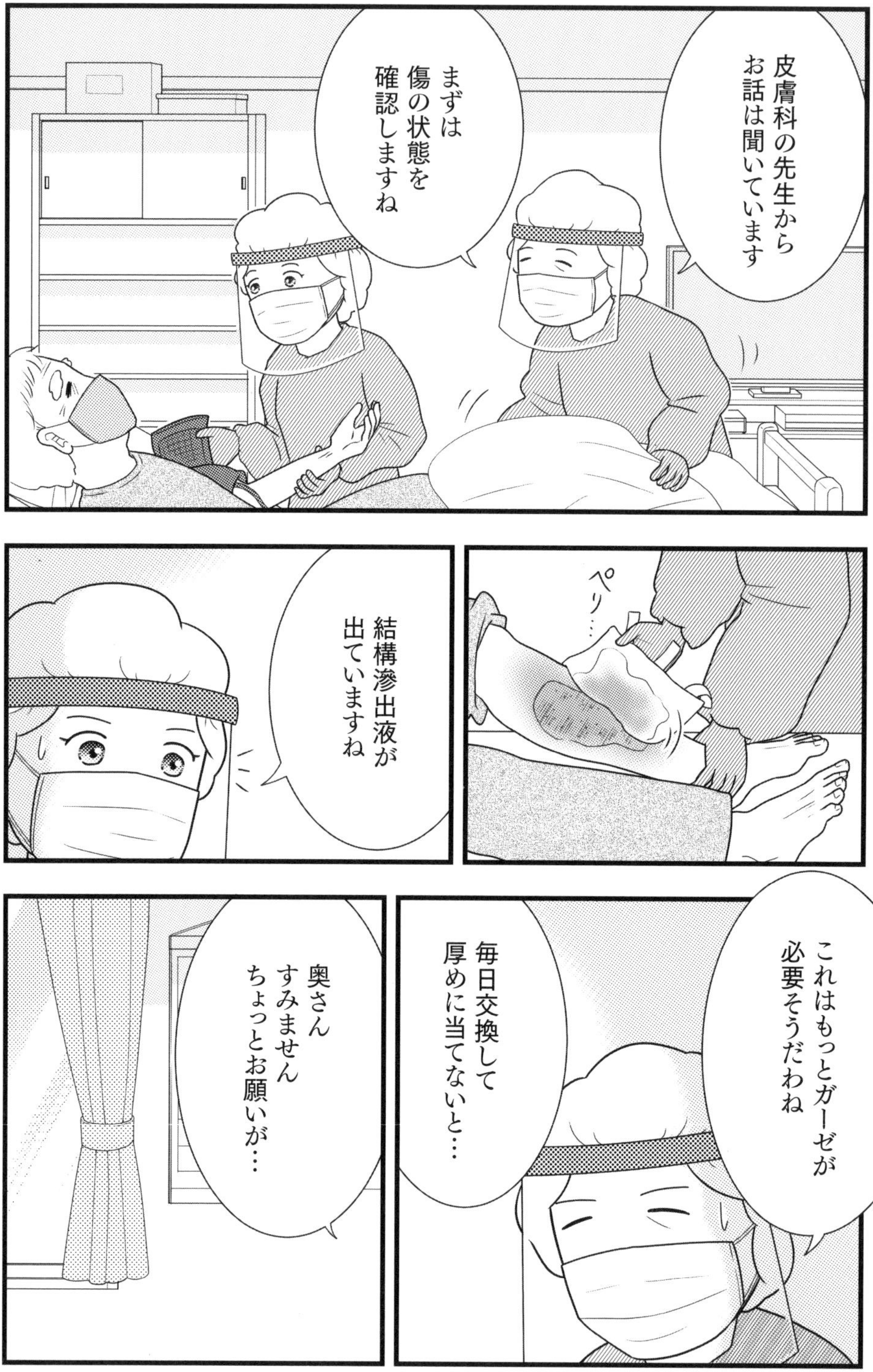
皮膚科の先生から お話は聞いています
まずは 傷の状態を 確認しますね
ペリ…
結構滲出液が 出ていますね
これはもっとガーゼが 必要そうだわね
毎日交換して 厚めに当てないと…
奥さん すみません ちょっとお願いが…

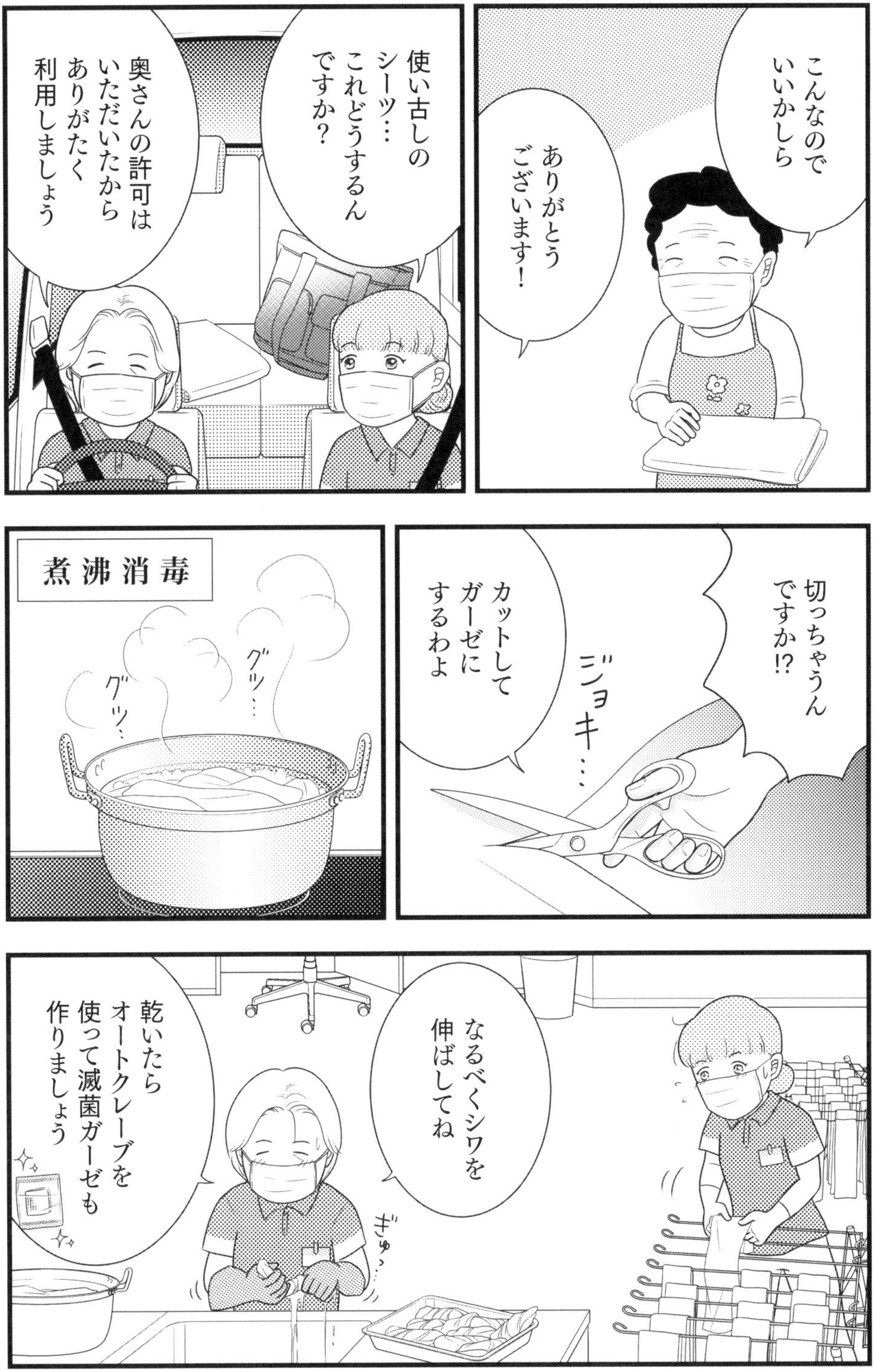
こんなのでいいかしら
ありがとうございます！
使い古しのシーツ…これどうするんですか？
奥さんの許可はいただいたからありがたく利用しましょう
切っちゃうんですか!?
ジョキ…
カットしてガーゼにするわよ
煮沸消毒
グツ…
グツ…
なるべくシワを伸ばしてね
ぎゅっ…
乾いたらオートクレーブを使って滅菌ガーゼも作りましょう

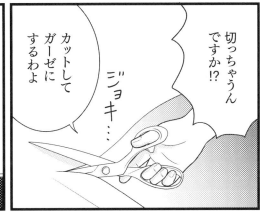

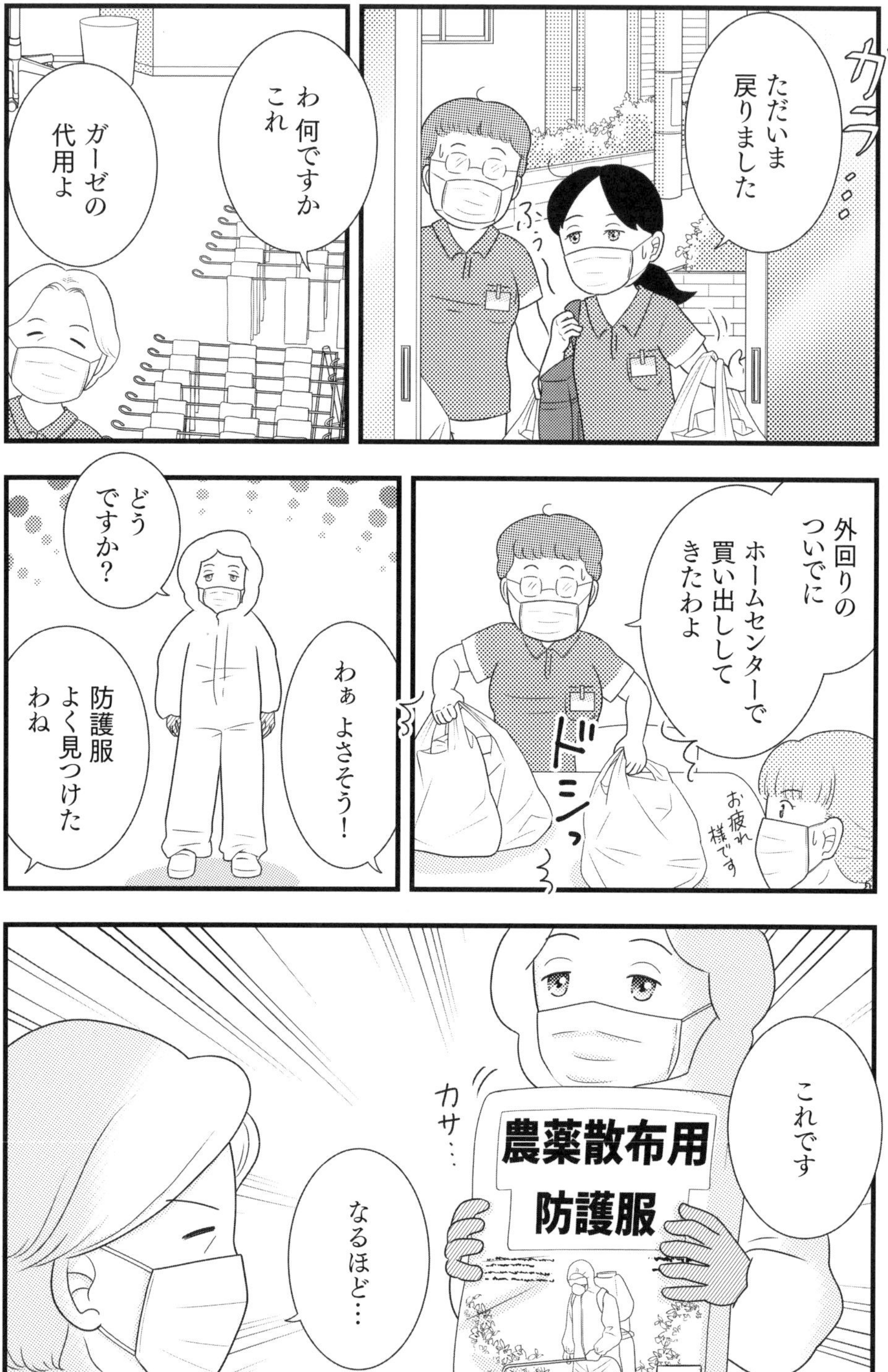
ガラ…
ただいま戻りました
ふぅ〜
わ何ですかこれ
ガーゼの代用よ
外回りのついでにホームセンターで買い出ししてきたわよ
ドシッ
お疲れ様です
どうですか?
わぁ よさそう!
防護服よく見つけたわね
これです
カサ…
農薬散布用
防護服
なるほど…

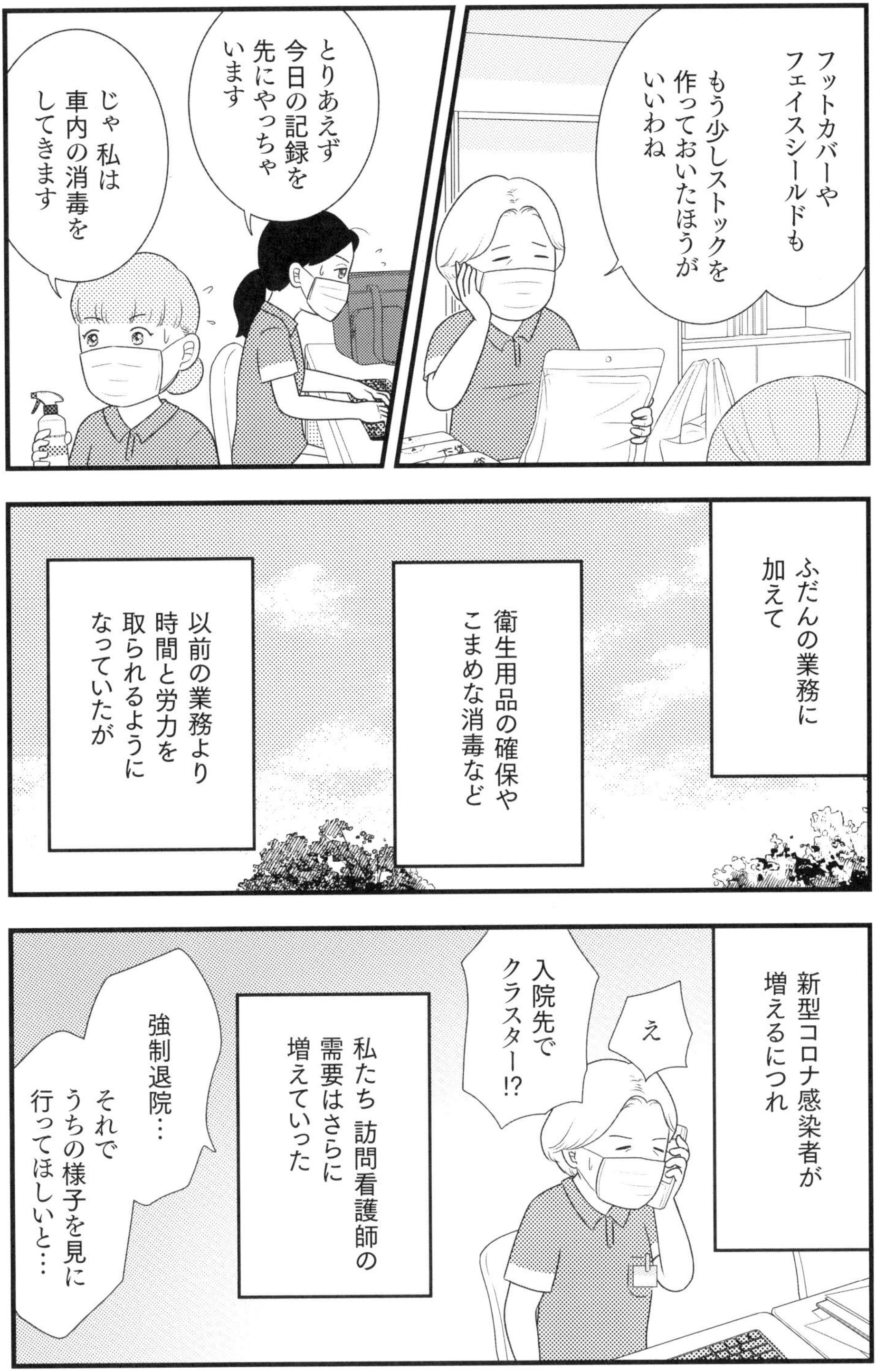
フットカバーや
フェイスシールドも
もう少しストックを
作っておいたほうが
いいわね
とりあえず
今日の記録を
先にやっちゃ
います
じゃ私は
車内の消毒を
してきます
ふだんの業務に
加えて
衛生用品の確保や
こまめな消毒など
以前の業務より
時間と労力を
取られるように
なっていたが
新型コロナ感染者が
増えるにつれ
え
入院先で
クラスター!?
私たち 訪問看護師の
需要はさらに
増えていった
強制退院…
それで
うちの様子を見に
行ってほしいと…

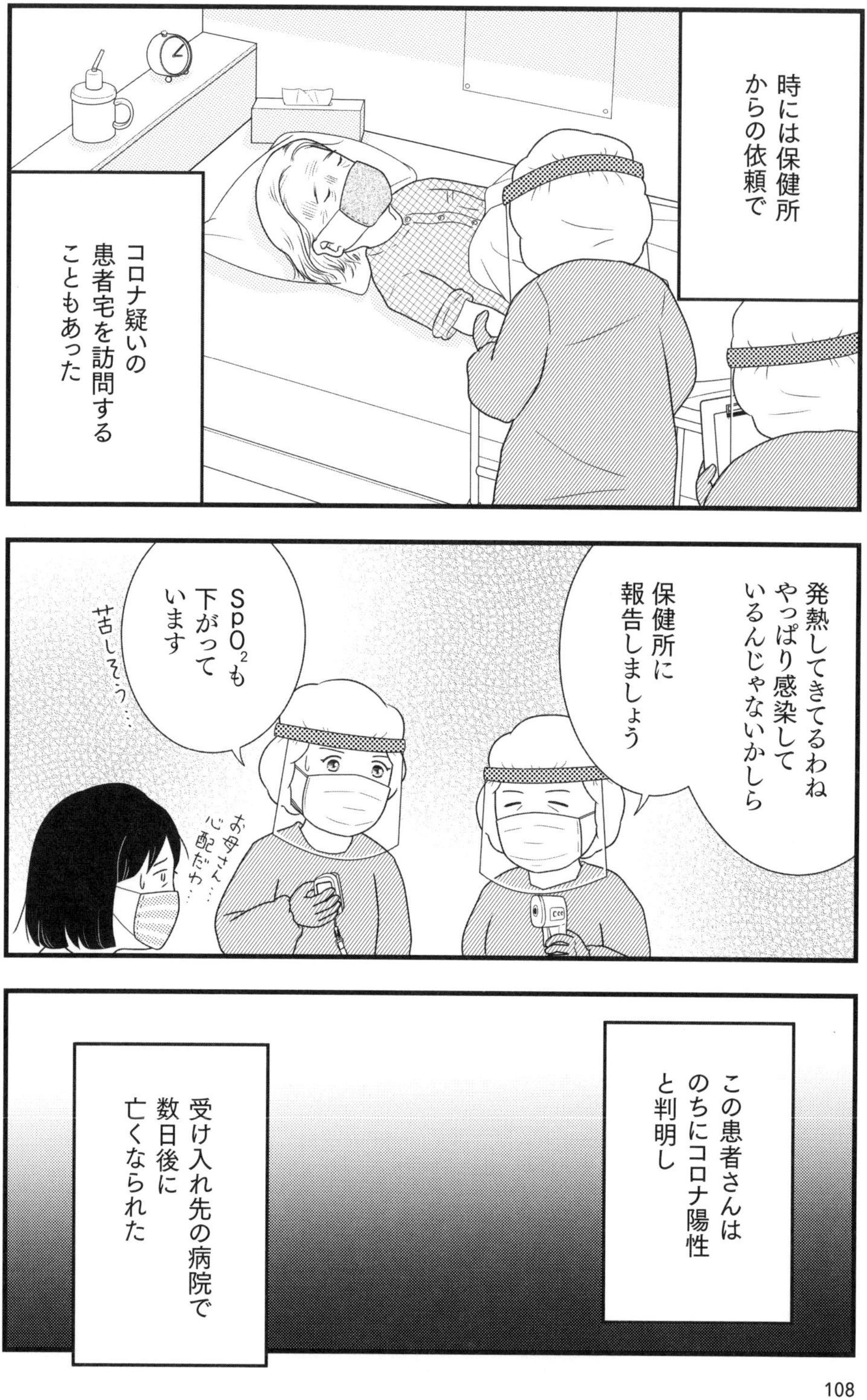
時には保健所からの依頼で
コロナ疑いの患者宅を訪問することもあった
発熱してきてるわね やっぱり感染しているんじゃないかしら 保健所に報告しましょう
SpO_2も下がっています
苦しそう…
お母さん…心配だわ…
この患者さんはのちにコロナ陽性と判明し
受け入れ先の病院で数日後に亡くなられた

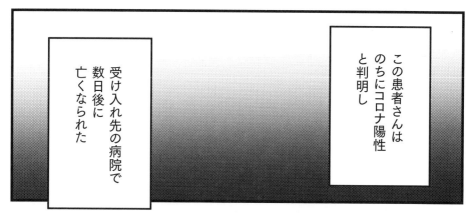

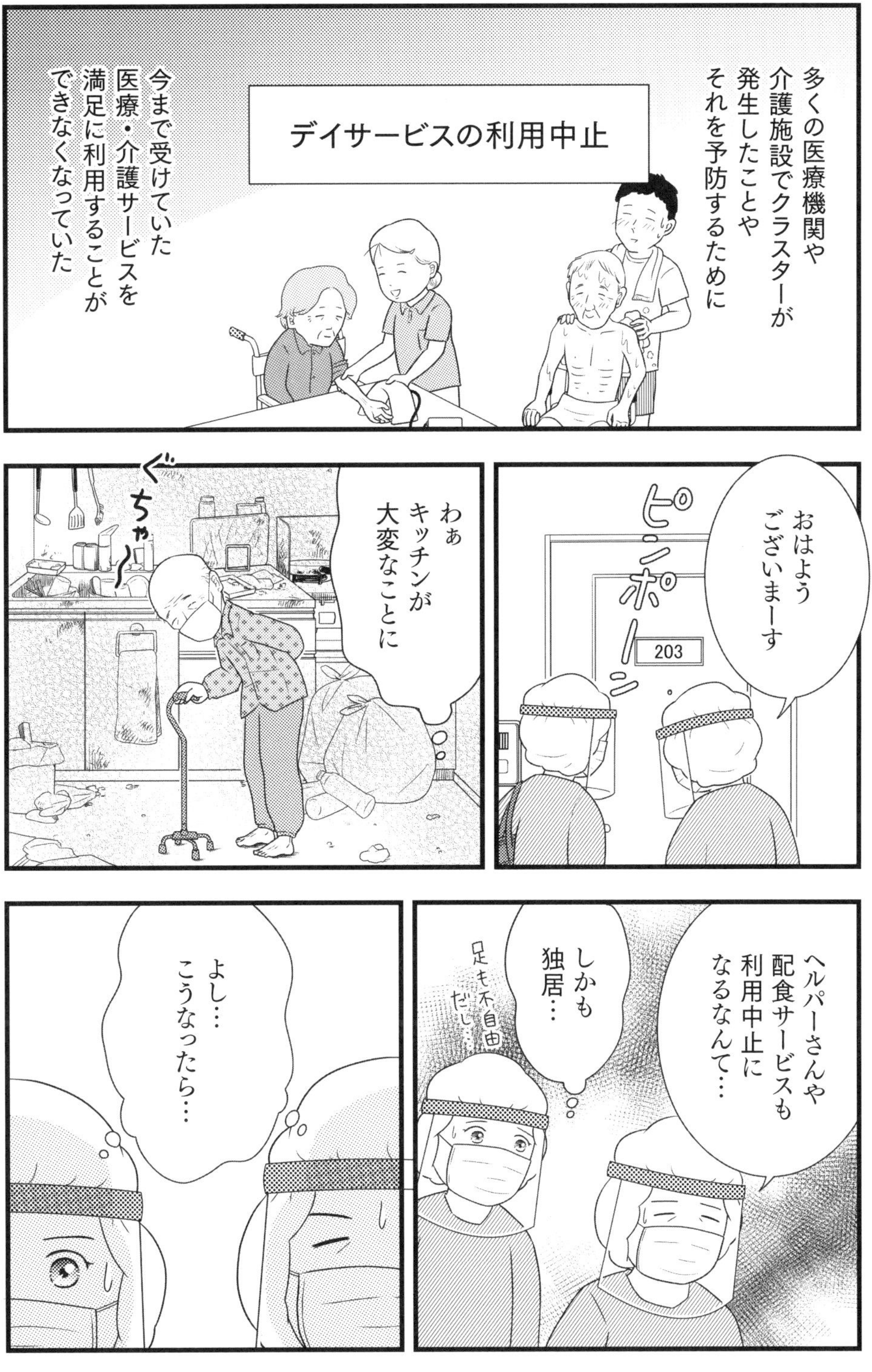
多くの医療機関や
介護施設でクラスターが
発生したことや
それを予防するために
デイサービスの利用中止
今まで受けていた
医療・介護サービスを
満足に利用することが
できなくなっていた
ピンポーン
おはようございまーす
203
わぁ
キッチンが
大変なことに
ぐちゃ～
ヘルパーさんや
配食サービスも
利用中止に
なるなんて…
しかも
独居…
足も不自由だし…
よし…
こうなったら…

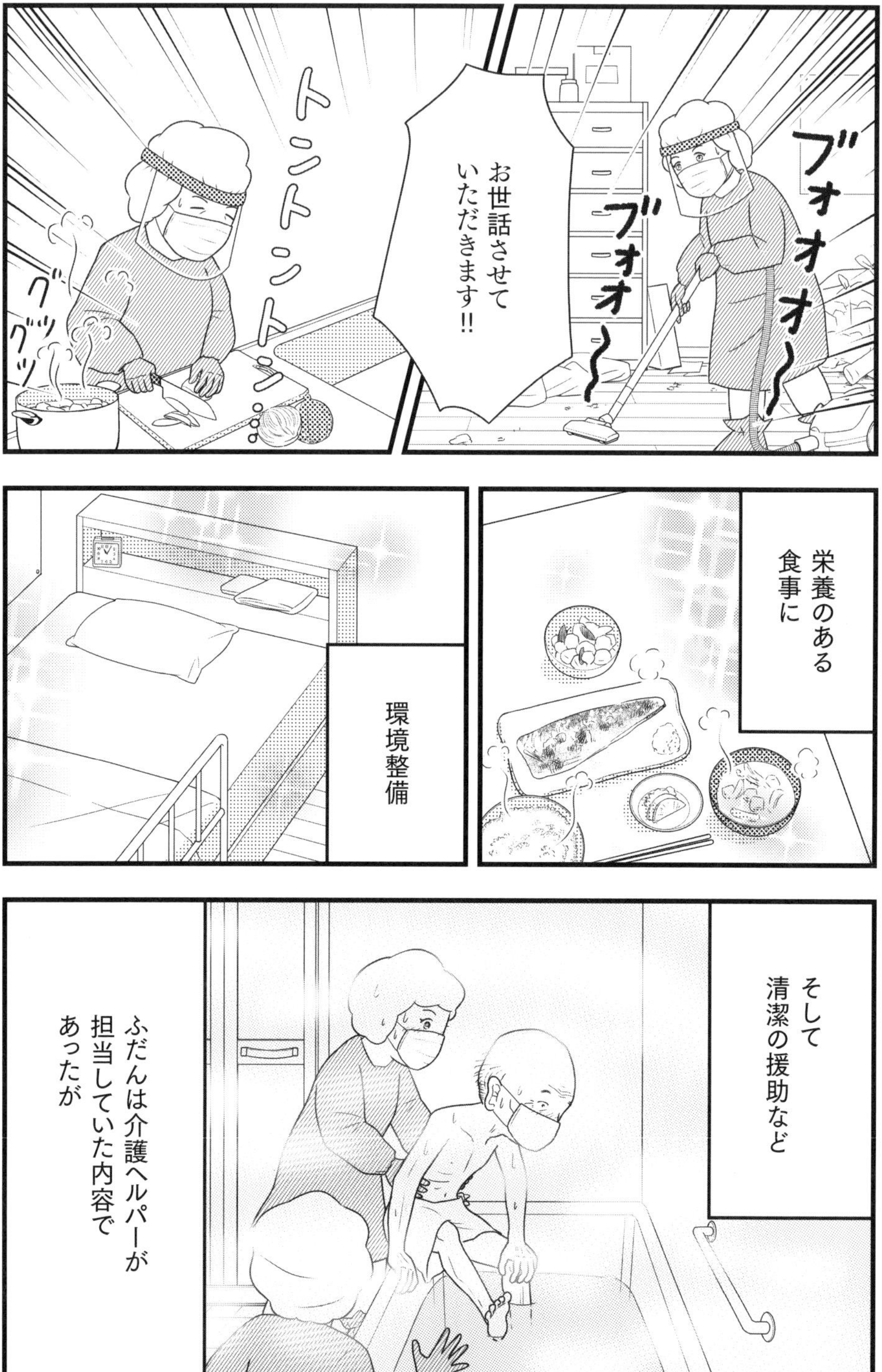
ブォオオ〜
ブォオ〜
お世話させていただきます!!
トントントン…
グツグツ
栄養のある食事に
環境整備
そして清潔の援助など
ふだんは介護ヘルパーが担当していた内容であったが

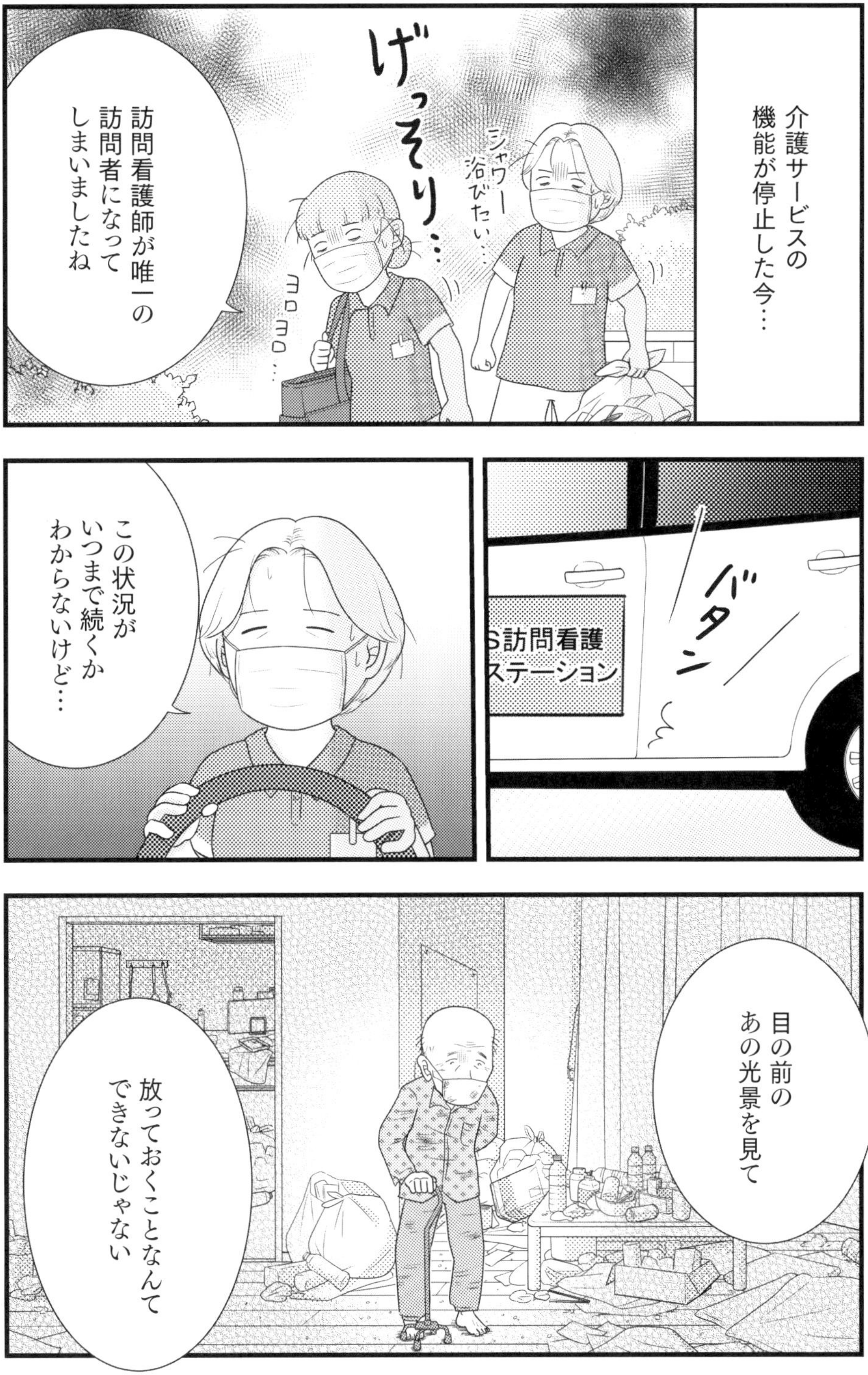
介護サービスの
機能が停止した今…
げっそり…
シャワー浴びたい…
ヨロヨロ…
訪問看護師が唯一の
訪問者になって
しまいましたね
S訪問看護
ステーション
バタン
この状況が
いつまで続くか
わからないけど…
目の前の
あの光景を見て
放っておくことなんて
できないじゃない

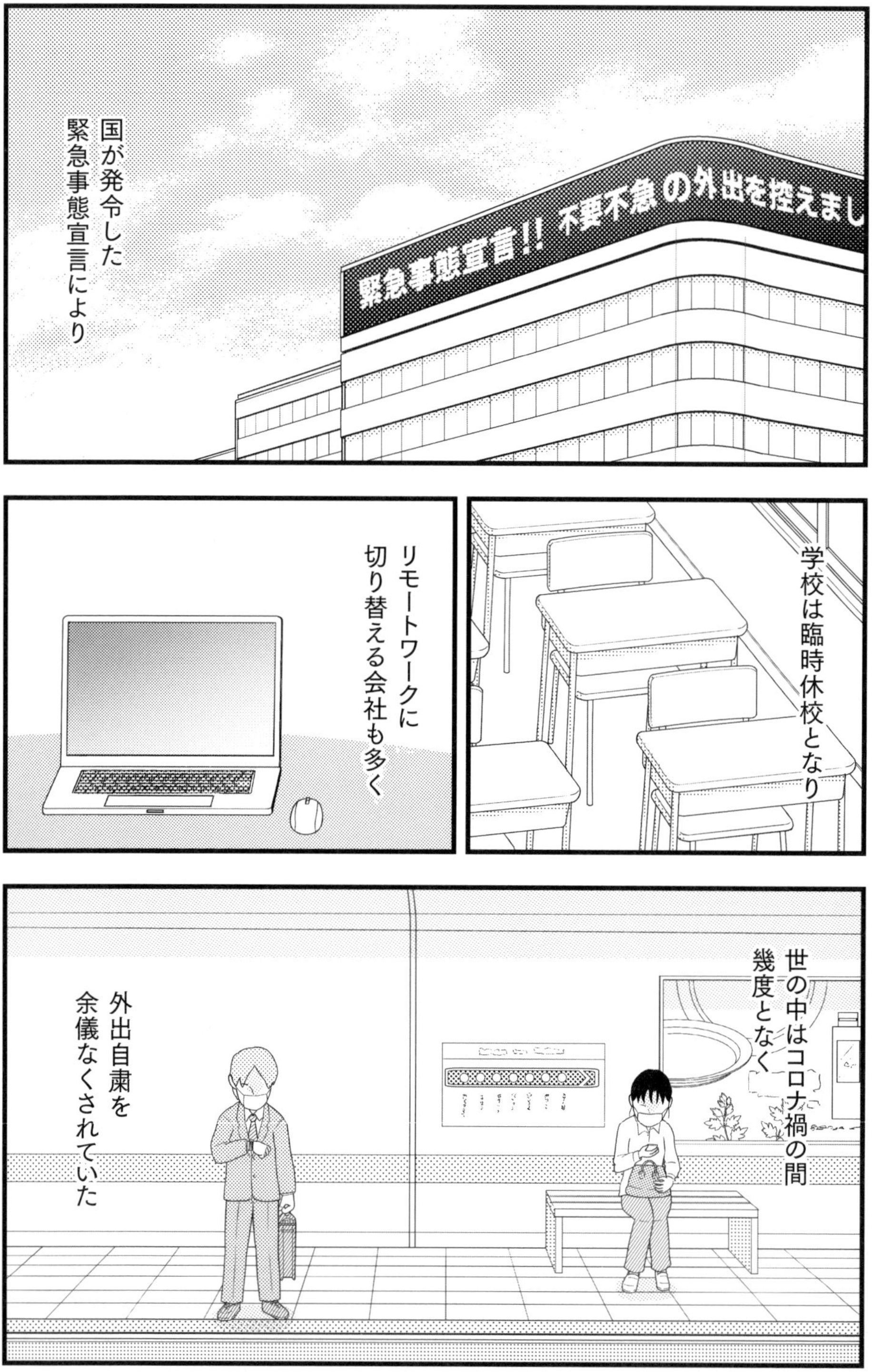
国が発令した
緊急事態宣言により
緊急事態宣言!! 不要不急の外出を控えまし
学校は臨時休校となり
リモートワークに
切り替える会社も多く
世の中はコロナ禍の間
幾度となく
外出自粛を
余儀なくされていた

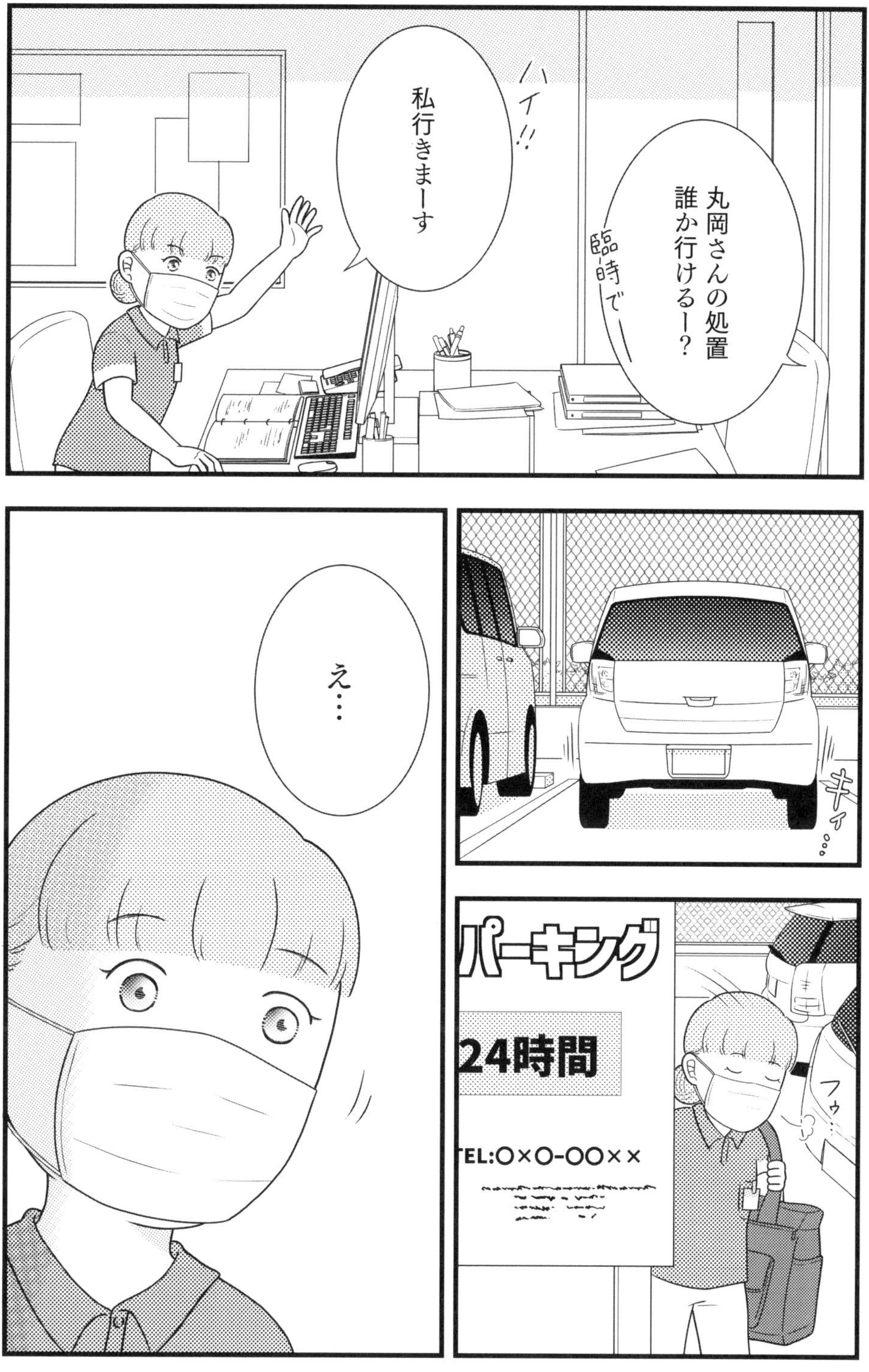
丸岡さんの処置
誰か行けるー?
臨時でー
ハイ!!
私行きまーす
え…
キィ…
パーキング
24時間
TEL:○×○-○○××
フゥ…

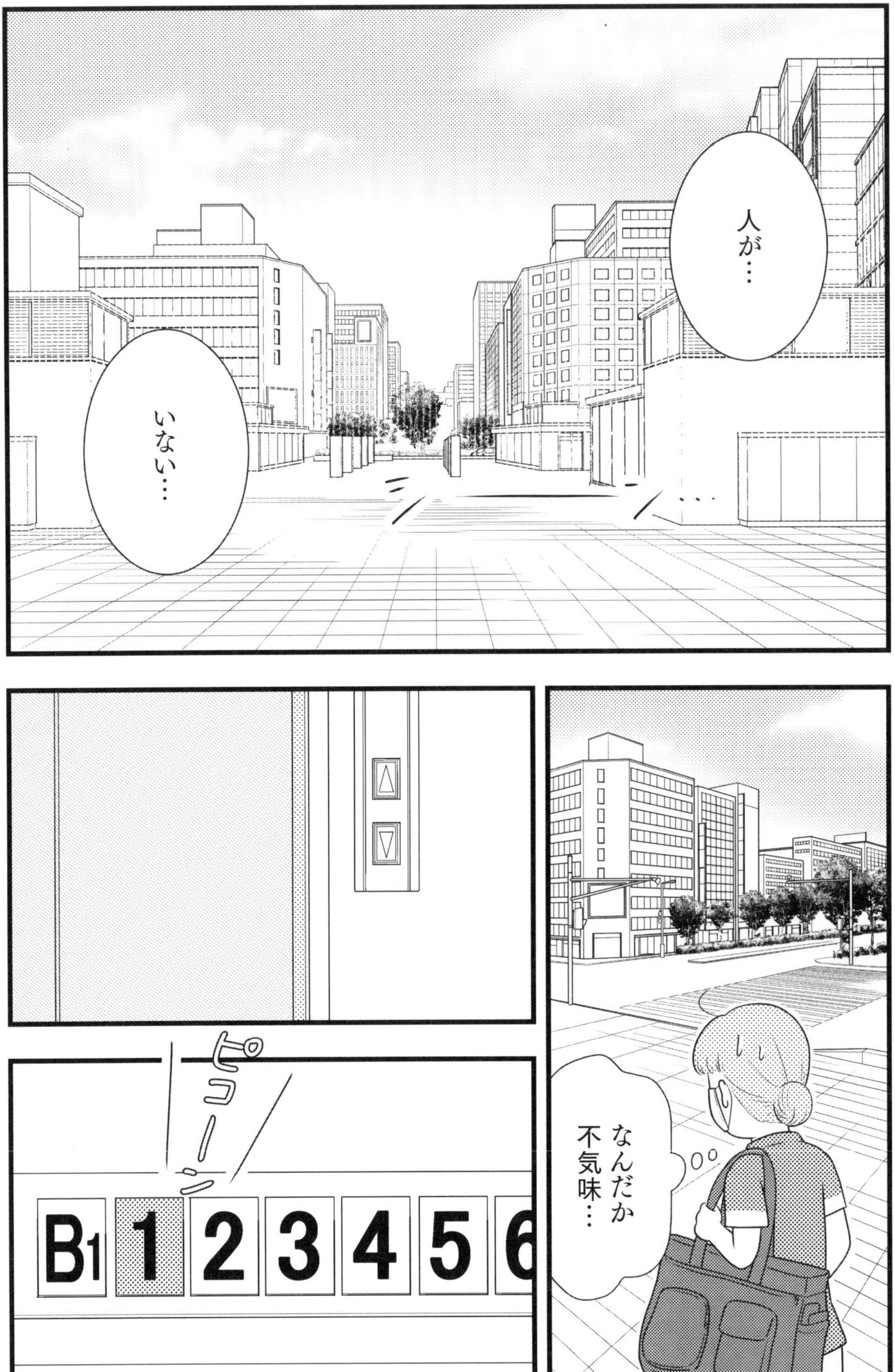
人が…
いない…
なんだか不気味…
ピコーン
B1 1 2 3 4 5 6

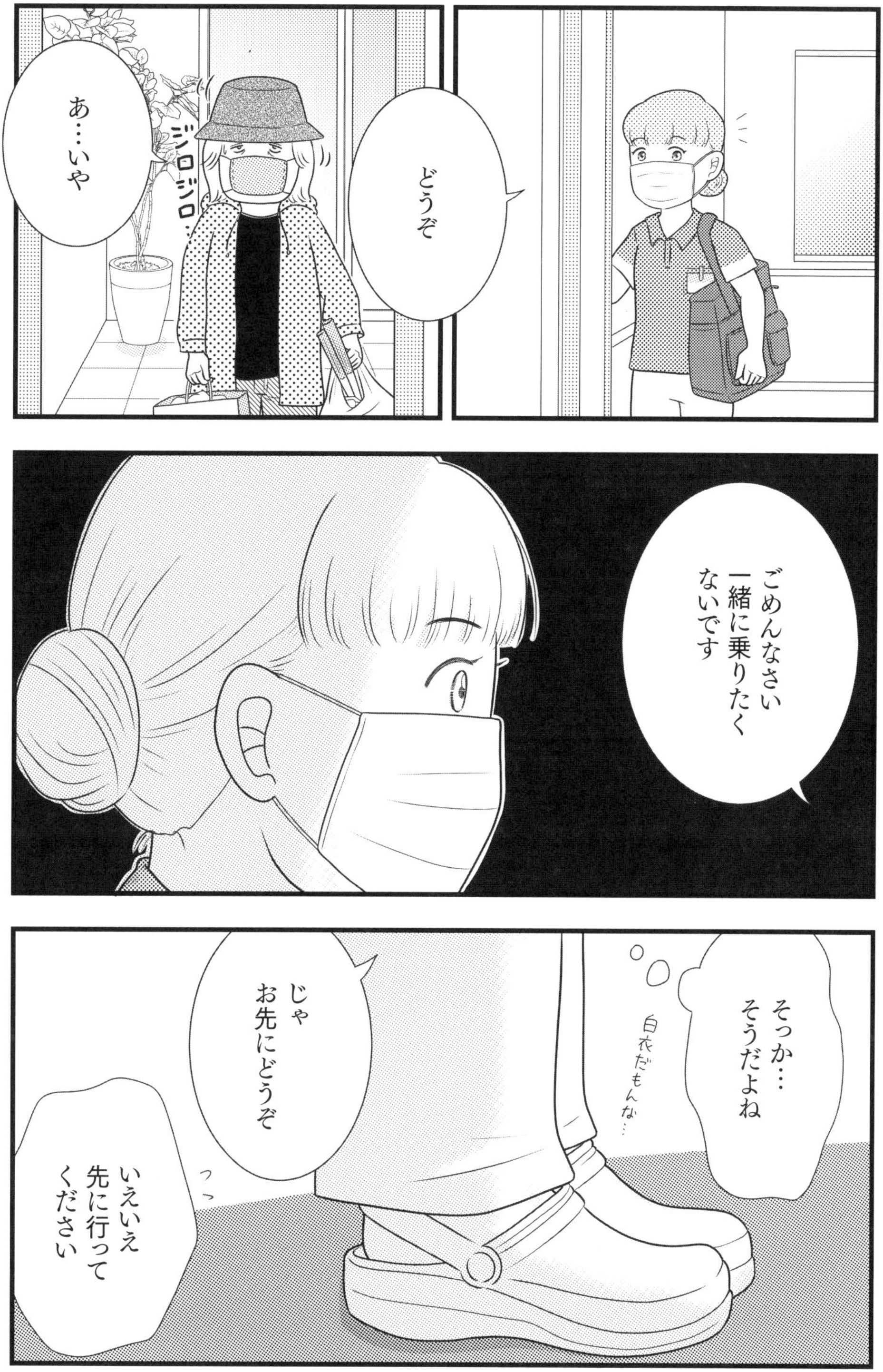
どうぞ
ジロジロ…
あ…いや
ごめんなさい
一緒に乗りたく
ないです
そっか…
そうだよね
白衣だもんな…
じゃ
お先にどうぞ
いえいえ
先に行って
ください

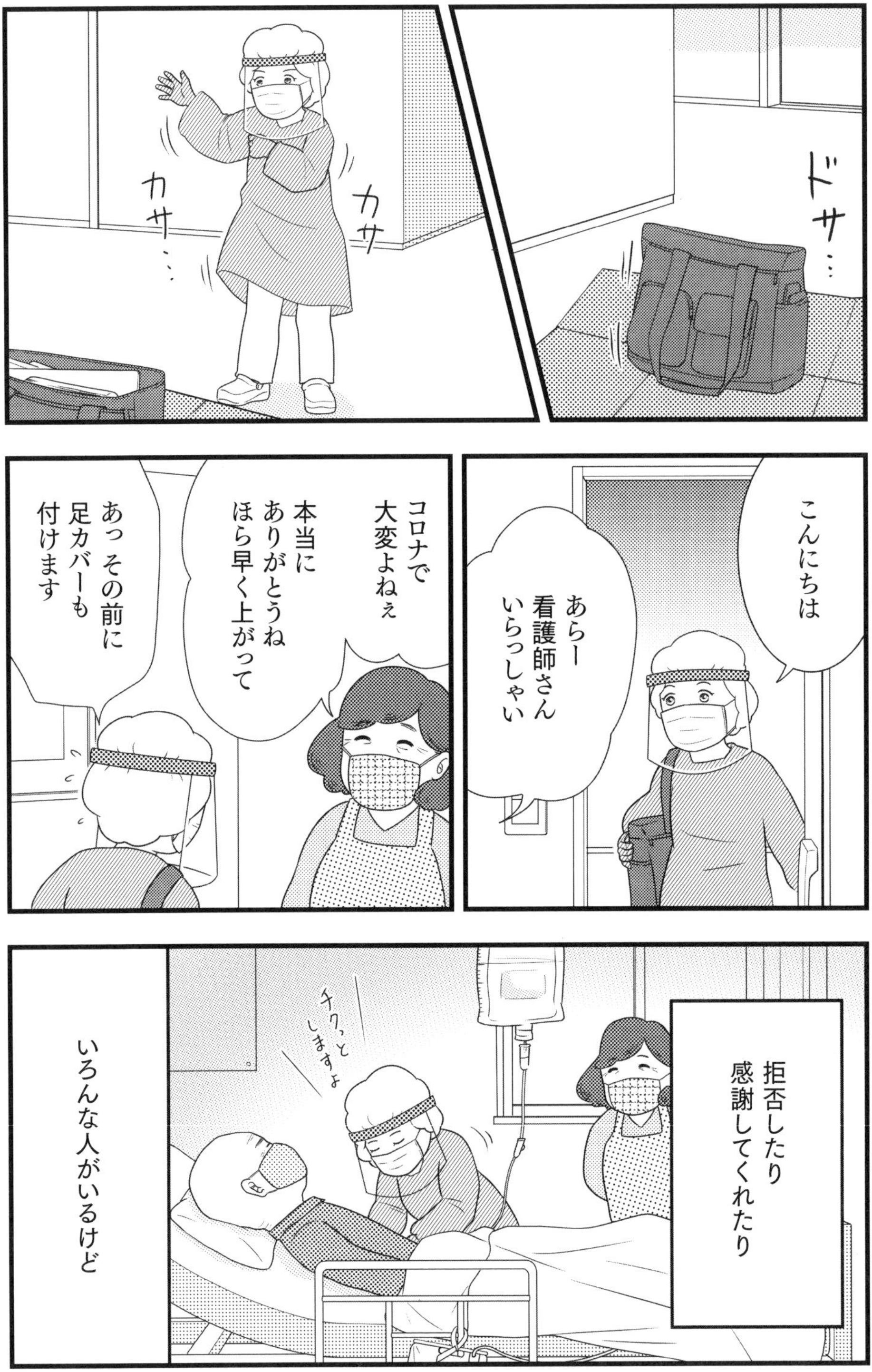
ドサ…
カサ…
カサ
こんにちは
あらー
看護師さん
いらっしゃい
コロナで
大変よねぇ
本当に
ありがとうね
ほら早く上がって
あっ その前に
足カバーも
付けます
拒否したり
感謝してくれたり
チクっとしますよ
いろんな人がいるけど

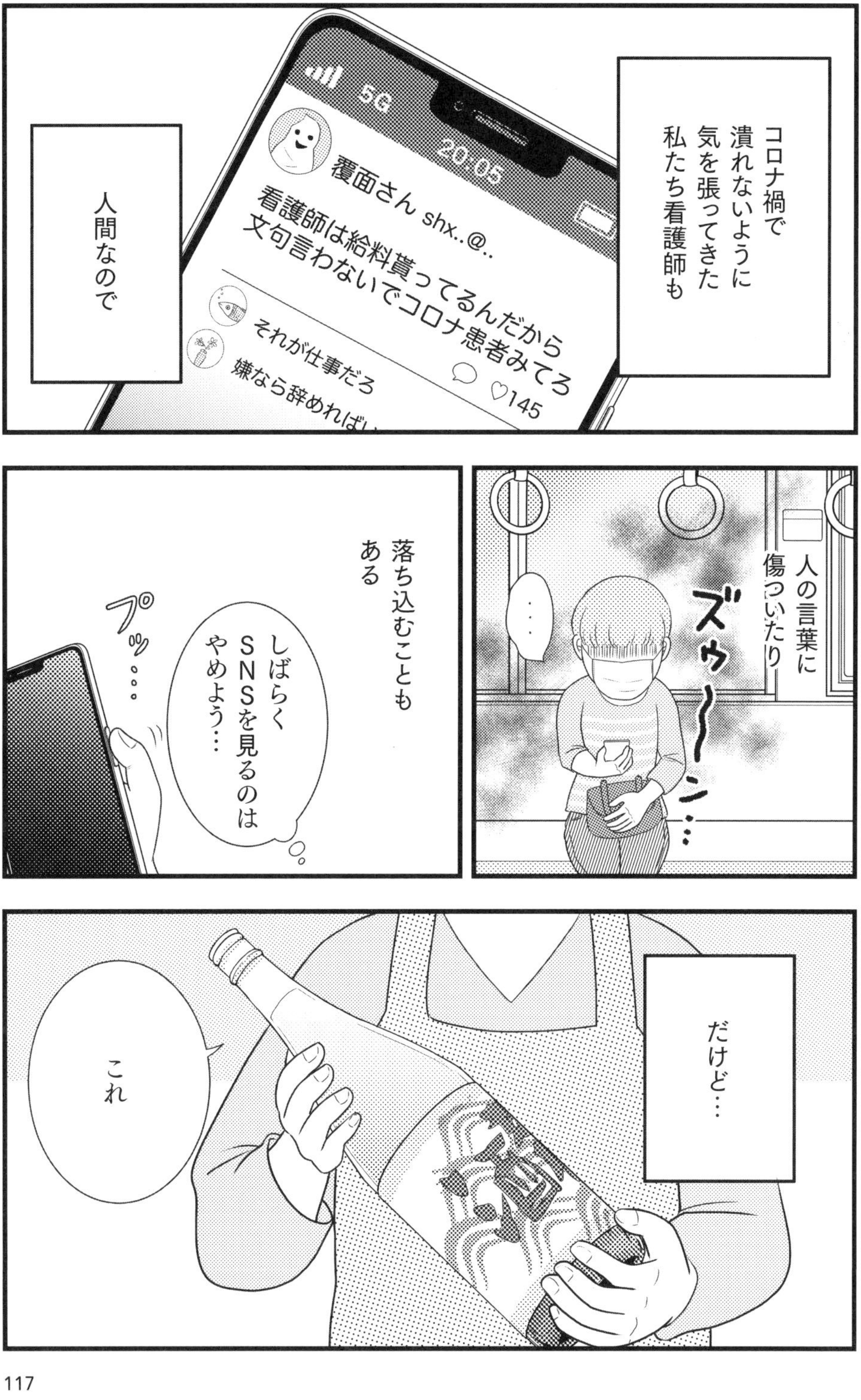
コロナ禍で
潰れないように
気を張ってきた
私たち看護師も
5G
20:05
覆面さん shx..@..
看護師は給料貰ってるんだから
文句言わないでコロナ患者みてろ
♡145
それが仕事だろ
嫌なら辞めればい
人間なので
人の言葉に
傷ついたり
ズウ〜〜ン…
…
落ち込むことも
ある
しばらく
SNSを見るのは
やめよう…
プッ…
だけど…
これ

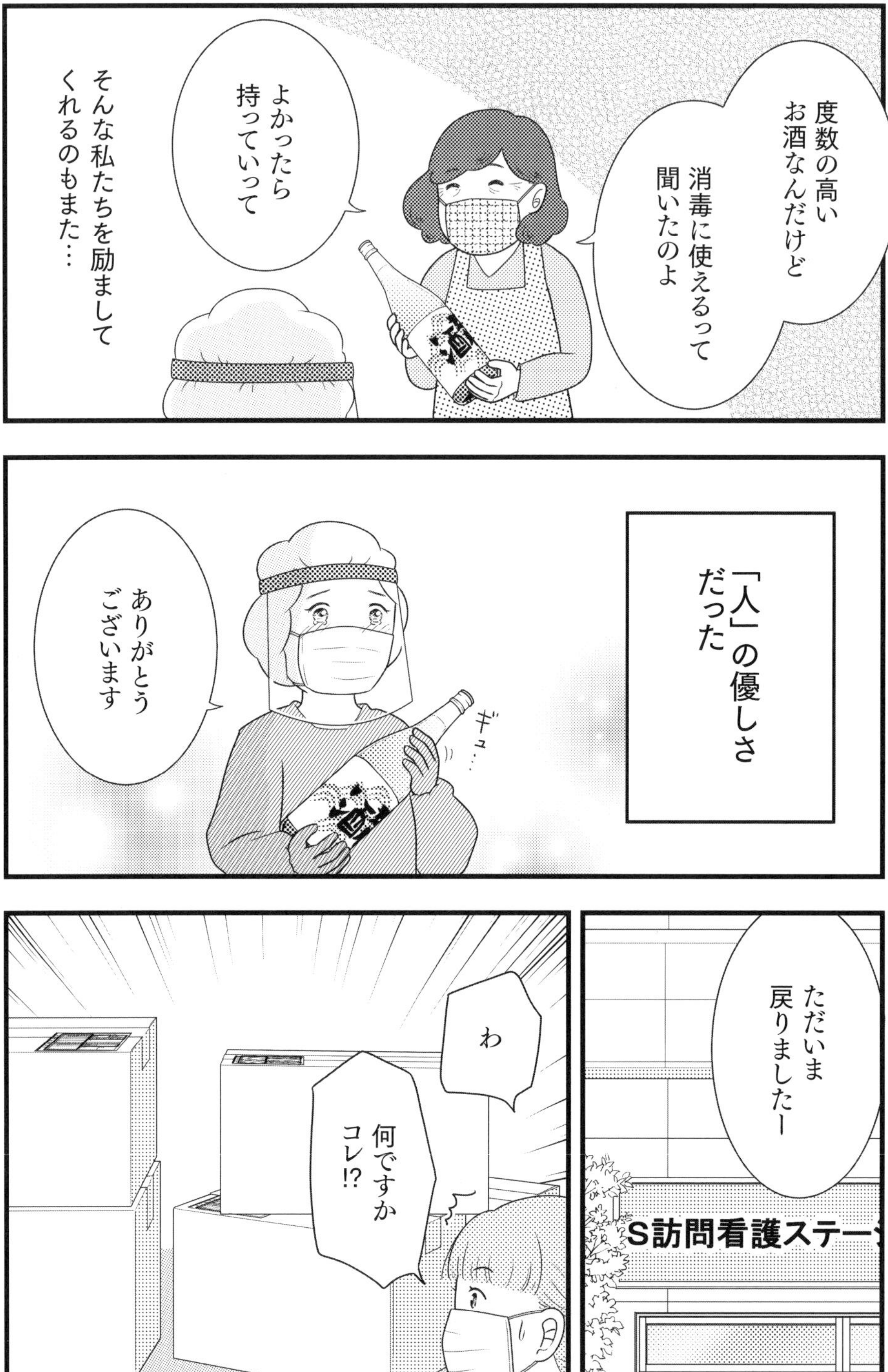
度数の高い
お酒なんだけど
消毒に使えるって
聞いたのよ
よかったら
持っていって
そんな私たちを励まして
くれるのもまた…
「人」の優しさ
だった
ありがとう
ございます
ギュ…
ただいま
戻りましたー
S訪問看護ステー
わ
何ですか
コレ!?

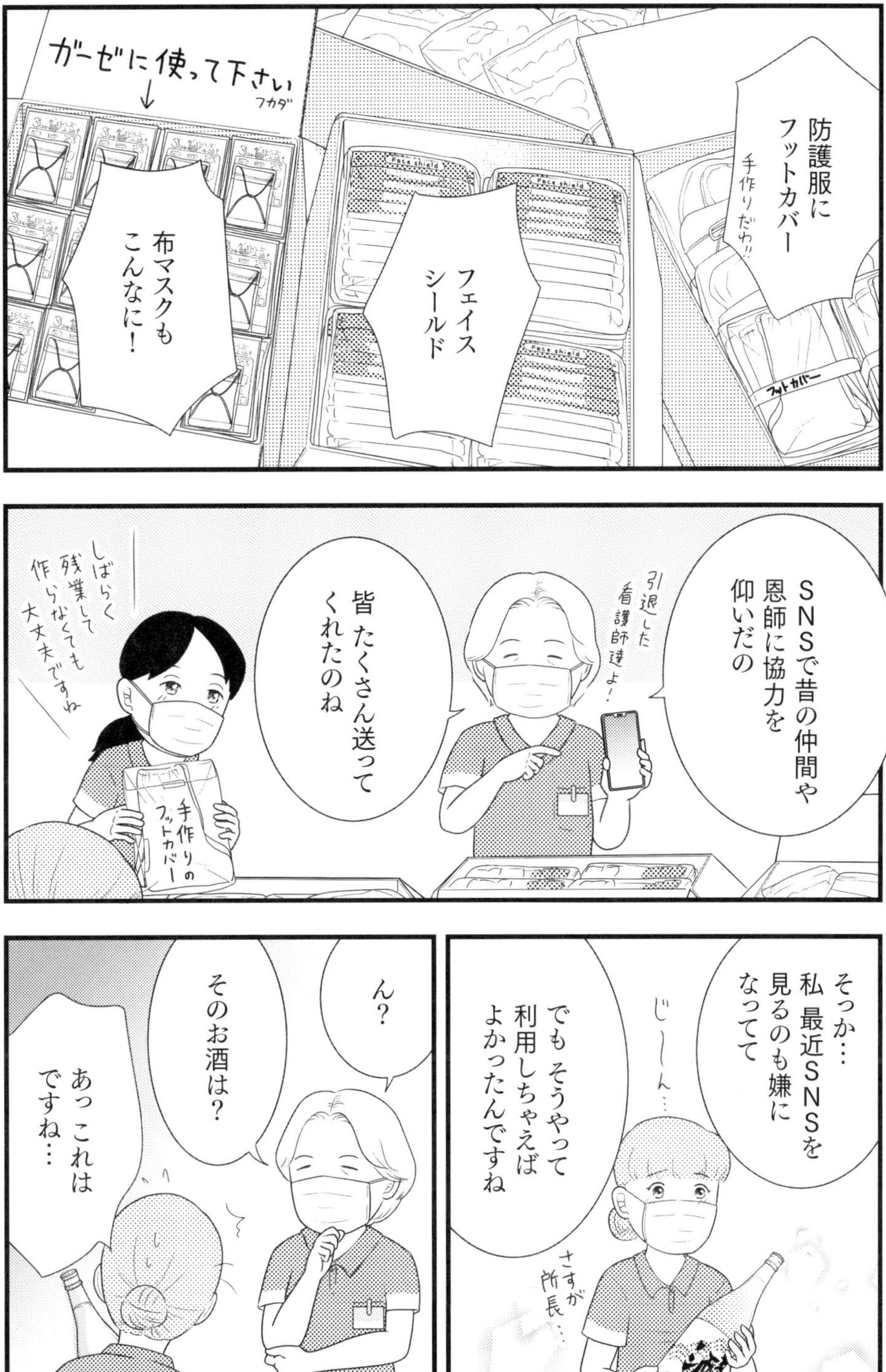
ガーゼに使って下さい
フカダ
防護服にフットカバー
手作りだわ!!
フットカバー
フェイスシールド
Face shield
布マスクもこんなに!
SNSで昔の仲間や恩師に協力を仰いだの
引退した看護師達よ!
皆たくさん送ってくれたのね
しばらく残業して作らなくても大丈夫ですね
手作りのフットカバー
そっか…私最近SNSを見るのも嫌になってて
じーん…
でもそうやって利用しちゃえばよかったんですね
さすが所長…
ん?
そのお酒は?
あっこれはですね…

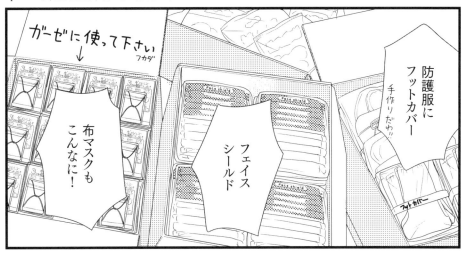

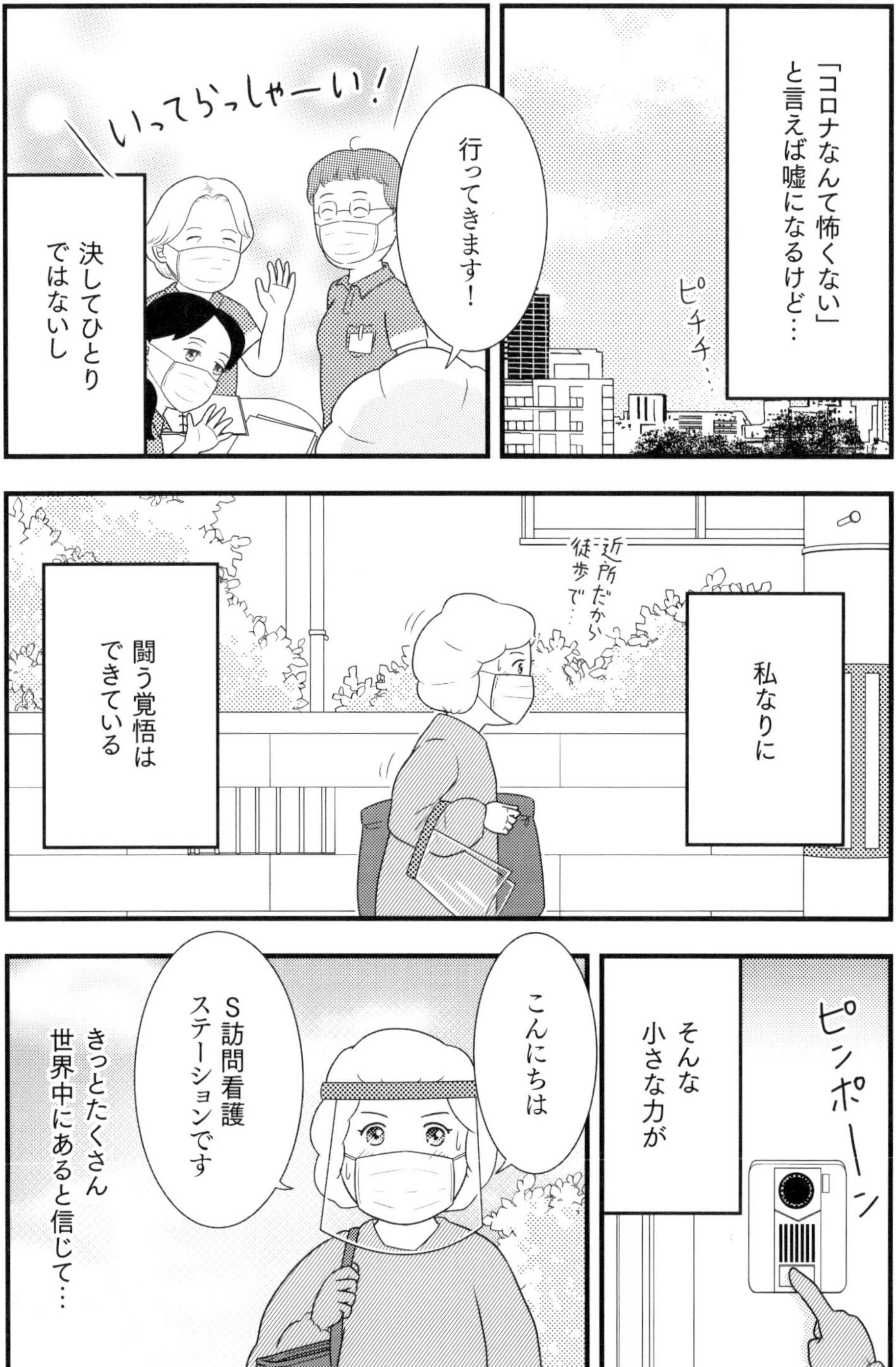
「コロナなんて怖くない」と言えば嘘になるけど…
ピチチ…
行ってきます!
いってらっしゃーい!
決してひとりではないし
私なりに
近所だから徒歩で…
闘う覚悟はできている
ピンポーン
そんな小さな力が
こんにちは
S訪問看護ステーションです
きっとたくさん世界中にあると信じて…

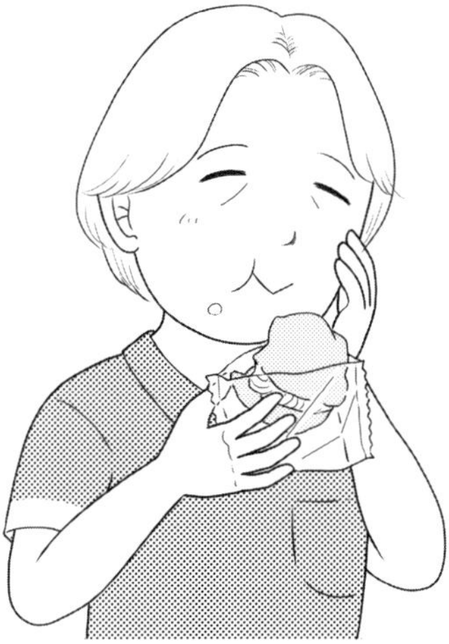

取材後記❹

コロナ禍では、病院ではなく自宅で家族に見守られながら最期を過ごす「看取り」が増えました。この自宅での「看取り」というものは、私の20年間の看護師人生で一番難しく、悩み続けているものでした。

死を目前に絶望の淵に立たされた患者さんや家族との関わりがあまりにつらくて悲しく、プロとしてどう振る舞ってよいのか、いつまでも正解がわからず苦しんでいたのです。

ですが今回、訪問看護師の方に取材をしていく中で、看取り看護のヒントをもらうことができました。それは、人はいつか死ぬけれど、この世に生まれてきてよかったと思ってもらうことが、患者本人と家族にとって一番心おだやかに幸せに最期を迎えられる最大のポイントだということです。

「この美しい世界に生まれてきてよかった」、それを感じることができるのは四季などの自然であることも教わりました。

春には桜を見せて、夏には蝉の声を、秋には紅葉、冬には冷たい雪を触らせてあげましょう――そう話す訪問看護師の方に神々しささえ感じ、今まで心につかえていたものがすぅーっと流れていくのを感じました。

そしてこの取材のあと、私は四季の美しさを学ぶために茶道を習い始めました。いつかその話も作品に残せたらいいなと思います。

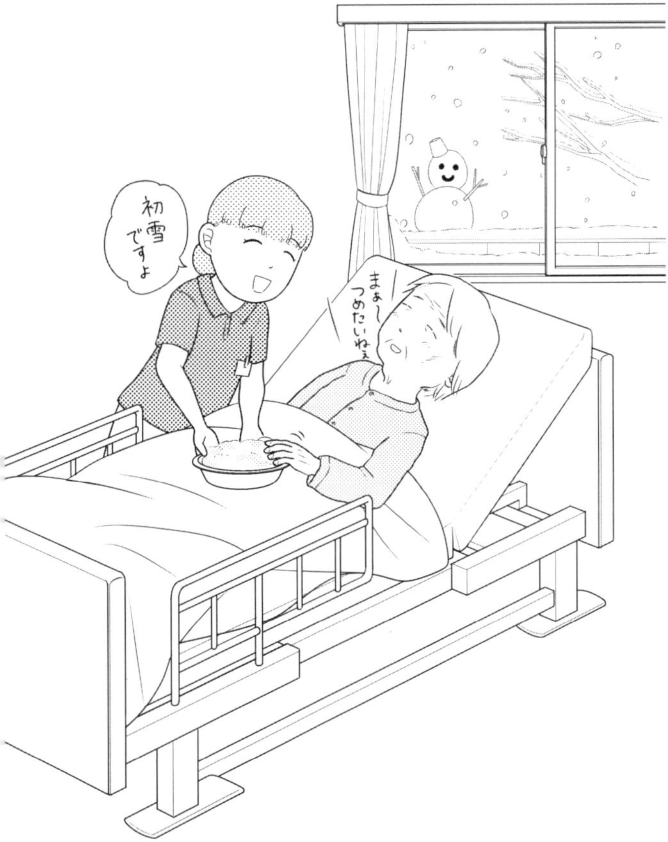

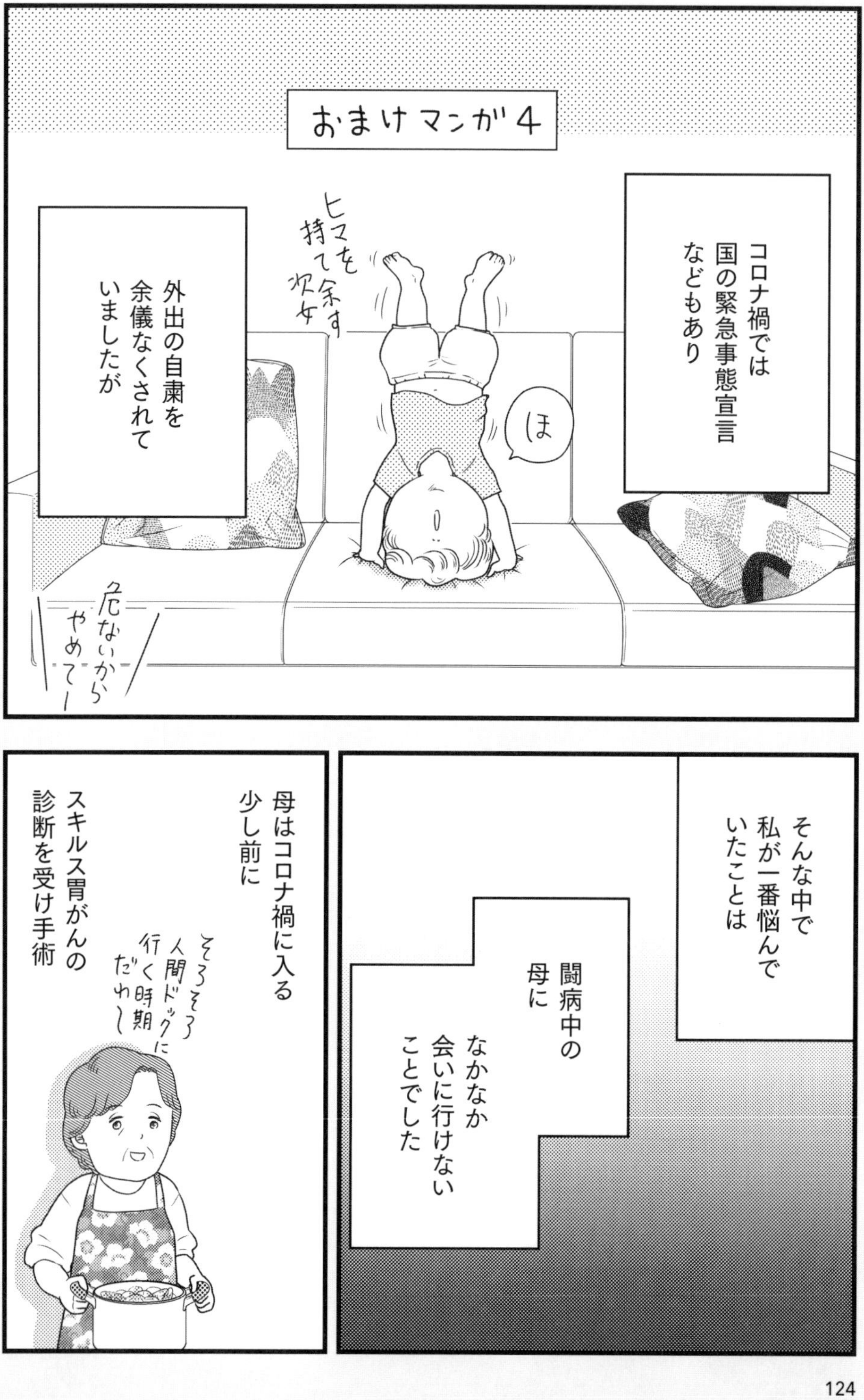
おまけマンガ4
コロナ禍では
国の緊急事態宣言
などもあり
外出の自粛を
余儀なくされて
いましたが
ヒマを持て余す次女
ほ
危ないからやめて～!
そんな中で
私が一番悩んで
いたことは
闘病中の
母に
なかなか
会いに行けない
ことでした
母はコロナ禍に入る
少し前に
スキルス胃がんの
診断を受け手術
そろそろ人間ドックに行く時期だわ～

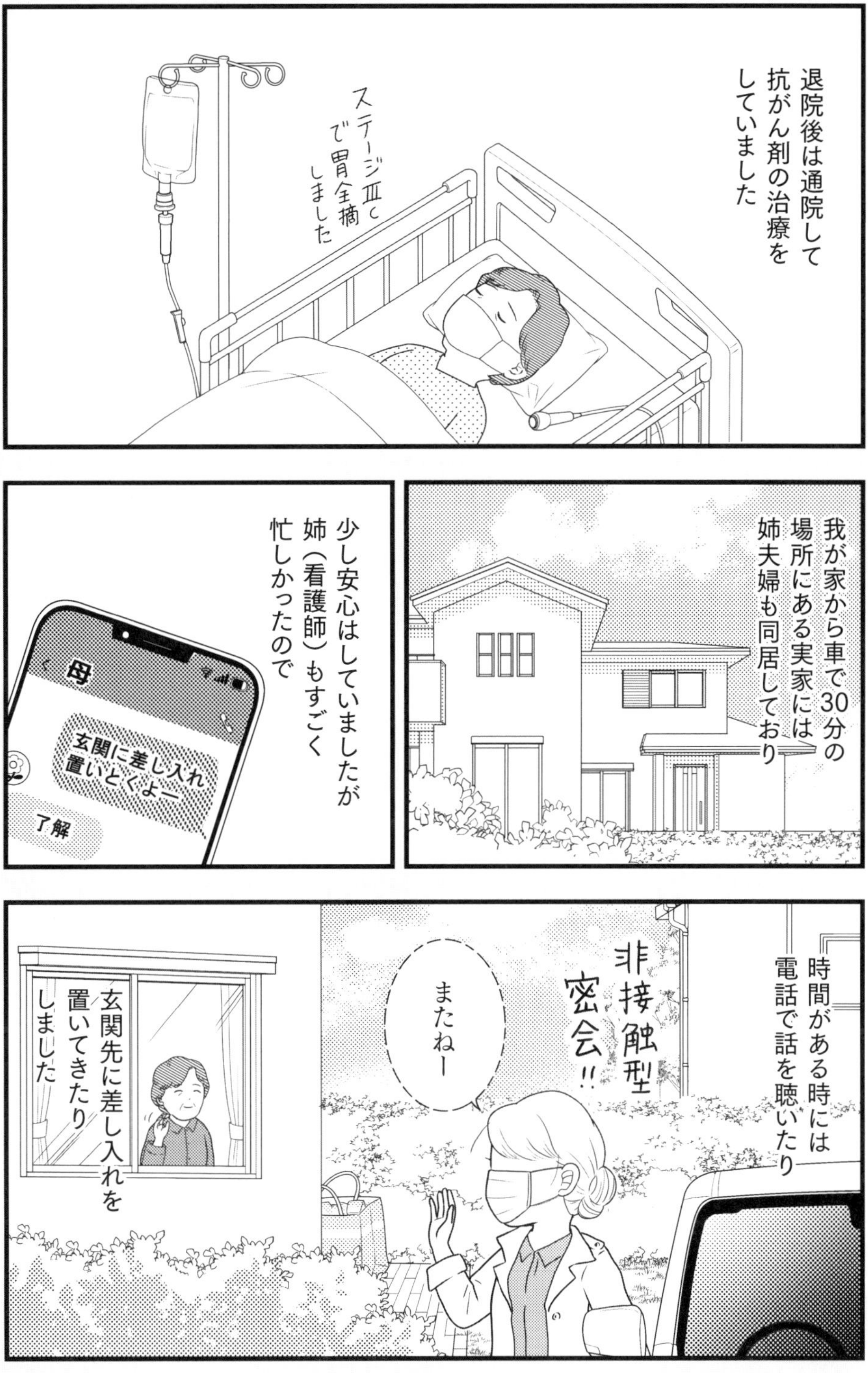
退院後は通院して
抗がん剤の治療をしていました
ステージⅢで胃全摘しました
我が家から車で30分の場所にある実家には
姉夫婦も同居しており
少し安心はしていましたが
姉(看護師)もすごく忙しかったので
母
玄関に差し入れ置いとくよー
了解
時間がある時には電話で話を聴いたり
非接触型密会!!
またねー
玄関先に差し入れを置いてきたりしました

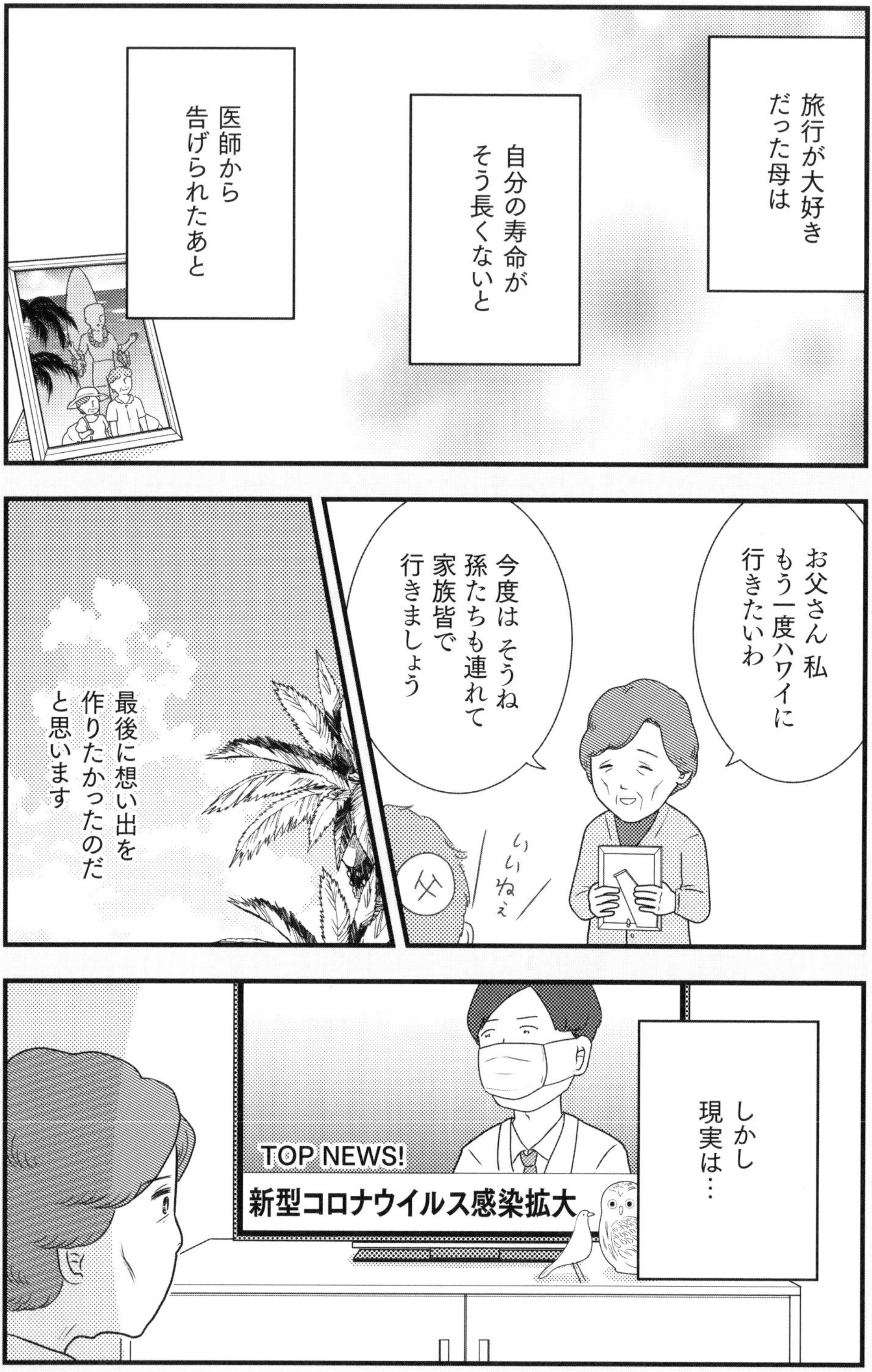
旅行が大好きだった母は
自分の寿命がそう長くないと
医師から告げられたあと
お父さん私もう一度ハワイに行きたいわ
今度は そうね孫たちも連れて家族皆で行きましょう
いいねぇ
父
最後に想い出を作りたかったのだと思います
しかし現実は…
TOP NEWS!
新型コロナウイルス感染拡大

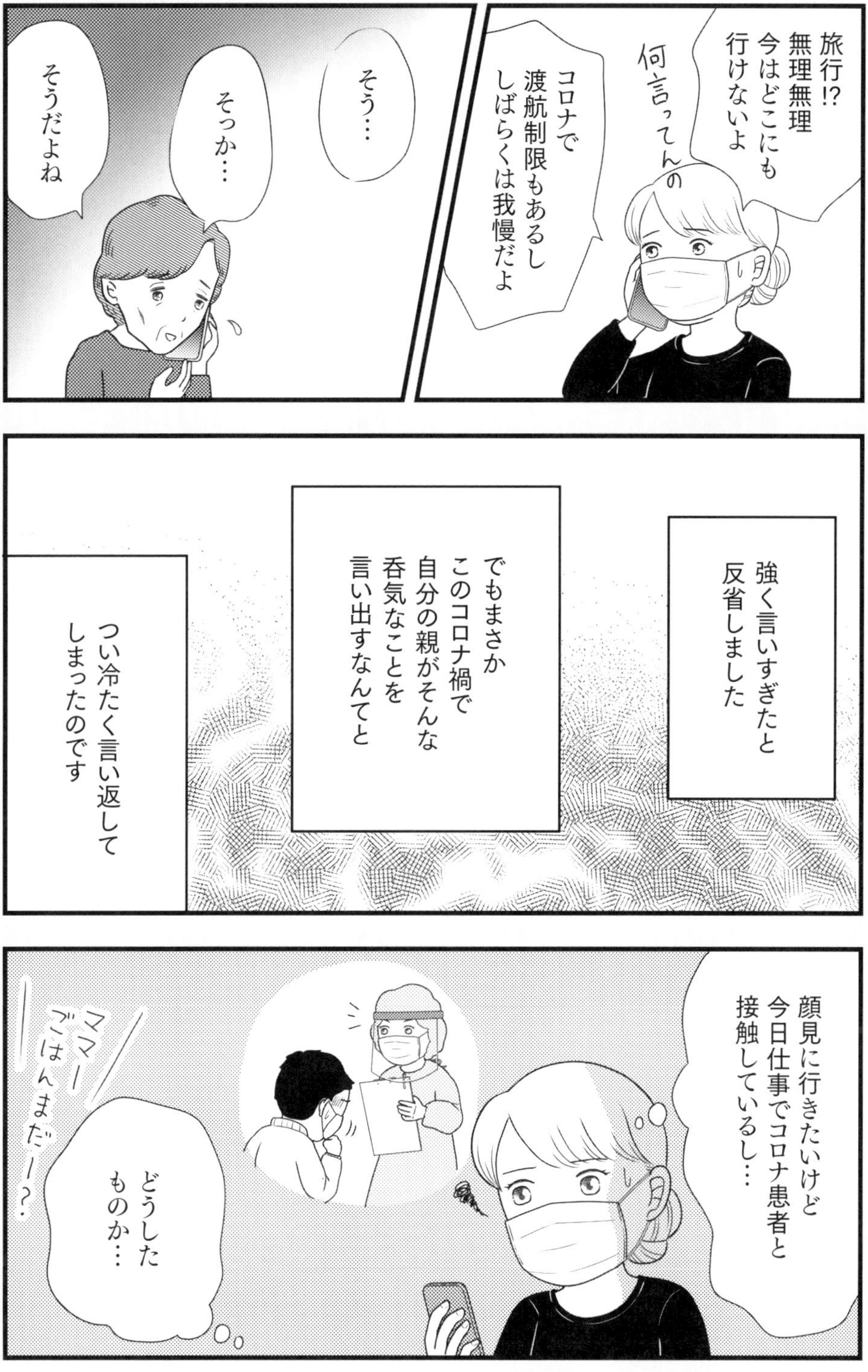
旅行⁉ 無理無理 今はどこにも 行けないよ
何言ってんの
コロナで 渡航制限もあるし しばらくは我慢だよ
そう…
そっか…
そうだよね
強く言いすぎたと 反省しました
でもまさか このコロナ禍で 自分の親がそんな 呑気なことを 言い出すなんてと
つい冷たく言い返して しまったのです
顔見に行きたいけど 今日仕事でコロナ患者と 接触しているし…
ママー ごはんまだー？
どうした ものか…

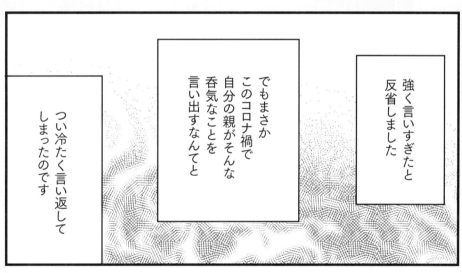

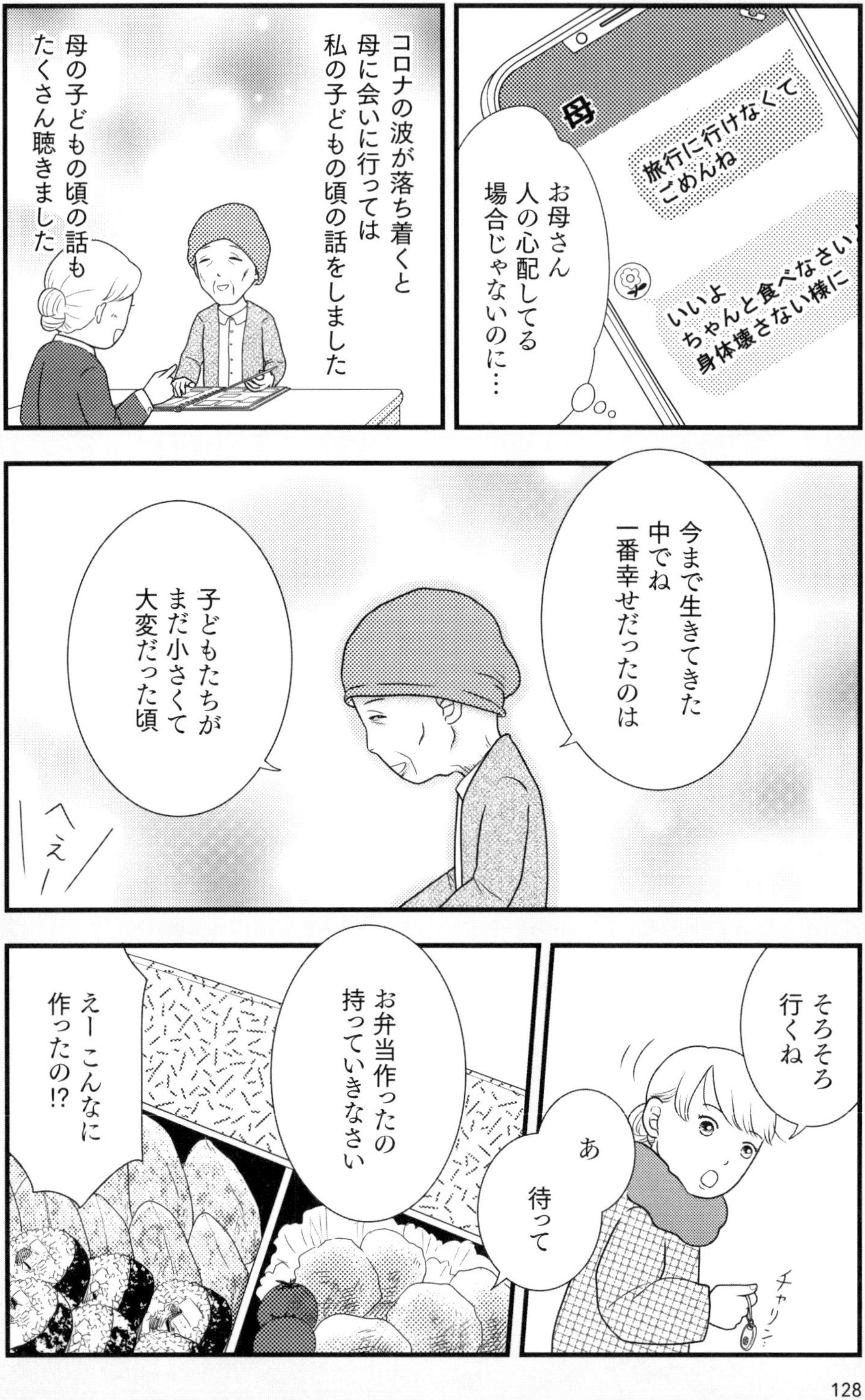
母
旅行に行けなくて ごめんね
いいよ ちゃんと食べなさい 身体壊さない様に
お母さん 人の心配してる 場合じゃないのに…
コロナの波が落ち着くと 母に会いに行っては 私の子どもの頃の話をしました
母の子どもの頃の話も たくさん聴きました
今まで生きてきた 中でね 一番幸せだったのは
子どもたちが まだ小さくて 大変だった頃
へえ
そろそろ 行くね
あ 待って
チャリン
お弁当作ったの 持っていきなさい
えー こんなに 作ったの!?

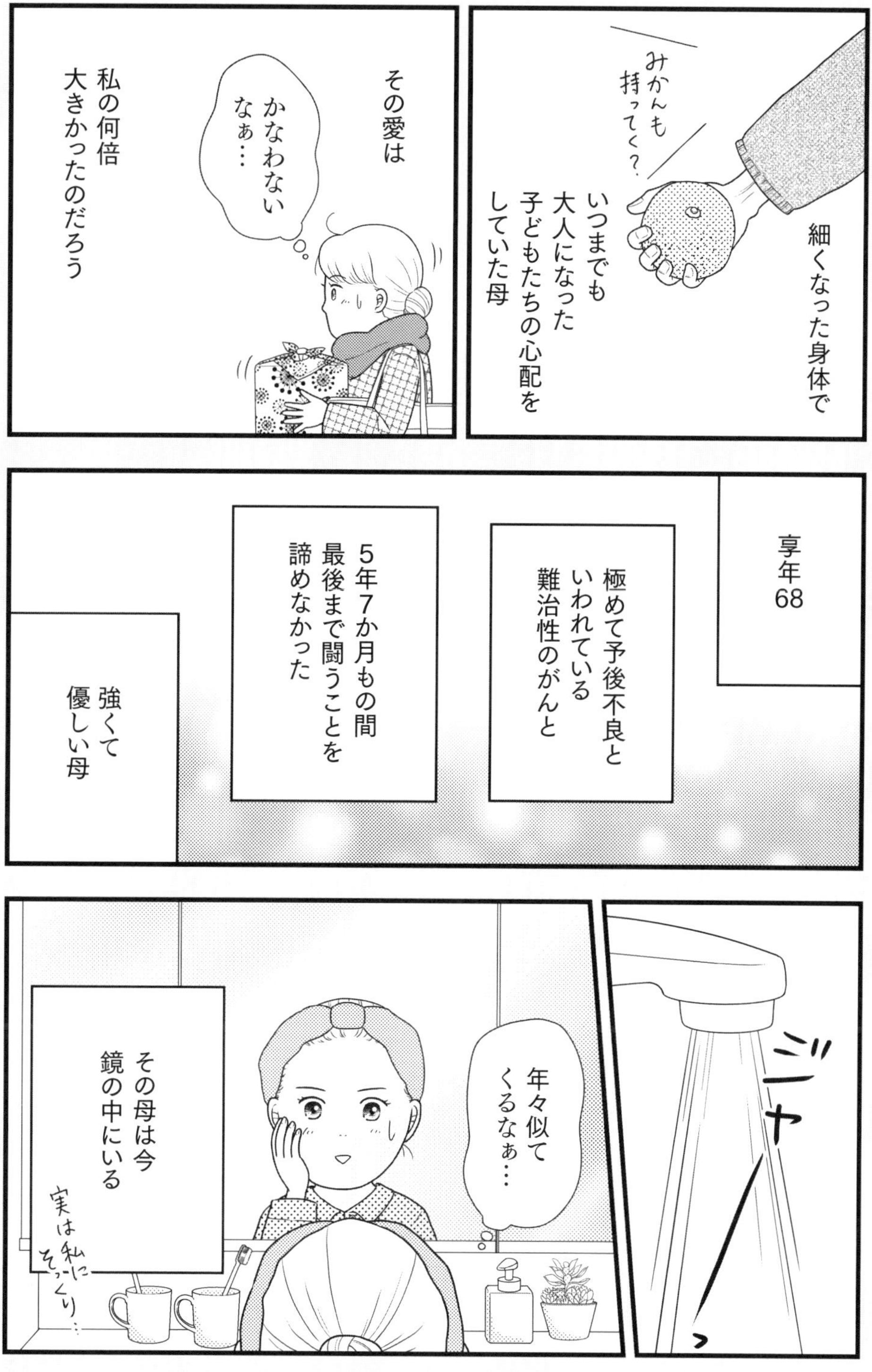
細くなった身体で
みかんも持ってく?
いつまでも大人になった子どもたちの心配をしていた母
その愛は
かなわないなぁ…
私の何倍大きかったのだろう
享年68
極めて予後不良といわれている難治性のがんと
5年7か月もの間最後まで闘うことを諦めなかった
強くて優しい母
ジャー
年々似てくるなぁ…
その母は今鏡の中にいる
実は私にそっくり…

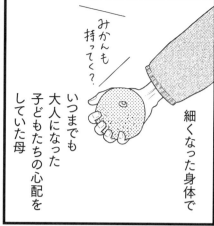

Episode 5

それでも看護師を続ける理由

コロナ禍の看護を振り返る

新型コロナウイルス感染症が5類に引き下げられ、社会は元の状態に戻りつつあるように見えます。
でも、あのパンデミックを通して何を経験したのか、あの時看護は何かを失っていたのかを考え続けたい。そんな思いで、2人の看護師さんにお話を伺いました。
走り続けた看護師たちは、パンデミックのさなかにも、ずっと、自分が大切にしている看護への思いを持ち続けていました。

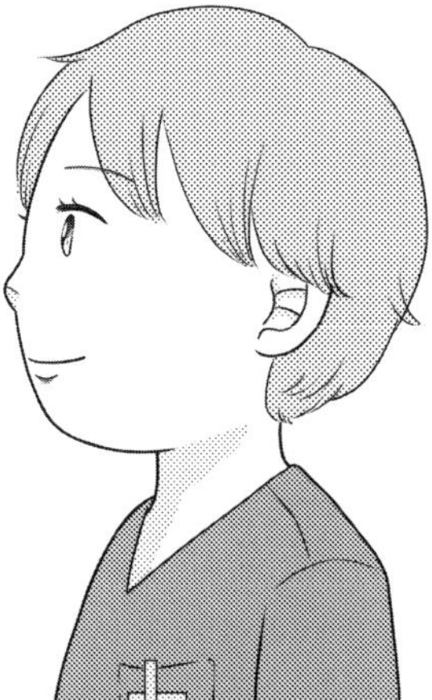

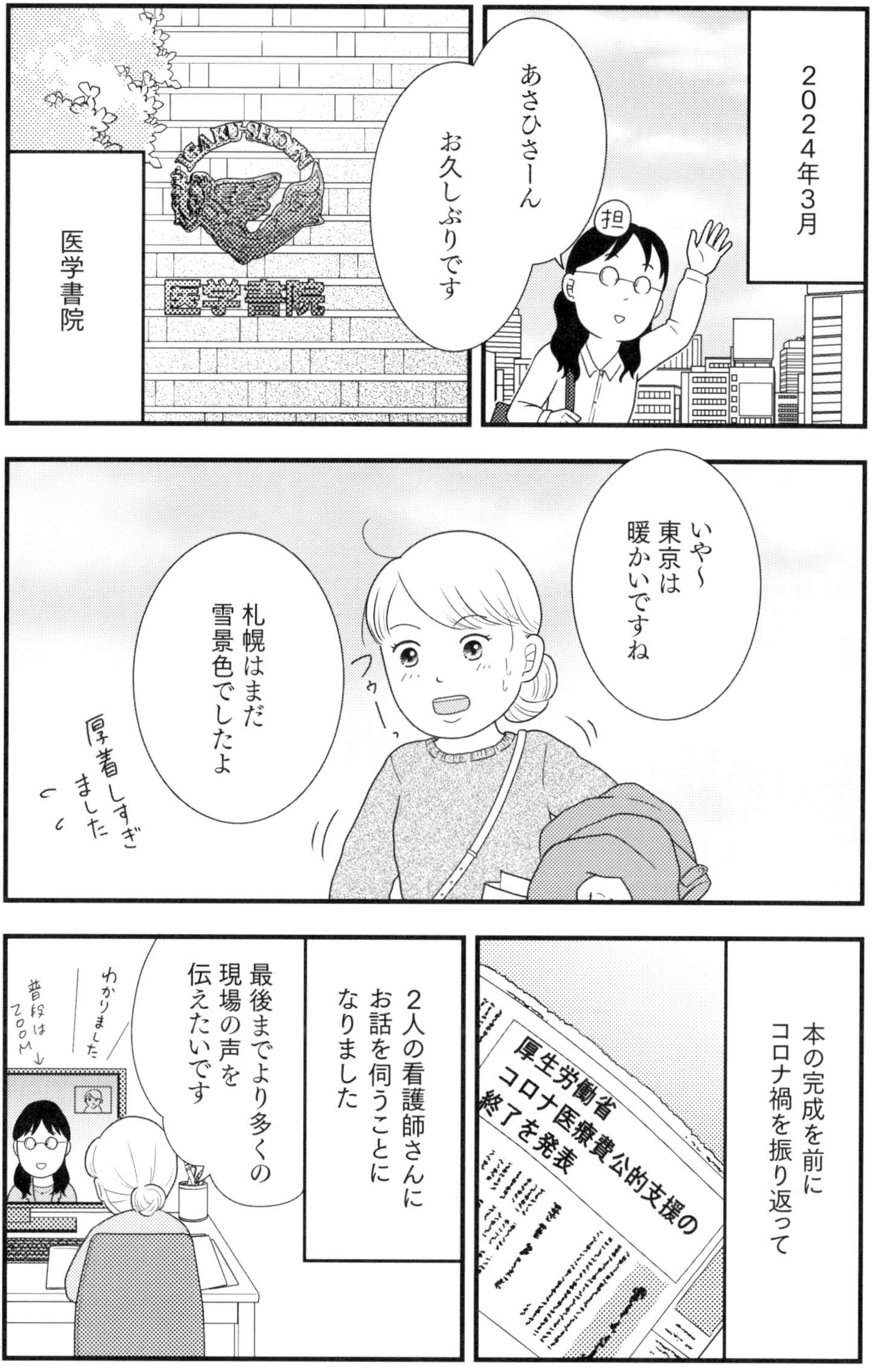
2024年3月
あさひさーん お久しぶりです
担
医学書院
IGAKU-SHOIN
医学書院
いや〜 東京は 暖かいですね
札幌はまだ 雪景色でしたよ
フゥ〜
厚着しすぎました
本の完成を前に コロナ禍を振り返って
厚生労働省 コロナ医療費公的支援の 終了を発表
2人の看護師さんに お話を伺うことに なりました
最後までより多くの 現場の声を 伝えたいです
わかりました
普段はZOOM

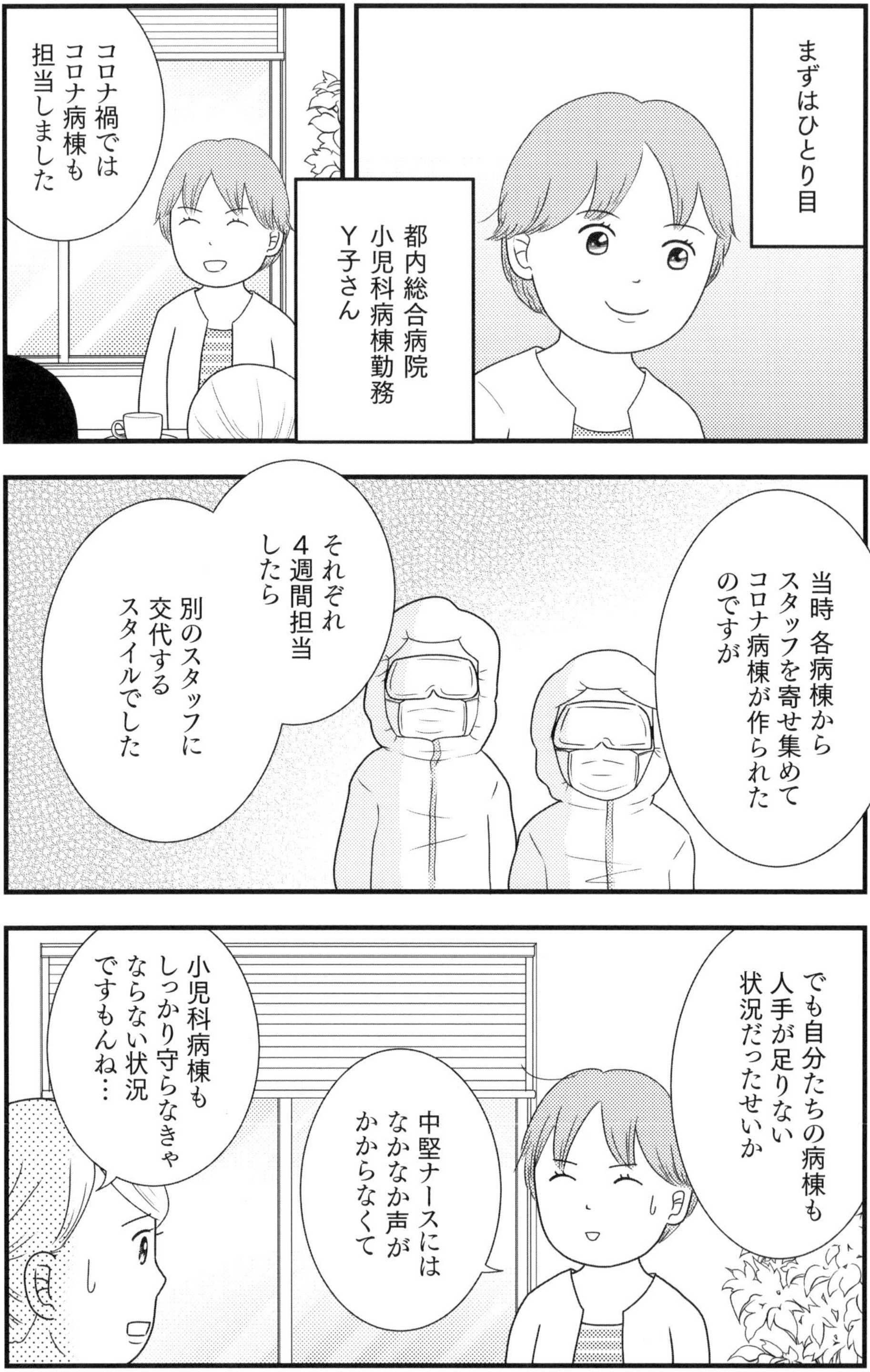
まずはひとり目
都内総合病院
小児科病棟勤務
Y子さん
コロナ禍では
コロナ病棟も
担当しました
当時 各病棟から
スタッフを寄せ集めて
コロナ病棟が作られた
のですが
それぞれ
4週間担当
したら
別のスタッフに
交代する
スタイルでした
でも自分たちの病棟も
人手が足りない
状況だったせいか
中堅ナースには
なかなか声が
かからなくて
小児科病棟も
しっかり守らなきゃ
ならない状況
ですもんね…

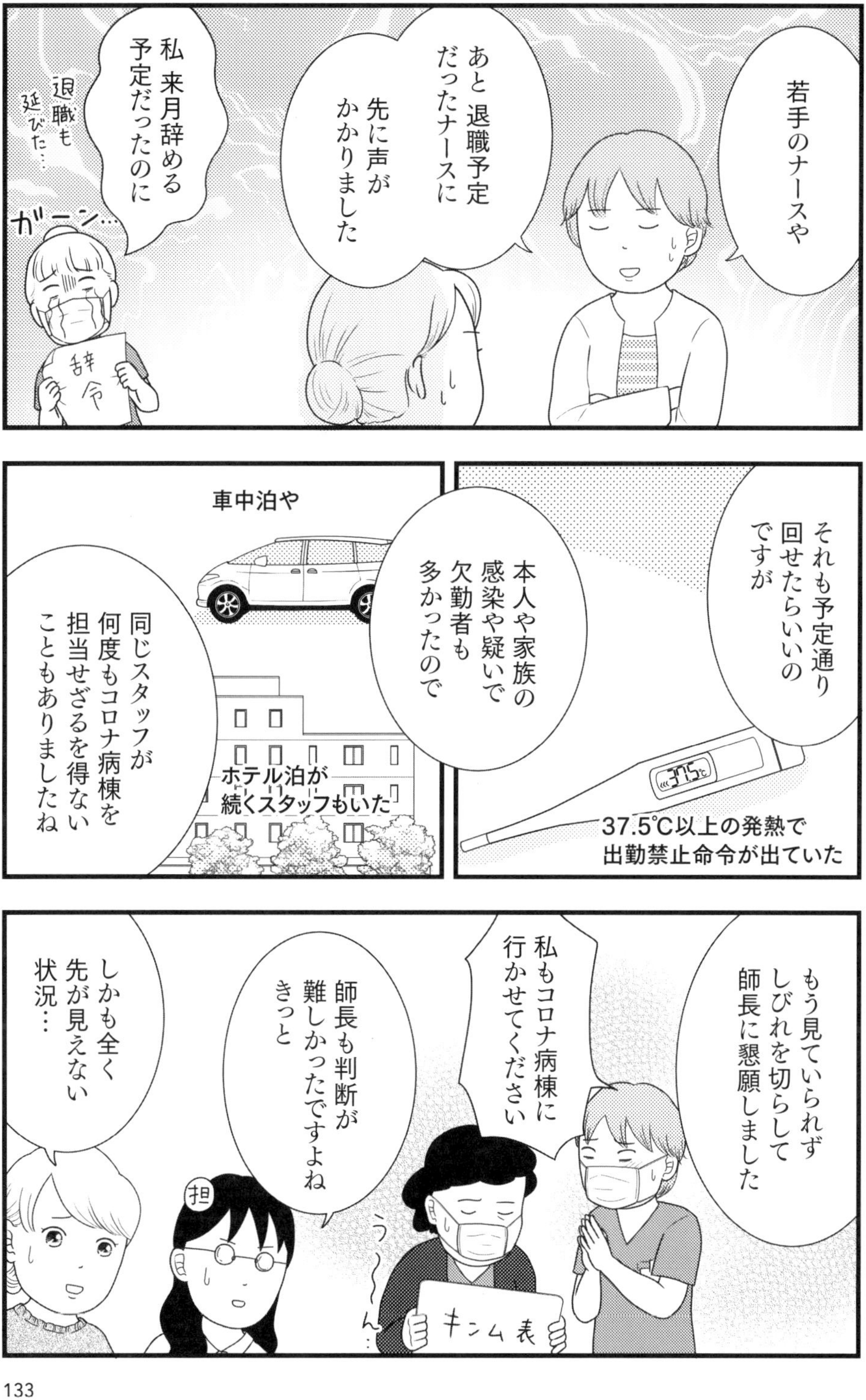
若手のナースや
あと 退職予定だったナースに
先に声がかかりました
私 来月辞める予定だったのに
退職も延びた…
ガーン…
辞令
それも予定通り回せたらいいのですが
37.5℃以上の発熱で出勤禁止命令が出ていた
本人や家族の感染や疑いで欠勤者も多かったので
車中泊や
ホテル泊が続くスタッフもいた
同じスタッフが何度もコロナ病棟を担当せざるを得ないこともありましたね
もう見ていられずしびれを切らして師長に懇願しました
私もコロナ病棟に行かせてください
う〜〜ん…
キンム表
師長も判断が難しかったですよねきっと
担
しかも全く先が見えない状況…

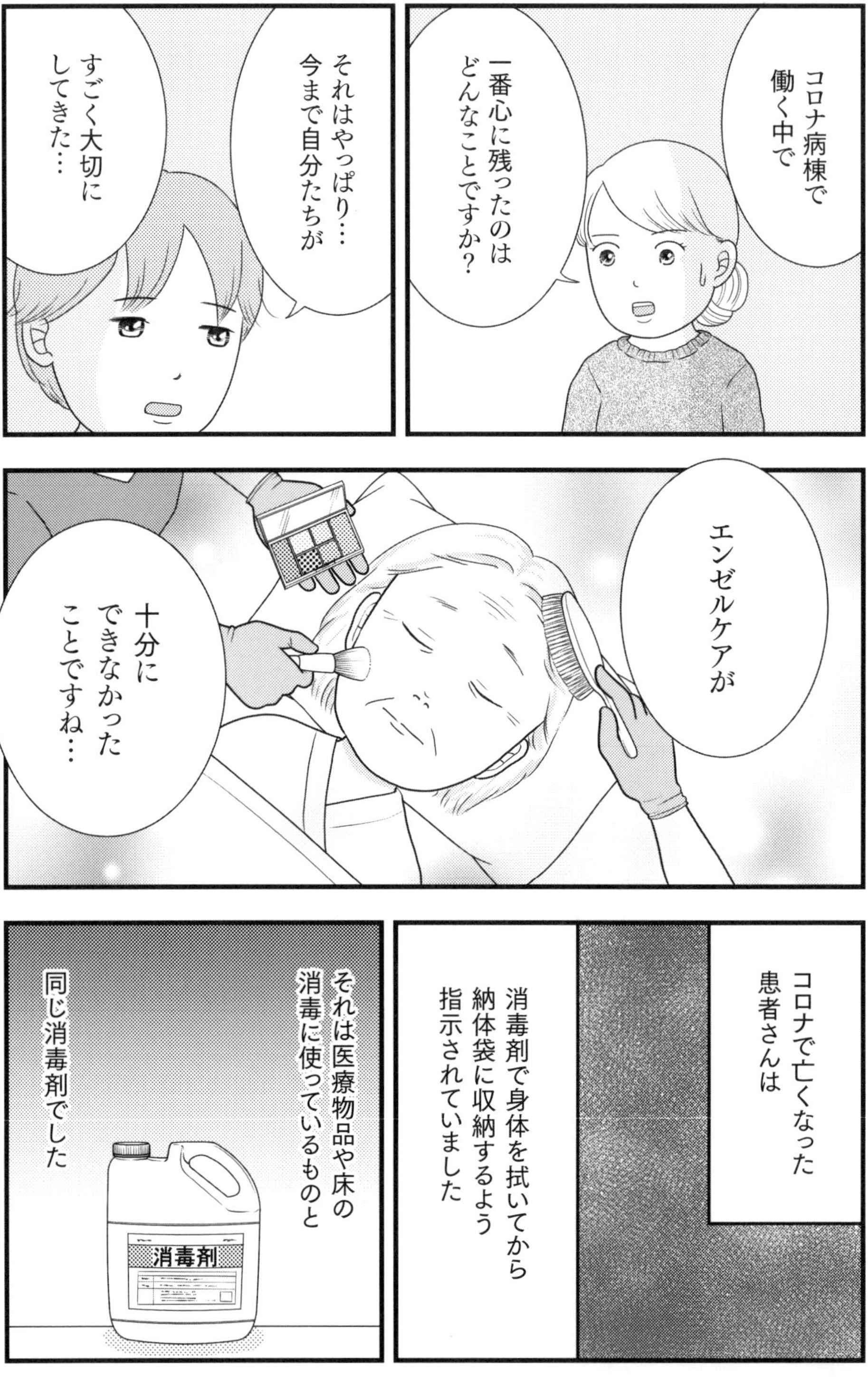
コロナ病棟で働く中で
一番心に残ったのはどんなことですか？
それはやっぱり…今まで自分たちが
すごく大切にしてきた…
エンゼルケアが
十分にできなかったことですね…
コロナで亡くなった患者さんは
消毒剤で身体を拭いてから納体袋に収納するよう指示されていました
それは医療物品や床の消毒に使っているものと
同じ消毒剤でした
消毒剤

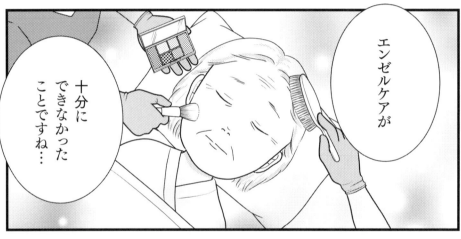

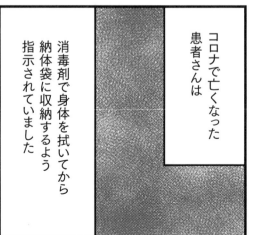

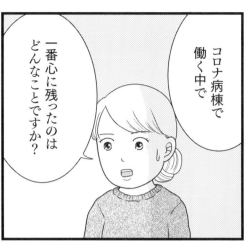

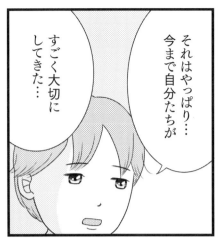

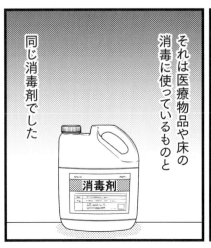

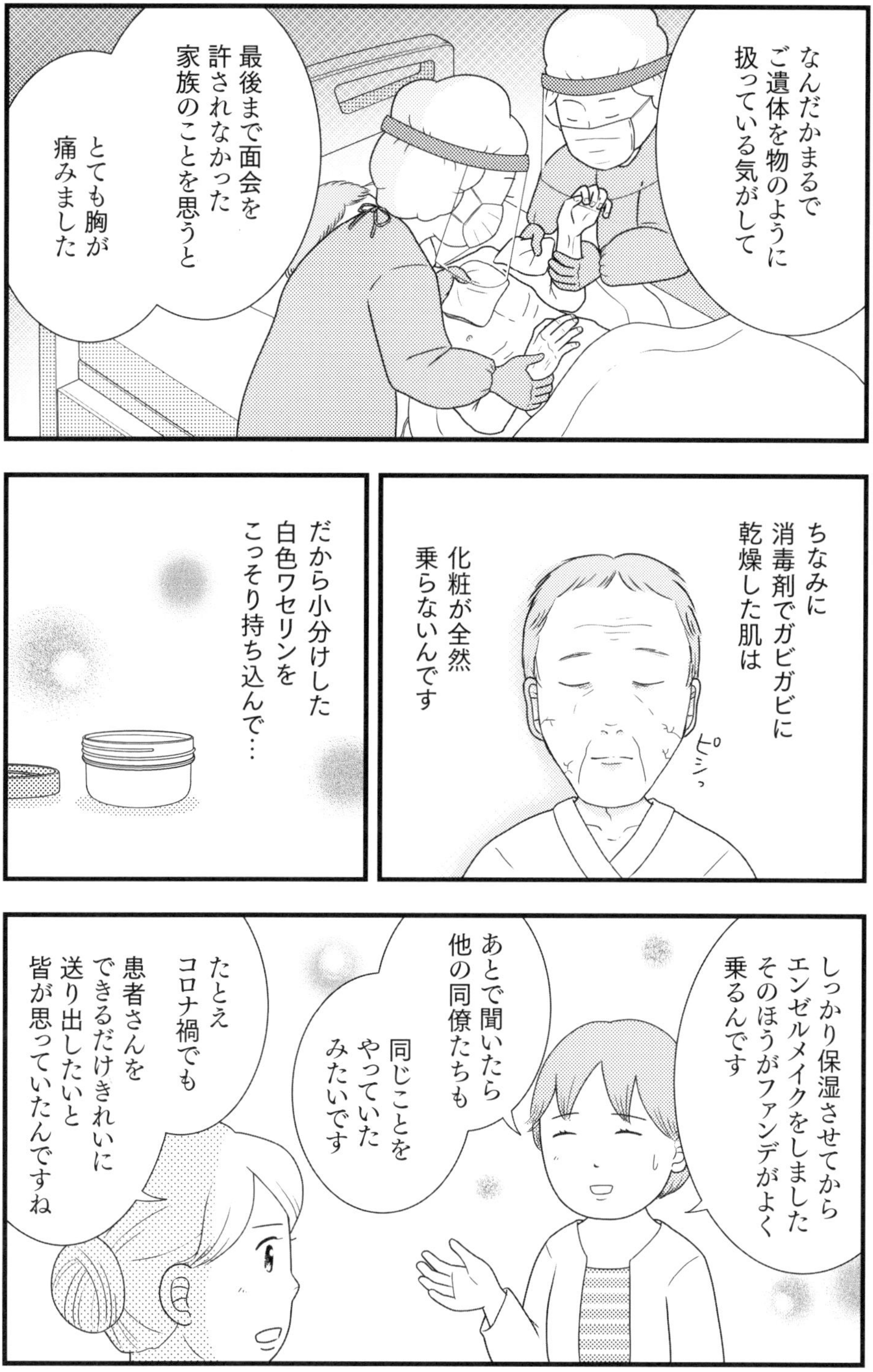
なんだかまるで
ご遺体を物のように
扱っている気がして
最後まで面会を
許されなかった
家族のことを思うと
とても胸が
痛みました
ちなみに
消毒剤でガビガビに
乾燥した肌は
化粧が全然
乗らないんです
ピシッ
だから小分けした
白色ワセリンを
こっそり持ち込んで…
しっかり保湿させてから
エンゼルメイクをしました
そのほうがファンデがよく
乗るんです
あとで聞いたら
他の同僚たちも
同じことを
やっていた
みたいです
たとえ
コロナ禍でも
患者さんを
できるだけきれいに
送り出したいと
皆が思っていたんですね

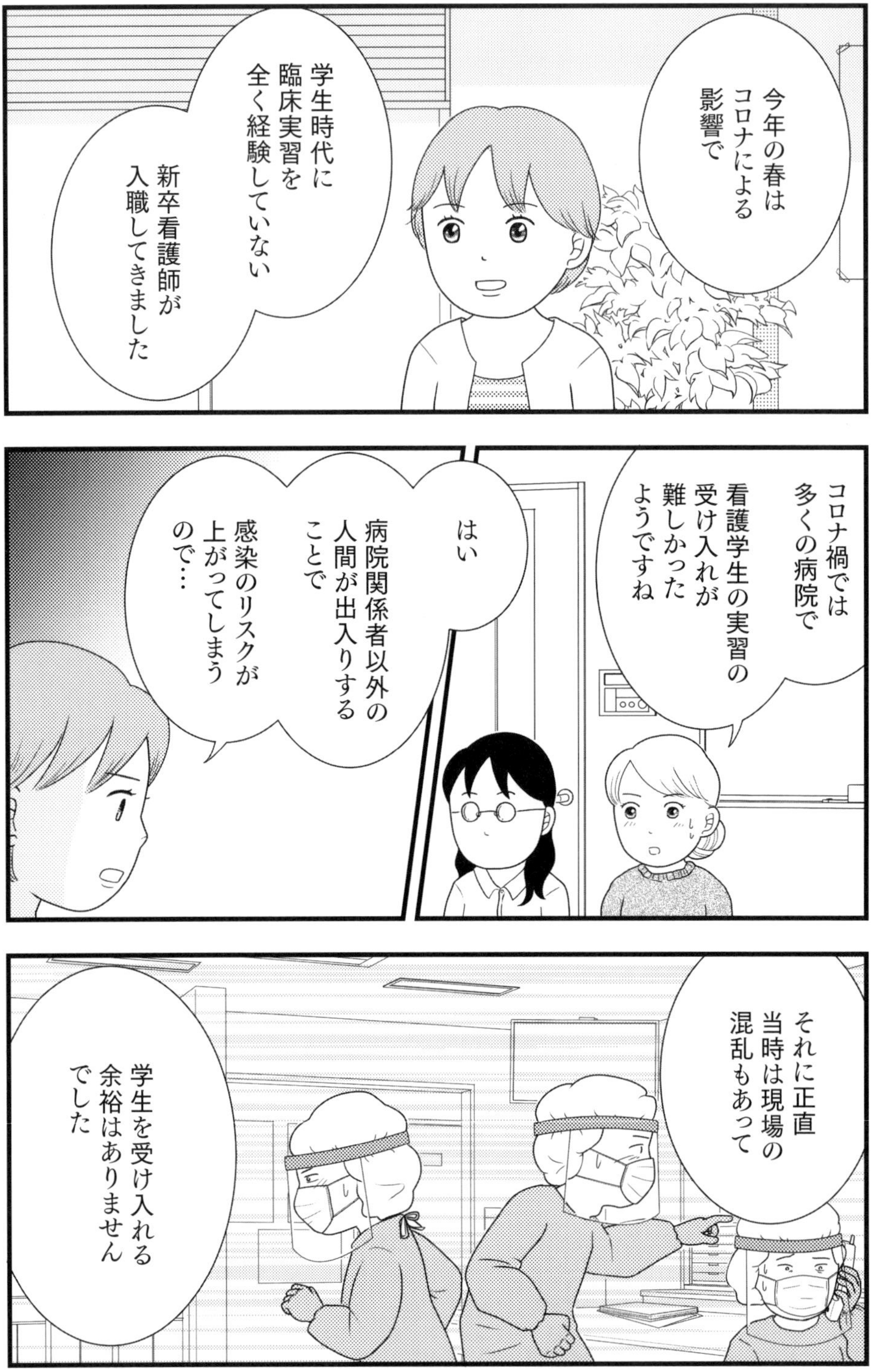
今年の春はコロナによる影響で
学生時代に臨床実習を全く経験していない
新卒看護師が入職してきました
コロナ禍では多くの病院で看護学生の実習の受け入れが難しかったようですね
はい
病院関係者以外の人間が出入りすることで
感染のリスクが上がってしまうので…
それに正直当時は現場の混乱もあって
学生を受け入れる余裕はありませんでした

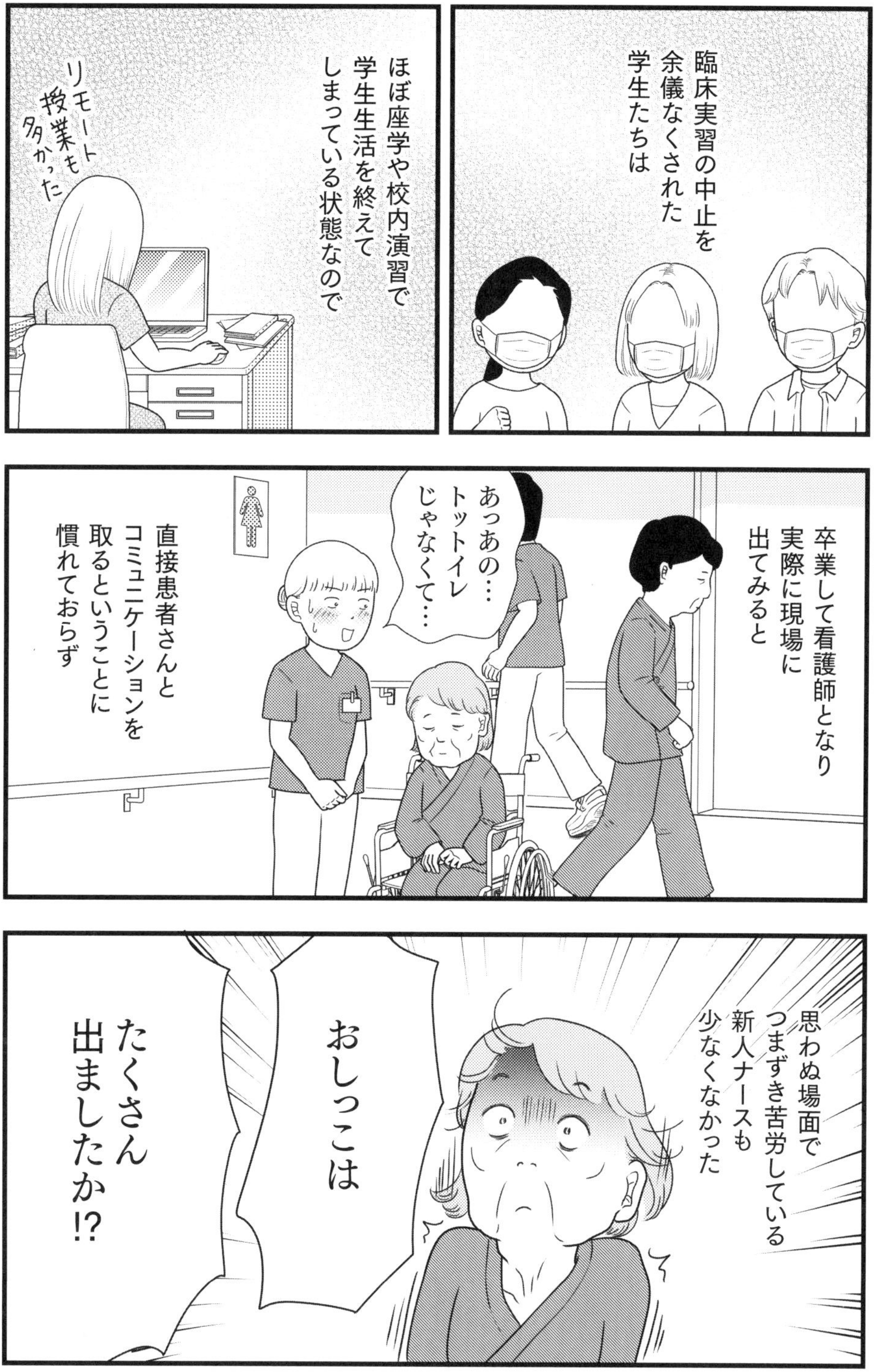
臨床実習の中止を
余儀なくされた
学生たちは
ほぼ座学や校内演習で
学生生活を終えて
しまっている状態なので
リモート授業も多かった
卒業して看護師となり
実際に現場に
出てみると
あっあの…トットイレじゃなくて…
直接患者さんと
コミュニケーションを
取るということに
慣れておらず
思わぬ場面で
つまずき苦労している
新人ナースも
少なくなかった
おしっこは
たくさん
出ましたか!?

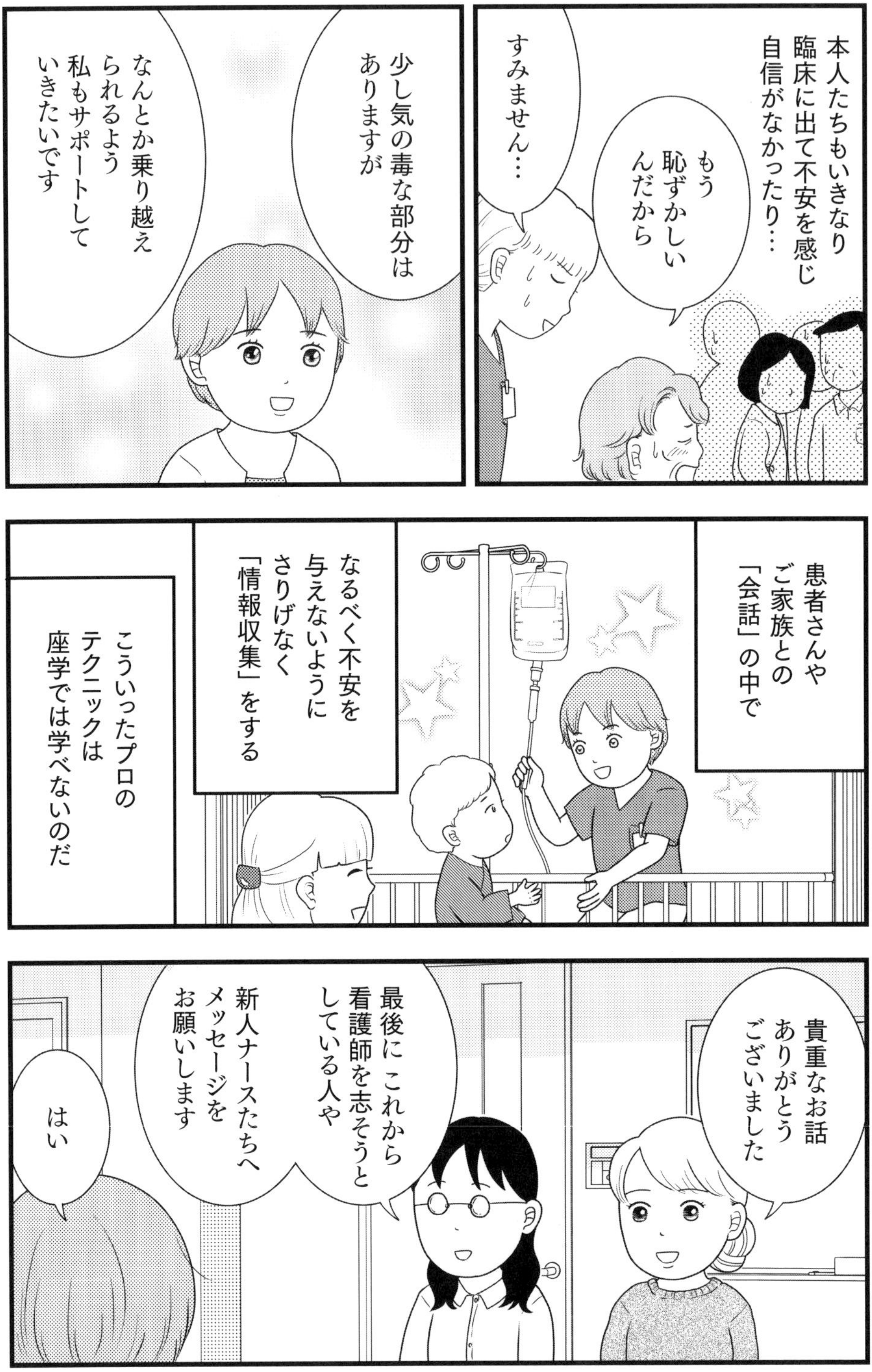
本人たちもいきなり臨床に出て不安を感じ自信がなかったり…
もう恥ずかしいんだから
すみません…
少し気の毒な部分はありますが
なんとか乗り越えられるよう私もサポートしていきたいです
患者さんやご家族との「会話」の中で
なるべく不安を与えないようにさりげなく「情報収集」をする
こういったプロのテクニックは座学では学べないのだ
貴重なお話ありがとうございました
最後に これから看護師を志そうとしている人や新人ナースたちへメッセージをお願いします
はい

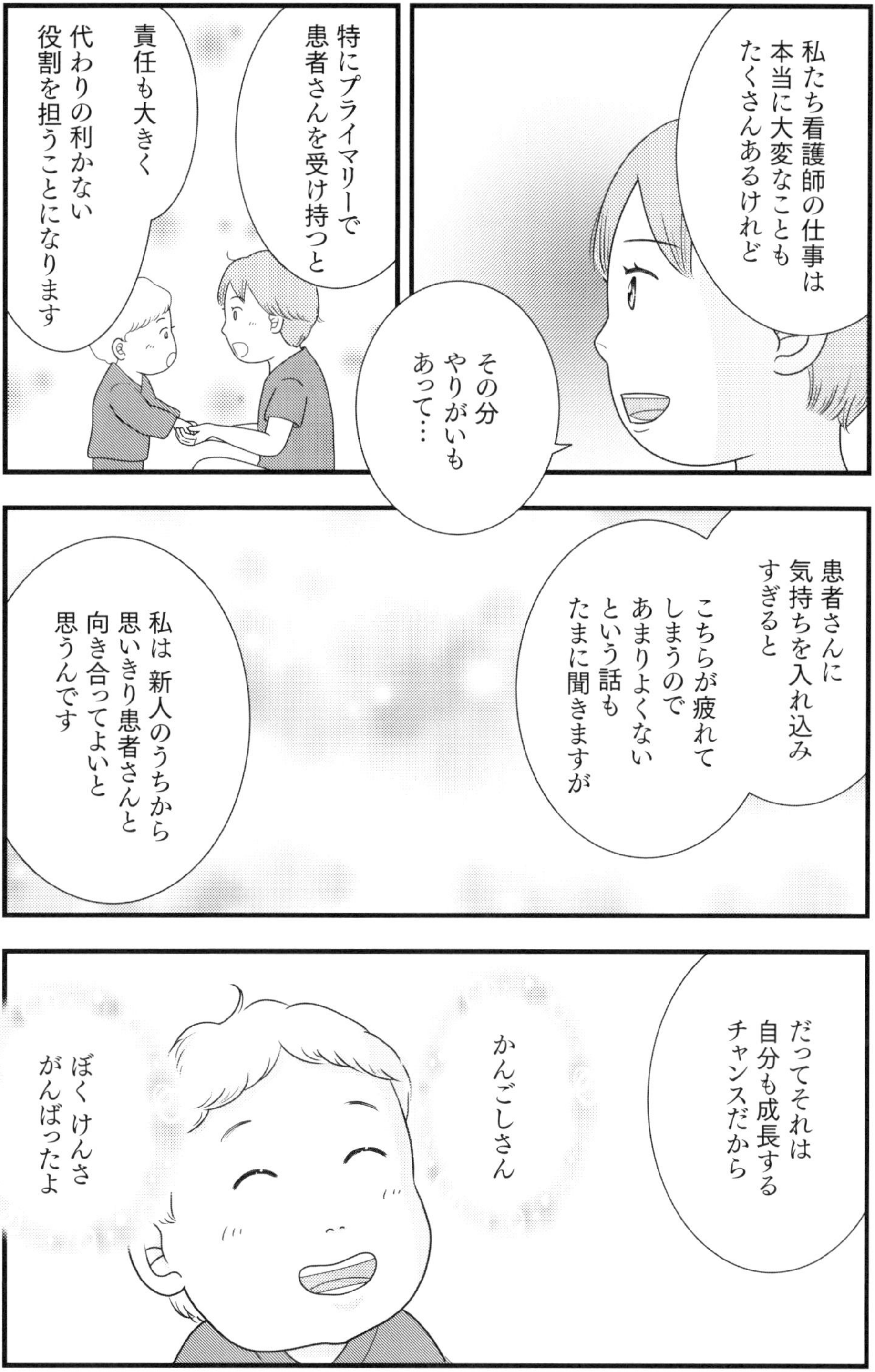
私たち看護師の仕事は本当に大変なこともたくさんあるけれど
その分やりがいもあって…
特にプライマリーで患者さんを受け持つと
責任も大きく代わりの利かない役割を担うことになります
患者さんに気持ちを入れ込みすぎると
こちらが疲れてしまうのであまりよくないという話もたまに聞きますが
私は 新人のうちから思いきり患者さんと向き合ってよいと思うんです
だってそれは自分も成長するチャンスだから
かんごしさん
ぼくけんさがんばったよ

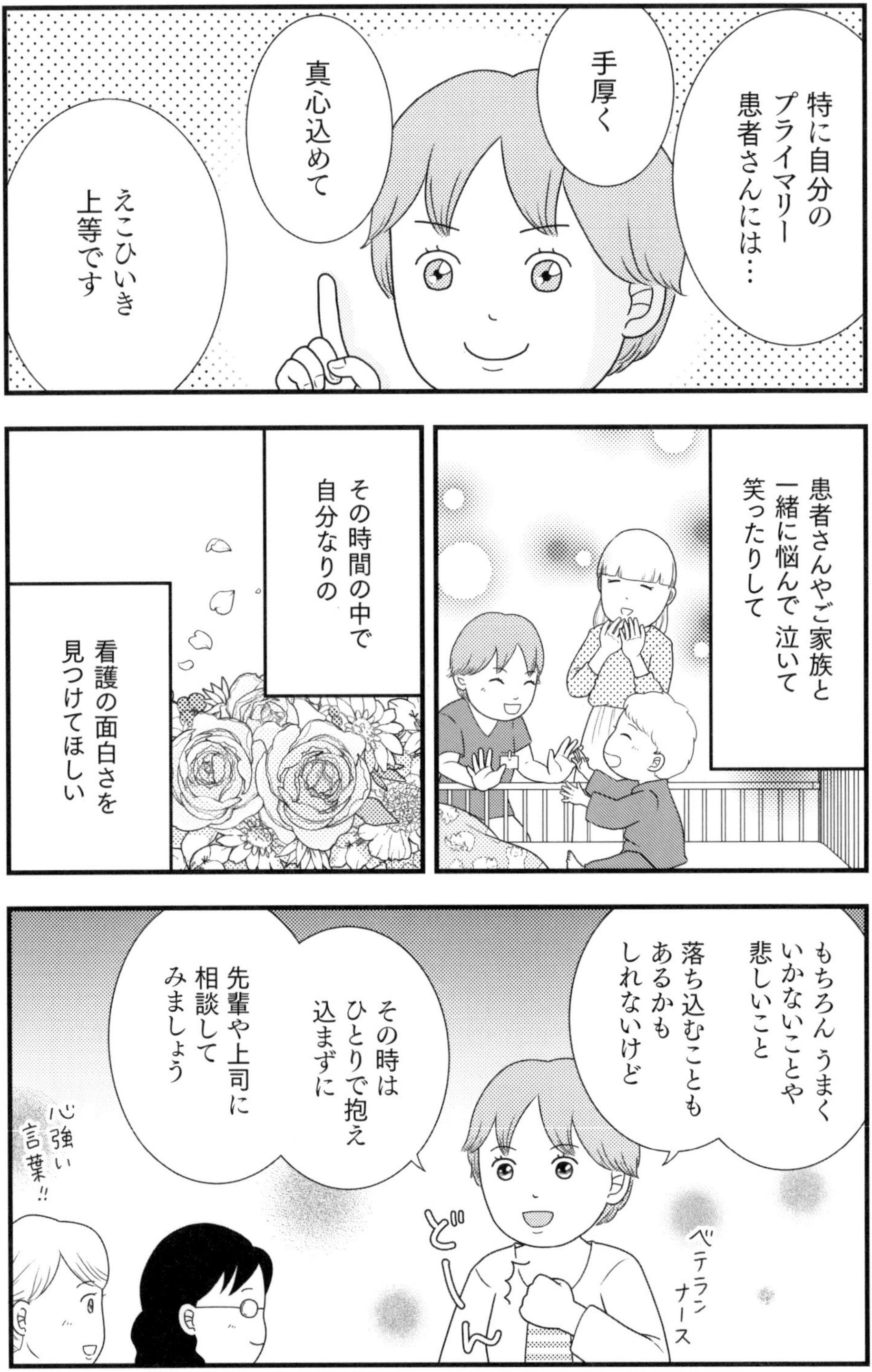
特に自分のプライマリー患者さんには…
手厚く
真心込めて
えこひいき上等です
患者さんやご家族と一緒に悩んで泣いて笑ったりして
その時間の中で自分なりの
看護の面白さを見つけてほしい
もちろんうまくいかないことや悲しいこと落ち込むこともあるかもしれないけど
その時はひとりで抱え込まずに先輩や上司に相談してみましょう
どーん
ベテランナース
心強い言葉!!

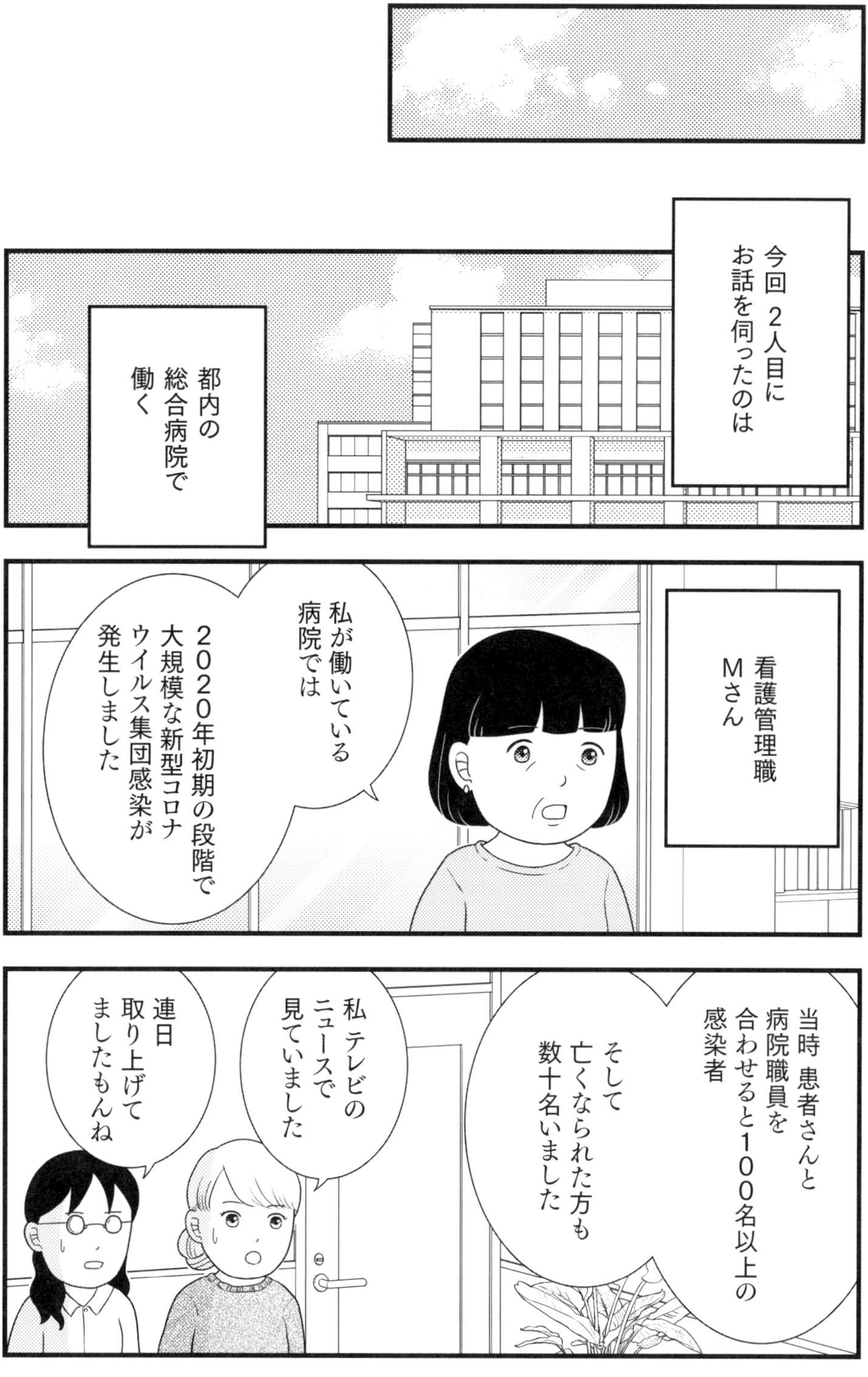
今回 ２人目に お話を伺ったのは
都内の 総合病院で 働く
看護管理職 Ｍさん
私が働いている 病院では
２０２０年初期の段階で 大規模な新型コロナ ウイルス集団感染が 発生しました
当時 患者さんと 病院職員を 合わせると１００名以上の 感染者
そして 亡くなられた方も 数十名いました
私 テレビの ニュースで 見ていました
連日 取り上げて ましたもんね

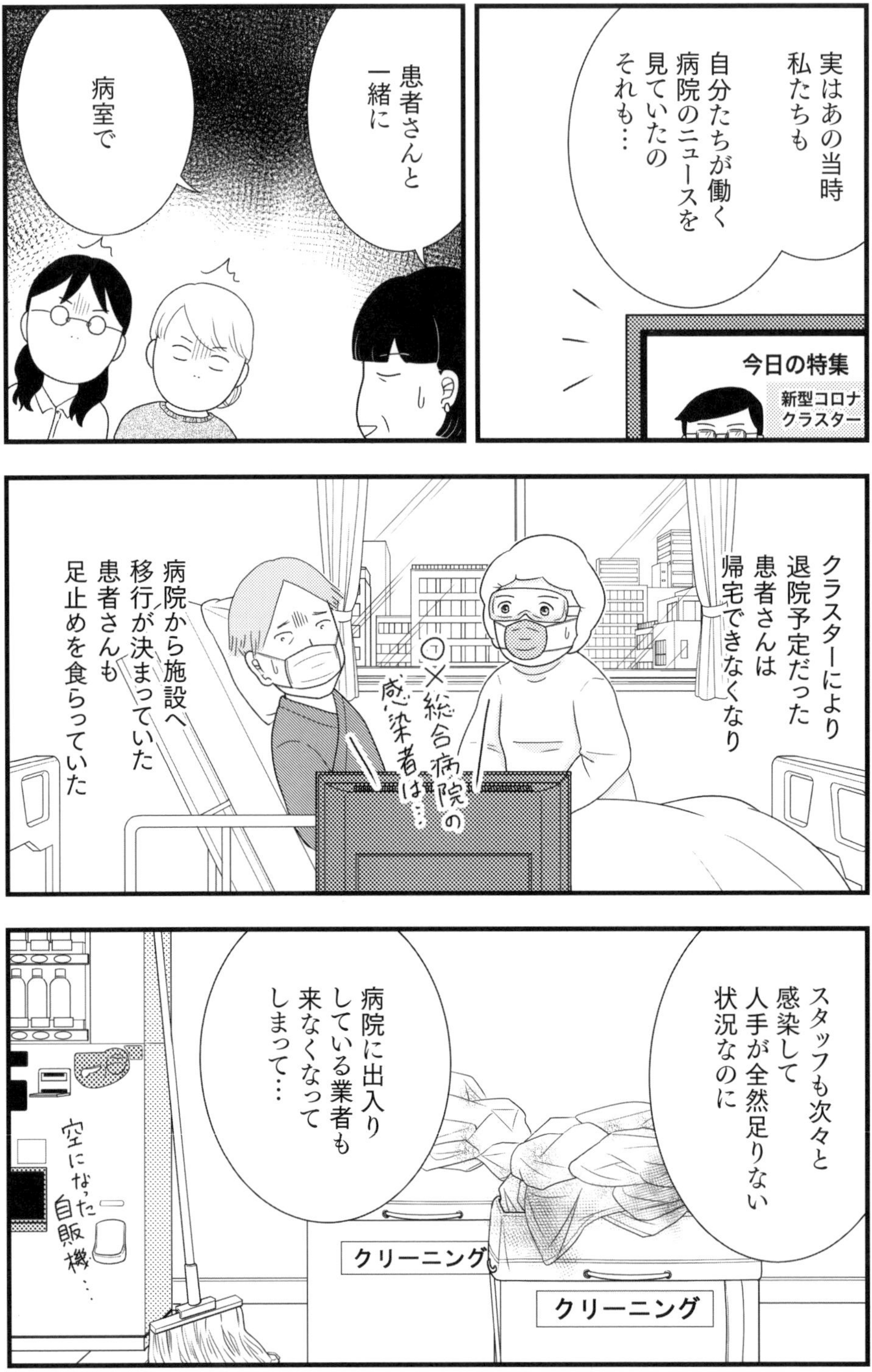

実はあの当時私たちも自分たちが働く病院のニュースを見ていたのそれも…
今日の特集
新型コロナクラスター
患者さんと一緒に
病室で
クラスターにより退院予定だった患者さんは帰宅できなくなり
病院から施設へ移行が決まっていた患者さんも足止めを食らっていた
◯×総合病院の感染者は…
スタッフも次々と感染して人手が全然足りない状況なのに
病院に出入りしている業者も来なくなってしまって…
空になった自販機…
クリーニング
クリーニング

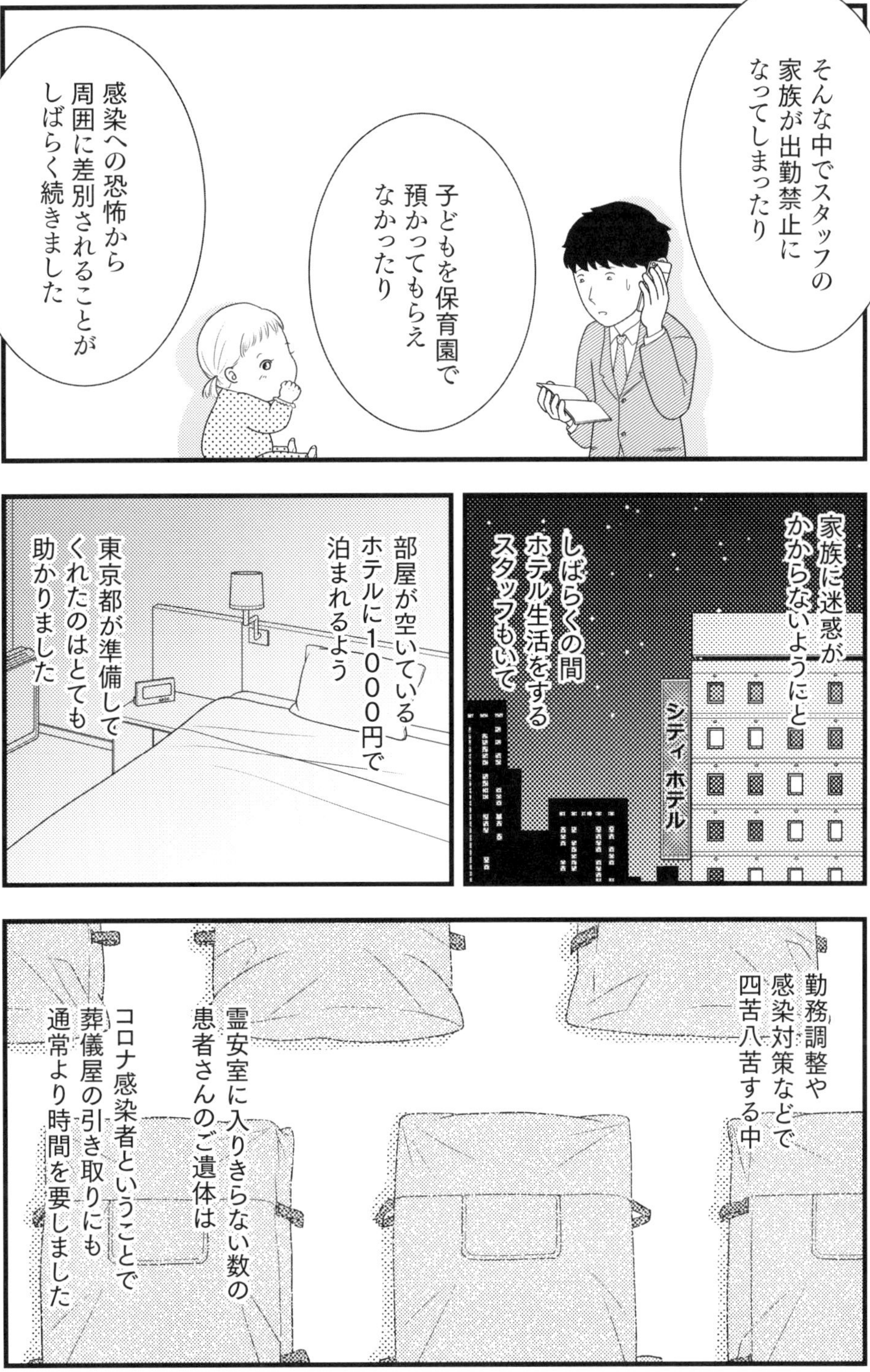
そんな中でスタッフの家族が出勤禁止になってしまったり
子どもを保育園で預かってもらえなかったり
感染への恐怖から周囲に差別されることがしばらく続きました
家族に迷惑がかからないようにと
しばらくの間ホテル生活をするスタッフもいて
シティホテル
部屋が空いているホテルに1000円で泊まれるよう
東京都が準備してくれたのはとても助かりました
勤務調整や感染対策などで四苦八苦する中
霊安室に入りきらない数の患者さんのご遺体は
コロナ感染者ということで葬儀屋の引き取りにも通常より時間を要しました

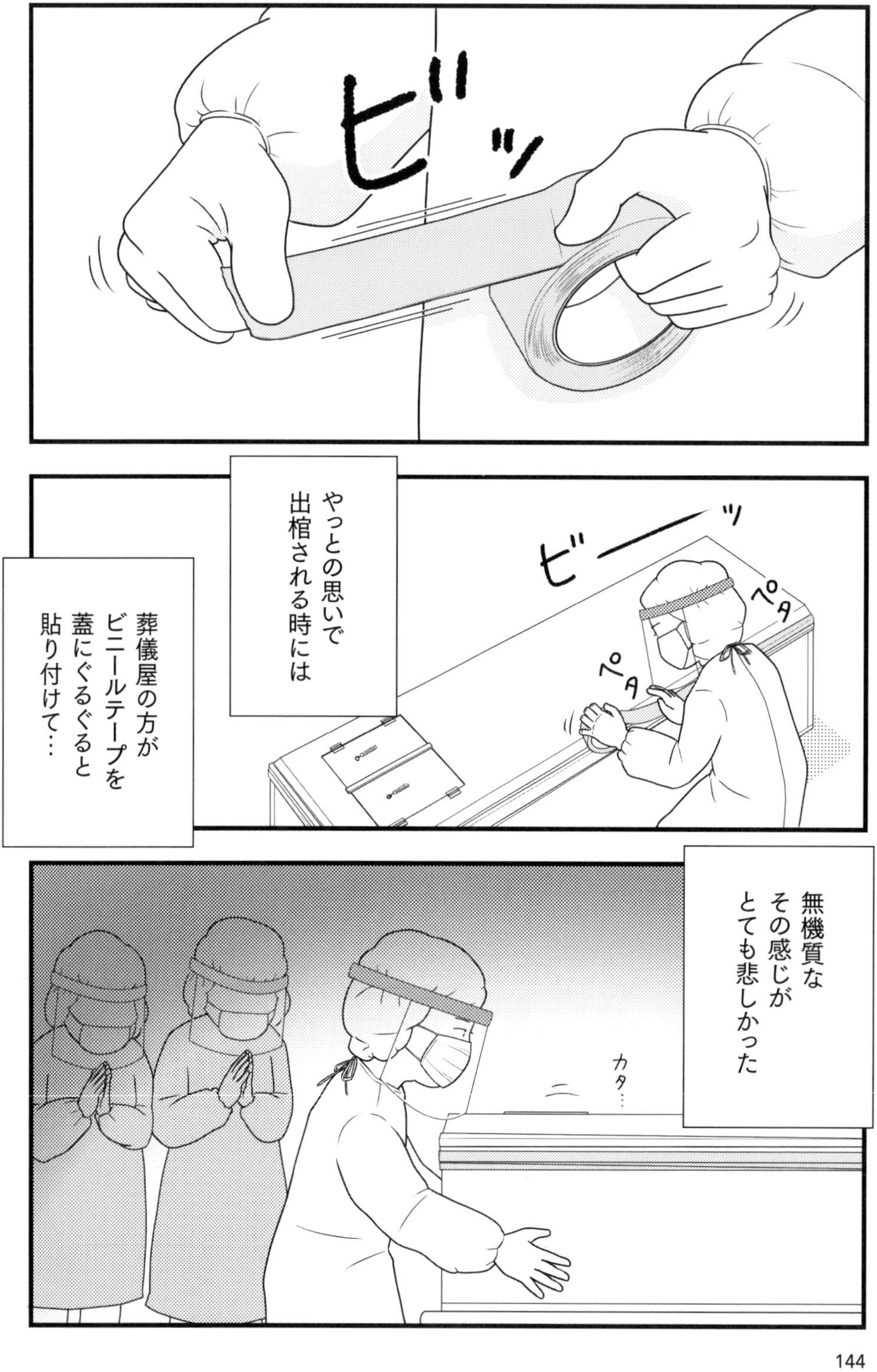
ビッ
やっとの思いで
出棺される時には
ビーーッ
ペタ
ペタ
葬儀屋の方が
ビニールテープを
蓋にぐるぐると
貼り付けて…
無機質な
その感じが
とても悲しかった
カタ…

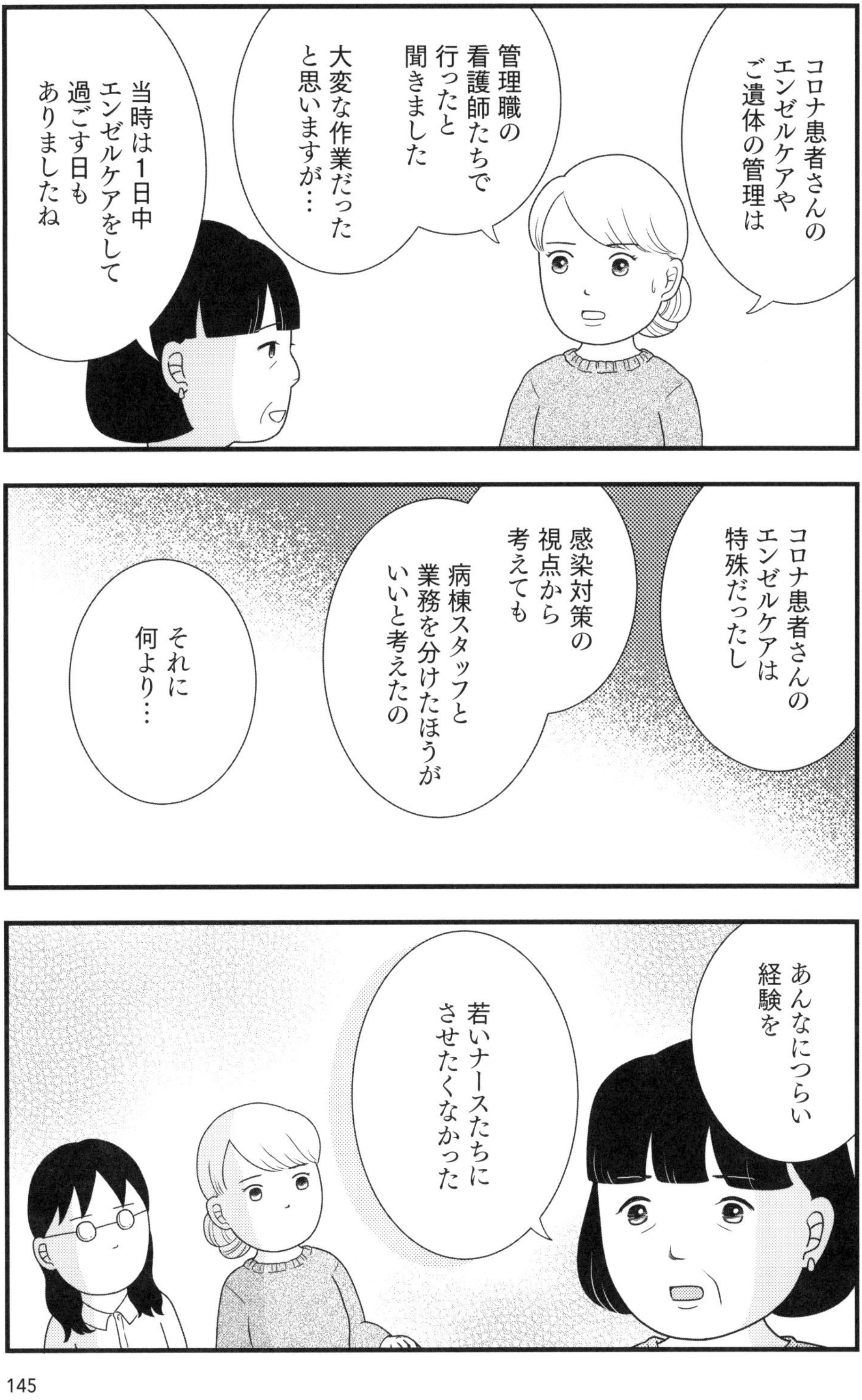
コロナ患者さんのエンゼルケアやご遺体の管理は
管理職の看護師たちで行ったと聞きました
大変な作業だったと思いますが…
当時は1日中エンゼルケアをして過ごす日もありましたね
コロナ患者さんのエンゼルケアは特殊だったし
感染対策の視点から考えても
病棟スタッフと業務を分けたほうがいいと考えたの
それに何より…
あんなにつらい経験を
若いナースたちにさせたくなかった

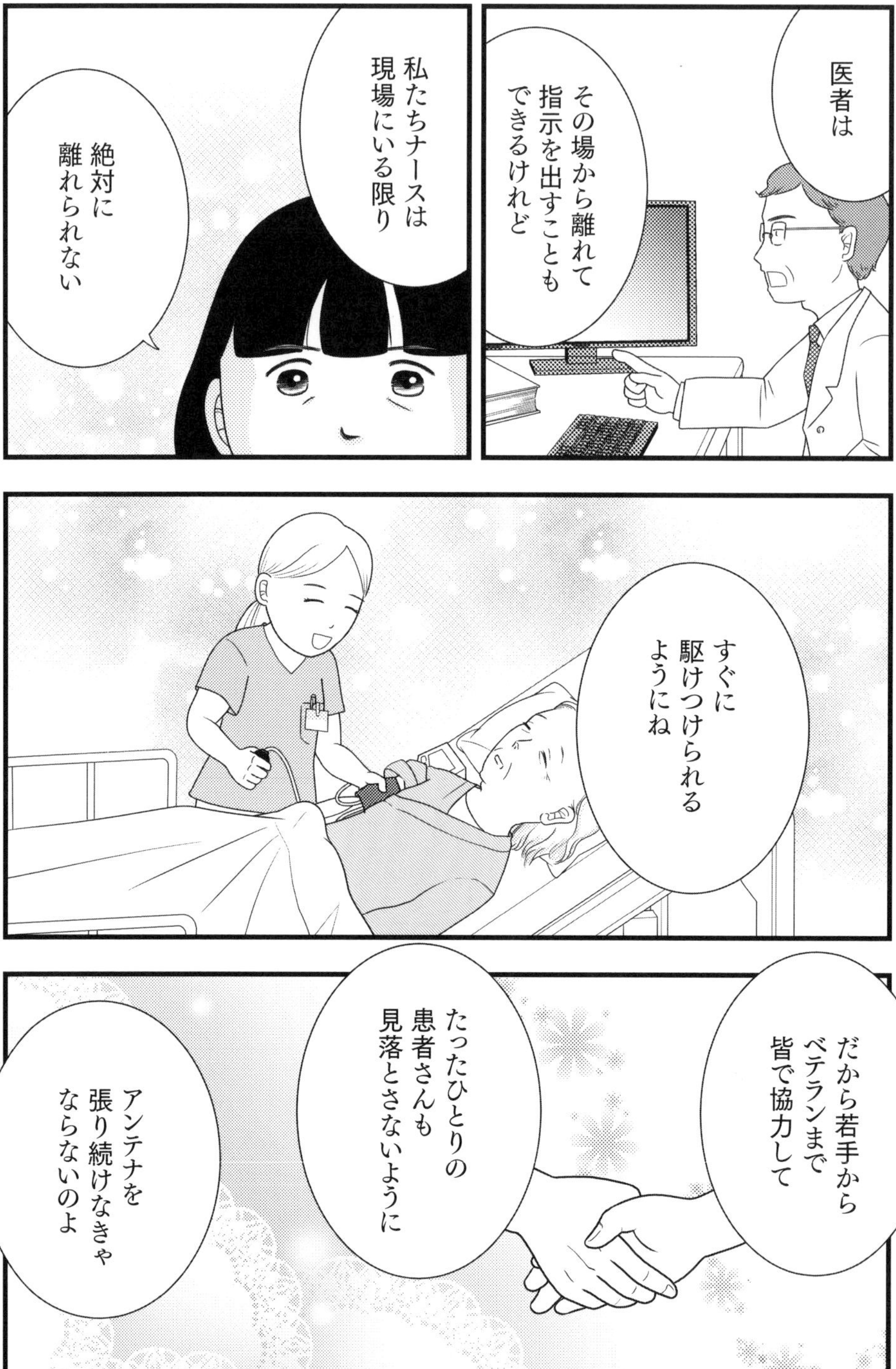
医者は
その場から離れて指示を出すこともできるけれど
私たちナースは現場にいる限り
絶対に離れられない
すぐに駆けつけられるようにね
だから若手からベテランまで皆で協力して
たったひとりの患者さんも見落とさないように
アンテナを張り続けなきゃならないのよ

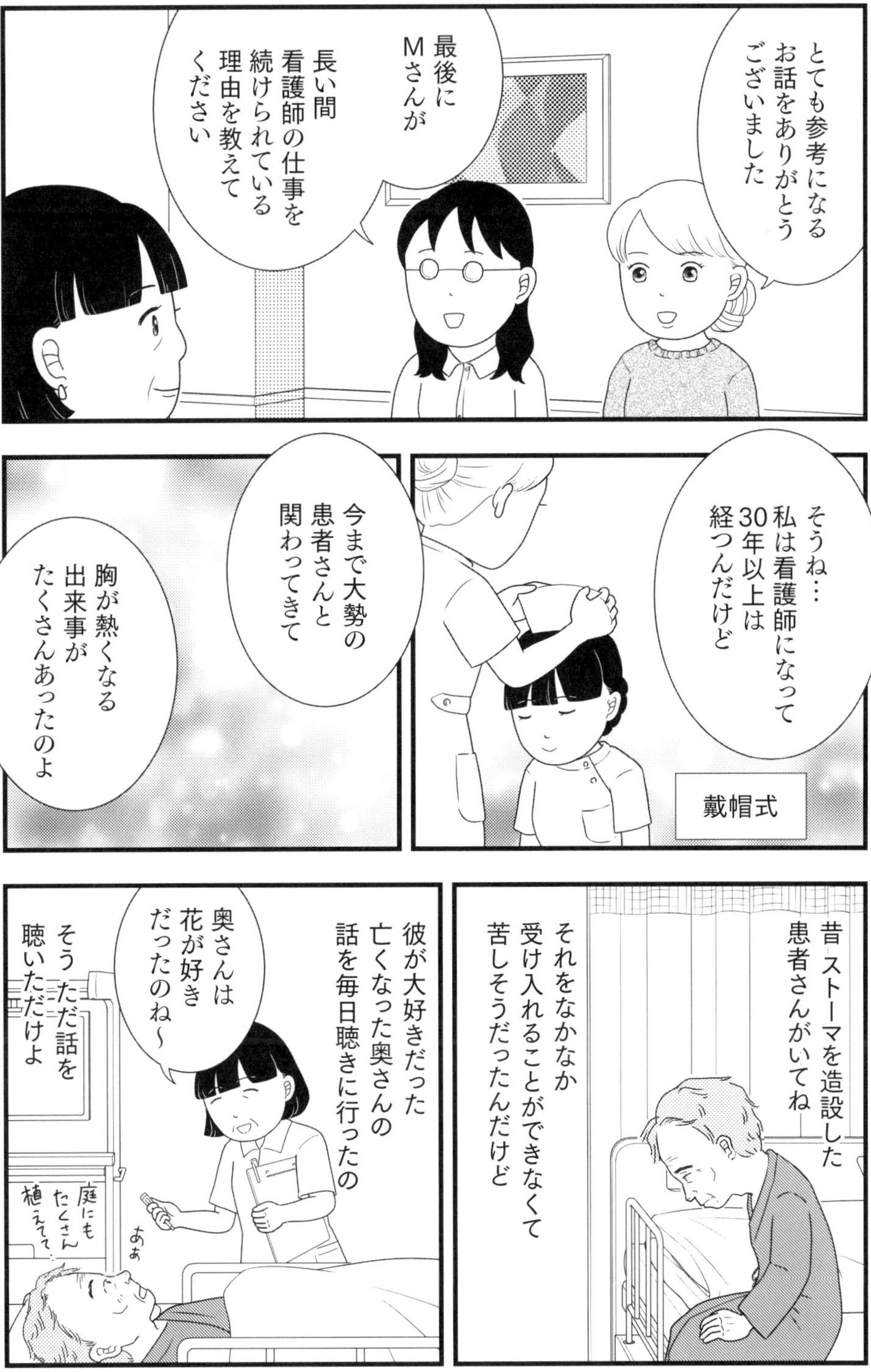
とても参考になるお話をありがとうございました
最後にMさんが長い間看護師の仕事を続けられている理由を教えてください
そうね…私は看護師になって30年以上は経つんだけど
戴帽式
今まで大勢の患者さんと関わってきて
胸が熱くなる出来事がたくさんあったのよ
昔ストーマを造設した患者さんがいてね
それをなかなか受け入れることができなくて苦しそうだったんだけど
彼が大好きだった亡くなった奥さんの話を毎日聴きに行ったの
奥さんは花が好きだったのね～
庭にもたくさん植えてて…
ああ
そうただ話を聴いただけよ

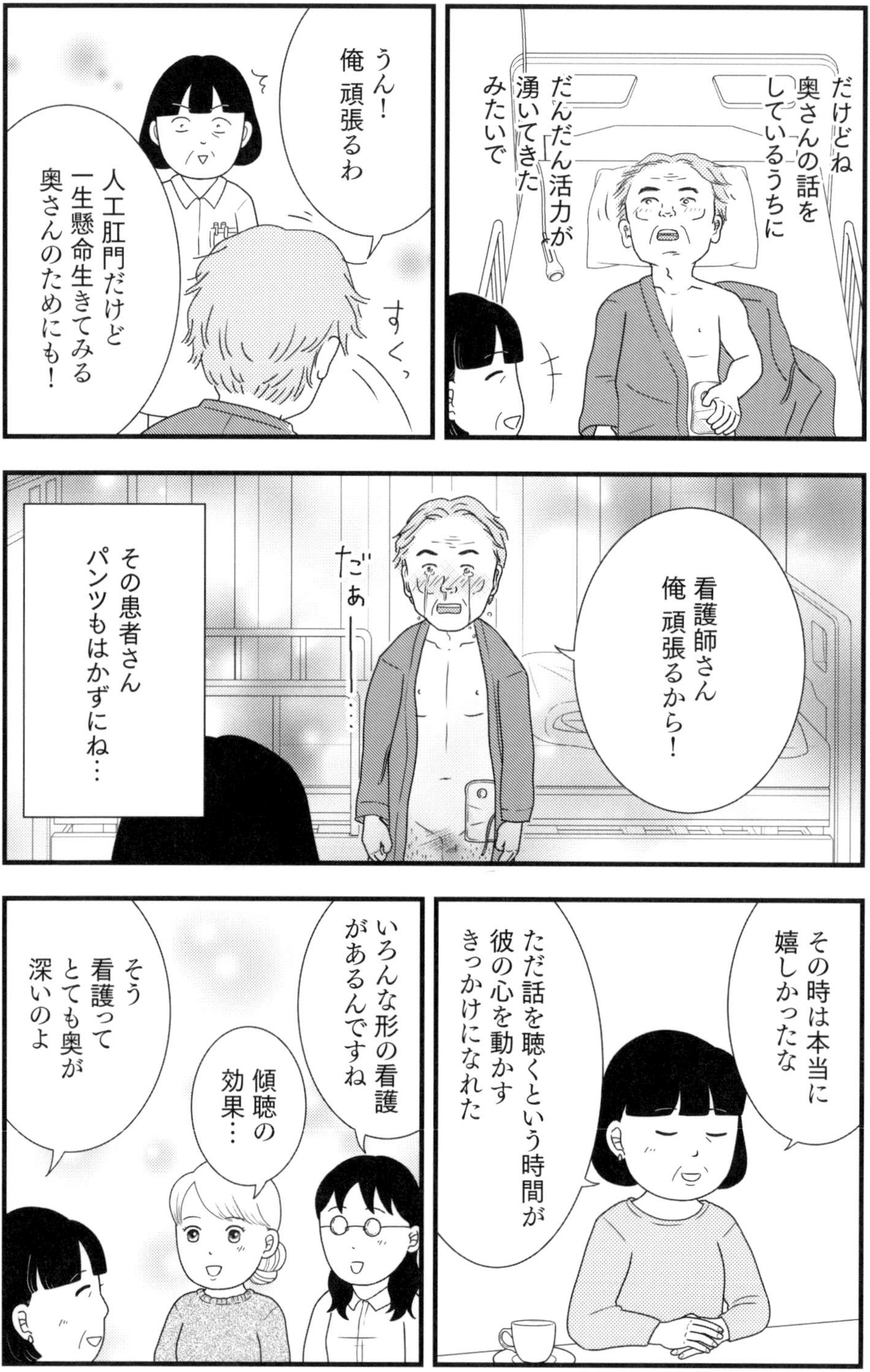
だけどね
奥さんの話をしているうちに
だんだん活力が湧いてきたみたいで
うん！
俺頑張るわ
人工肛門だけど一生懸命生きてみる奥さんのためにも！
すくっ
看護師さん
俺頑張るから！
だぁ――……
その患者さんパンツもはかずにね…
その時は本当に嬉しかったな
ただ話を聴くという時間が彼の心を動かすきっかけになれた
いろんな形の看護があるんですね
傾聴の効果…
そう看護ってとても奥が深いのよ

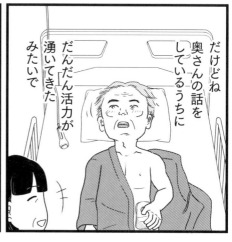

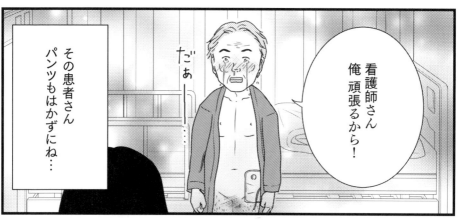

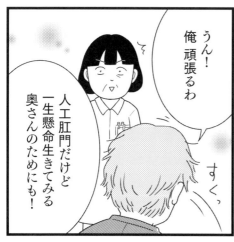

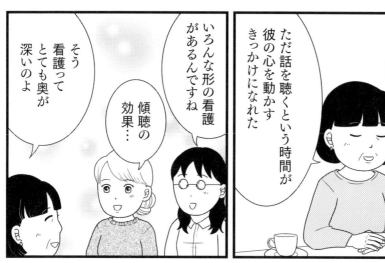

Episode 5 | それでも看護師を続ける理由 | コロナ禍の看護を振り返る

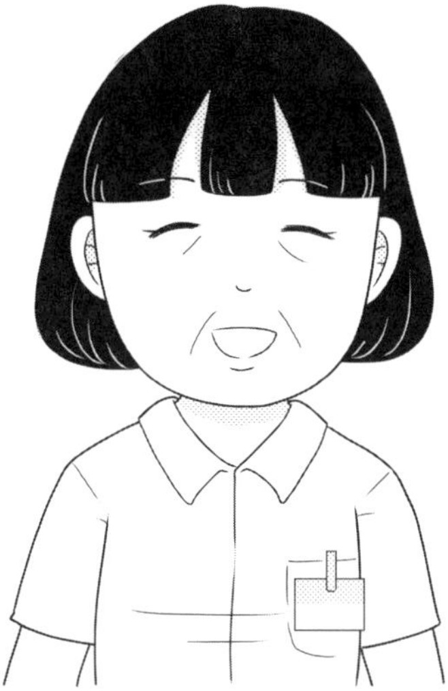

Epilogue

この本は、２０２１年夏頃に医学書院の編集者の方から声をかけていただいたことがきっかけで制作をスタートしました。全ページ描き下ろしで少しずつ作業を進め、読み返すと当時のことが昨日のことのように蘇り、本当に大変な時代を経験したと改めて感じます。

本編のストーリー漫画は、各医療現場で働いている看護師たちに取材を重ね、実際に起きた様々な出来事を参考にひとつのお話として創作しました。

作品のネームを起こす段階で、医療現場の現状をどこまで描くべきか、誰かを傷つけてしまわないかなど、とても悩む部分もあり、また実際に多くの患者さんがコロナによって命を奪われてしまっている現実に、時にはペンが止まってしまうこともありました。

完成までの長い間、担当編集者さんが待ち続けてくれたこと、そしてこのコロナ禍での出来事を後世につなげていきたいという思いから、なんとか最後まで描き上げ、無事出版を迎えることができました。

長く看護師の仕事をしてきた私が描くことで、きっとふだんは届かないところにもこの本が届いていると信じています。

世の中にはたくさんの本がありますが、その中から今日この本を手に取り読んでくださったこと、本当に感謝いたします。感想はいろいろあると思いますが、コロナ禍を振り返り、そしてコロナ禍を知る、きっかけのひとつになれば嬉しいです。

最後に、取材に協力してくださった看護師、助産師、医師の皆さん、現場の声をこれほどリアルに描けたのも皆さんのおかげです。作品の参考になるばかりでなく、人として多くのことを学ばせていただきました。皆さんの今後のご活躍を、心から応援しています。

２０２５年１月吉日
あさひゆり

あさひゆり

1983年生まれ。北海道の看護学校を卒業後、正看護師として、整形外科、消化器内科、小児科、在宅医療、救急医療施設などに従事。第２子の育児休暇中に漫画家デビューし、現在も看護師と漫画家の２足のわらじを履いて奮闘中。
代表作に『コロナ禍でもナース続けられますか』(竹書房)、『ナースが教える本当にヤバい医者の話』『みちこのナースのみち』(ぶんか社)がある。

走り続けた看護師たち
—新型コロナウイルス感染症パンデミックで起きたこと

発　行　2025年3月15日　第1版第1刷©
著　者　あさひゆり
発行者　株式会社　医学書院
代表取締役　金原　俊
〒113-8719　東京都文京区本郷1-28-23
電話　03-3817-5600(社内案内)
印刷・製本　アイワード

ISBN978-4-260-05778-3